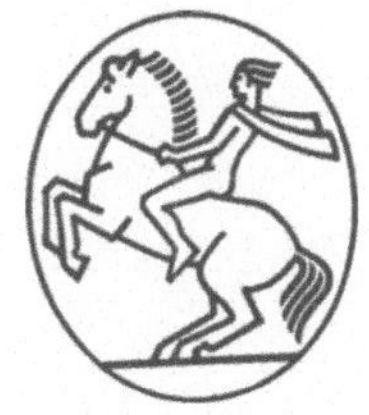

W0259251

W. Gaebel (Hrsg.)

Qualitätssicherung im psychiatrischen Krankenhaus

Springer-Verlag Wien New York

Prof. Dr. Wolfgang Gaebel
Psychiatrische Klinik der Heinrich-Heine-Universität Düsseldorf,
Rheinische Landes- und Hochschulklinik, Bergische Landstraße 2,
D-40629 Düsseldorf

Druck: Novographic, Ing. W. Schmid, A-1238 Wien
Gedruckt auf säurefreiem, chlorfrei gebleichtem Papier – TCF

Mit 37 Abbildungen

ISBN-13:978-3-211-82631-7 e-ISBN-13:978-3-7091-9386-0
DOI: 10.1007/978-3-7091-9386-0

Vorwort

Qualitätskontrolle und Qualitätssicherung – Begriffe aus der industriellen Fertigung – gewinnen in der Medizin zunehmend an Bedeutung. Der 96. Deutsche Ärztetag 1993 hat sich nachdrücklich zur Qualitätssicherung und -verbesserung der medizinischen Versorgung in Krankenhaus und Praxis bekannt und die Sicherung der Qualität ärztlicher Arbeit als integralen Bestandteil ärztlicher Tätigkeit deklariert. Im Krankenhausgesetz von Nordrhein-Westfalen wurden bereits 1988 interne und externe qualitätssichernde Maßnahmen im Krankenhaus verpflichtend festgeschrieben. Mit Inkrafttreten des Gesundheits-Reformgesetzes (1989) sowie des Gesundheits-Strukturgesetzes (1993) haben sie bundesweite Verbindlichkeit bekommen. Qualitätssicherung gehört demnach zu den gesetzlichen Versorgungsaufgaben – auch in der Psychiatrie.

Die Formulierung von aus statistisch-quantitativen und/oder qualitativen Normen abgeleiteten Standards ist für die Durchführung qualitätsüberwachender und -sichernder Maßnahmen unverzichtbar. Ärztliche Standards haben allerdings den Status von Leitlinien und Handlungsempfehlungen. Sie sind keine rigiden Vorschriften und finden ihre Grenze an der ärztlichen Ermessens- und Therapiefreiheit. Letztere ist Voraussetzung für individuell immer notwendige, wenngleich möglichst rational zu begründende Abweichungen von gültigen Behandlungsstandards, ohne die ärztliche „Kunst" zur „Technik" denaturiert und innovative Behandlungsmöglichkeiten verschlossen bleiben.

Anwendungsbereiche der Qualitätssicherung betreffen sowohl strukturelle (z.B. Versorgungssysteme, Institutionen, Personalqualifikation) als auch prozedurale (z.B. Definition und Operationalisierung diagnostischer Standards, praktische Umsetzung von Standards in der Therapie) und ergebnisorientierte Aspekte des therapeutischen Prozesses (z.B. Evaluation von Therapieprogrammen). Qualität darf nicht mit Wirtschaftlichkeit verwechselt werden, andernfalls muß mit nachteiligen Konsequenzen für eine an therapeutischer Optimierung orientierte Patientenversorgung gerechnet werden. Andererseits müssen sich effektives und effizientes, d.h. Nutzen und Kosten abwägendes therapeutisches Handeln nicht notwendigerweise ausschließen. Entscheidend ist die Bereitschaft zur fachlichen Selbstkontrolle und wirtschaftlichen Verantwortung aller am Versorgungsprozeß Beteiligten. Die systematische Implementierung dieses Prozesses im Versorgungsalltag setzt allerdings die Gewährleistung konzeptueller, methodischer, organisatorischer und finanzieller Rahmenbedingungen voraus.

In der Bundesrepublik Deutschland geht die Entwicklung von Qualitätssicherungs-Programmen in der Medizin auf die Mitte der 70er Jahre zurück, als in der Peri-/Neonatologie, Gynäkologie und Allgemeinchirurgie mit derartigen Aktivitäten begonnen wurde. Weitere Initiativen zur Qualitätssicherung gibt es im Bereich der Labormedizin, der Radiologie, der Nuklearmedizin sowie der Pathologie. In der Psychiatrie umfaßt Qualitätssicherung prinzipiell alle Aspekte von der Diagnostik bis zur Indikationsstellung und Durchführung von Behandlung und Nachsorge einschließlich ihrer gesundheitspolitischen, institutionellen und finanziellen Rahmenbedingungen. Die Psychiatrie-Enquete (1975) hat entscheidende Anstöße vor allem zu einer strukturellen Qualitätsverbesserung des psychiatrischen Versorgungssystems gegeben. Die Einführung der Psychiatrie-Personalverordnung im Jahre 1991 war ein weiterer wesentlicher Schritt, durch Verbesserung der Personalstruktur die therapeutische Prozeßqualität zu optimieren. Weiteres jüngstes Beispiel ist die Verbesserung der ärztlichen Ausbildungsqualität durch Neuordnung der gebietsärztlichen Weiterbildung in Psychiatrie und Psychotherapie.

Um die Entwicklung im Bereich der Qualitätssicherung systematisch voran zu bringen, hat die Deutsche Gesellschaft für Psychiatrie, Psychotherapie und Nervenheilkunde (DGPPN) 1993 ein Referat „Qualitätssicherung" gegründet. Zielsetzungen des Referats sind Entwicklung und Bereitstellung des erforderlichen konzeptuellen und methodischen Rüstzeugs für die fachinterne und öffentliche Diskussion sowie Hilfestellung bei der Einführung qualitätssichernder und -verbessernder Maßnahmen in allen Bereichen der psychiatrischen Versorgung. Vor diesem Hintergrund wurde am 2. Juni 1994 im Rahmen der Jahrestagung des Arbeitskreises der Ärztlichen Leiter (Direktoren) Psychiatrischer Krankenhäuser in der Bundesrepublik Deutschland (Bundesdirektorenkonferenz) ein Symposium speziell zum Thema „Qualitätssicherung im Psychiatrischen Krankenhaus" an der Psychiatrischen Klinik der Heinrich-Heine-Universität – Rheinische Landes- und Hochschulklinik Düsseldorf – organisiert. Ausgewiesene Experten setzten sich kritisch mit konzeptuellen, gesetzlichen und organisatorischen Fragen sowie Aspekten der Struktur-, Prozeß- und Ergebnisqualität im psychiatrischen Krankenhaus auseinander.

Im Hinblick auf die Aktualität des Themas ist es besonders erfreulich, daß sämtliche Beiträge des Symposiums bereits nach kurzer Zeit in Buchform vorliegen. An dieser Stelle sei der Promonta Lundbeck Arzneimittel GmbH, Hamburg, herzlich gedankt, daß sie diese Publikation ermöglicht hat.

Düsseldorf, Oktober 1994 W. Gaebel

Danksagung

An dieser Stelle sei allen, die zum Gelingen der Tagung und zur Abfassung des Symposiumsbandes beigetragen haben, herzlich gedankt. Besonderer Dank gilt den pharmazeutischen Firmen, die die Durchführung des Symposiums freundlicherweise unterstützt haben:

Ciba-Geigy, Wehr
Neuraxpharm, Langenfeld
SmithKline Beecham, München
Tropon, Köln
Wander-Sandoz, Nürnberg

Die vorliegende Publikation wurde durch großzügige Unterstützung der Promonta Lundbeck Arzneimittel GmbH, Hamburg, ermöglicht.

Autorenverzeichnis

Prof. em. Dr. med. E. Buchborn, Medizinische Universitätsklinik Innenstadt, Ziemssenstraße 1, D-80336 München

Dr. med. C. Cording, Bezirkskrankenhaus, Universitätsstraße 84, D-93053 Regensburg

Priv.-Doz. Dr. med. Arno Deister, Psychiatrische Klinik und Poliklinik der Universität Bonn, Sigmund-Freud-Straße 25, D-53105 Bonn

Prof. Dr. med. W. Gaebel, Rheinische Landes- und Hochschulklinik Düsseldorf, Psychiatrische Klinik der Heinrich-Heine-Universität, Bergische Landstraße 2, D-40629 Düsseldorf

Dipl. Psych. W. Kistner, Psychiatrisches Krankenhaus Merxhausen, D-34306 Bad Emstal/Kassel

Priv.-Doz. Dr. med. E. Klieser, Rheinische Landes- und Hochschulklinik Düsseldorf, Psychiatrische Klinik der Heinrich-Heine-Universität, Bergische Landstraße 2, D-40629 Düsseldorf

Prof. Dr. med. F. W. Kolkmann, Landesärztekammer Baden-Württemberg, Jahnstraße 38 A, D-70597 Stuttgart

Landesrat R. Kukla, Landschaftsverband Rheinland, Dezernat 8, Rheinlandhaus, Mindener Straße, D-50679 Köln

Prof. Dr. med. H. Kunze, Psychiatrisches Krankenhaus Merxhausen, D-34306 Bad Emstal/Kassel

Prof. Dr. med. Dipl. Psych. Gerd Laux, Psychiatrische Klinik und Poliklinik der Universität Bonn, Sigmund-Freud-Straße 25, D-53105 Bonn

Prof. Dr. rer. nat. E. Lehmann, Rheinische Landes- und Hochschulklinik Düsseldorf, Psychiatrische Klinik der Heinrich-Heine-Universität, Bergische Landstraße 2, D-40629 Düsseldorf

Dr. rer. soc. A. M. Leimkühler, Rheinische Landes- und Hochschulklinik Düsseldorf, Psychiatrische Klinik der Heinrich-Heine-Universität, Bergische Landstraße 2, D-40629 Düsseldorf

Prof. Dr. med. Dipl. Psych. M. Linden, Psychiatrische Klinik der Freien Universität Berlin, Klinikum Rudolf Virchow – Standort Charlottenburg, Eschenallee 3, D-14050 Berlin

Prof. Dr. med. H.-J. Möller, Psychiatrische Klinik und Poliklinik der LMU München, Nußbaumstraße 7, D-80336 München

G. Oppermann, Psychiatrisches Krankenhaus Merxhausen, D-34306 Bad Emstal/Kassel

Dr. jur. K. Prößdorf, Deutsche Krankenhausgesellschaft, Tersteegenstraße 9, D-40474 Düsseldorf

Priv.-Doz. Dr. med. Dipl. Psych. W. Rössler, Zentralinstitut für Seelische Gesundheit, J 5, D-68159 Mannheim

Dipl. Soz. H. J. Salize, Zentralinstitut für Seelische Gesundheit, J 5, D-68159 Mannheim

Prof. Dr. rer. biol. hum. H. K. Selbmann, Institut für Medizinische Informationsverarbeitung, Universität Tübingen, Westbahnhofstraße 55, D-72070 Tübingen

Prof. Dr. med. A. Spengler, Niedersächsisches Landeskrankenhaus Wunstorf, Südstraße 25, D-31515 Wunstorf

Dipl. Psych. W. Strauß, Rheinische Landes- und Hochschulklinik Düsseldorf, Psychiatrische Klinik der Heinrich-Heine-Universität, Bergische Landstraße 2, D-40629 Düsseldorf

Priv.-Doz. Dr. med. J. Tegeler, Rheinische Landes- und Hochschulklinik Düsseldorf, Psychiatrische Klinik der Heinrich-Heine-Universität, Bergische Landstraße 2, D-40629 Düsseldorf

Priv.-Doz. Dr. med. U. Trenckmann, Hans-Prinzhorn-Klinik, Frönsberger Straße 71, D-58576 Hemer

Inhaltsverzeichnis

Ergebnisqualität

Konzepte, gesetzlicher Auftrag, Organisation

Konzept und Definition medizinischer Qualitätssicherung

H. K. Selbmann

Institut für Medizinische Informationsverarbeitung, Universität Tübingen, Bundesrepublik Deutschland

Die drei Mißverständnisse der Qualitätssicherung

In der „Qualitätssicherung" im Krankenhaus herrscht in der Bundesrepublik Deutschland nach wie vor eine große Sprachverwirrung. Drei Fehlinterpretationen werden dabei besonders favorisiert:

- Die Verwechslung mit der Datenerfassung. „Hauptsache wir erheben erst einmal Daten. Wie wir damit die Qualität sichern, überlegen wir uns später."
- Die Verwechslung mit der Forschung. „Wir sind Forscher, also auch ohne Qualitätssicherung gut." oder „Wir sind für die Versorgung zuständig, für Forschung brauchen wir nicht zu zahlen."
- Die Verwechslung mit Kontrolle. „Wir brauchen von den „Leistungserbringern" Daten, damit wir ihre Qualität kontrollieren können. Wie die damit ihre Qualität sichern, ist deren Problem."

Diese Verwechslungen kommen nicht zufällig zustande: ein bißchen von jedem stimmt natürlich.

Die Erhebung und Aufbereitung von Daten sind zwar Grundlagen der Qualitätssicherung, machen aber nur einen Bruchteil dessen aus, was man international unter Qualitätssicherung oder besser unter Qualitätsmanagement versteht. Ohne Zweifel ist ein funktionierendes Krankenhaus-Informationssystem nützlich, wenn es gilt, Qualitätsindikatoren zu erheben und Schwachstellen der Versorgung zu erkennen. Die Diskussion um die Qualitätssicherung darf aber nicht, wie es oft geschieht, bei der Diskussion um Erhebungsbogen, Datenerfassung und den Einsatz von Computern hängen bleiben.

Wenn man Qualität an dem Grad der Übereinstimmung zwischen dem Erreichten und dem bei gegebenen strukturellen Rahmenbedingungen und existierendem medizinischen Wissen Erreichbaren mißt, ist es das Ziel des Qualitätsmanagements, die erreichbare Qualität auch überall zu erreichen (Abb. 1). In den Bereichen, wo die erreichte Qualität mit der erreichbaren übereinstimmt, wird man sich um die Sicherung der Qualität bemühen; dort, wo die erreichbare und die erreichte Qualität (Schwachstelle!) auseinander klaffen, muß man sich bemühen, die Qualität zu verbessern.

Die medizinische Forschung hängt in mehrfacher Weise mit dem Qualitätsmanagement zusammen, ohne daß beide identisch wären:

- Das Ziel der medizinischen Forschung ist es, durch die Entwicklung neuer diagnostischer, therapeutischer und rehabilitativer Verfahren die erreichbare (optimale) Qualität in Richtung der maximalen Qualität zu schieben.
- Das Bemühen um Qualitätssicherung und -verbesserung macht immer wieder Schwachstellen des medizinischen Wissens wie das Fehlen expliziter Leitlinien deutlich und regt somit die medizinische Forschung an.
- Die Methoden des Qualitätsmanagements lassen sich durch die medizinische Forschung ihrerseits mit Inhalt füllen (z.B. Qualitätsindikatoren oder Konsensfindungstechniken) und verbessern.

Das seit 1989 gültige 5. Sozialgesetzbuch suggeriert mit seinem Paragraph 137 „Qualitätssicherung in der stationären Versorgung", daß alle Maßnahmen zur Qualitätssicherung irgendwo außerhalb der Krankenhäuser, die nur zur Teilnahme verpflichtet sind, definiert werden und so gestaltet werden können, daß vergleichende Prüfungen möglich sind. Durch Qualitätskontrollen allein ist jedoch noch nie eine Qualität besser geworden. Daß Gesetze auch anders aussehen könnten, zeigt das seit 1994 gültige Österreichische

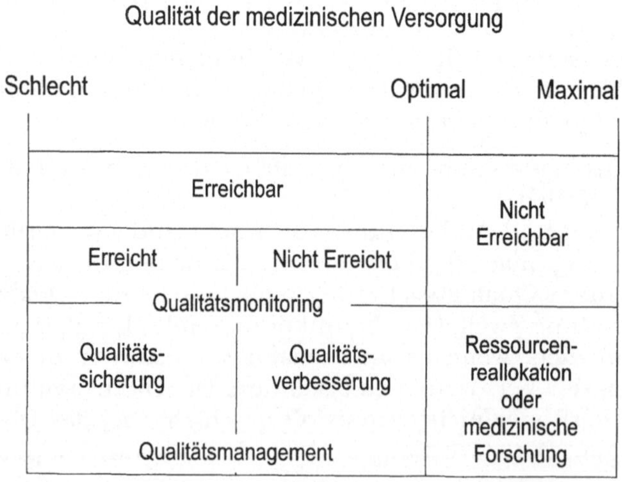

Abb. 1. Zusammenhang zwischen Qualitätsmanagement, strukturellen Rahmenbedingungen und medizinischer Forschung

Krankenanstaltengesetz, das die Krankenhäuser zur Durchführung einer internen Qualitätssicherung nachdrücklich motiviert. Für die Entwicklung der Qualitätssicherung in Deutschland ist es daher sehr bedauerlich, daß sich viele Kosten- und Krankenhausträger, insbesondere in diesen Zeiten der Mittelknappheit, mit dem gesetzlich Vorgeschriebenen zufrieden geben: Maßnahmen werden nur dann finanziert oder gefördert, wenn sie zu vergleichenden Prüfungen und Kontrollen führen. Der Impuls des 5. Sozialgesetzbuches scheint nicht überall verstanden zu sein. Begrüßenswert bleibt auch die in den Qualitätsprüfungen des Paragraph 137 enthaltene Forderung nach mehr Transparenz in der Krankenhausversorgung.

Das umfassende Qualitätsmanagement

Nach den DIN ISO Normen 8402 und 9000–9004 umfaßt das Qualitätsmanagement „alle Tätigkeiten, mit denen die Qualitätsphilosophie, die Qualitätsziele und Verantwortungen festgelegt sowie diese durch Qualitätsplanung, Qualitätslenkung (-kontrolle), Qualitätssicherung und Qualitätsverbesserung verwirklicht werden".

Zum einen sollte demnach jedes Dienstleistungs-Unternehmen eine eigene Qualitätsphilosophie und eigene Qualitätsziele haben, also sich der Qualität seiner Leistungen verpflichtet fühlen. Das Unternehmerverständnis ist vielleicht noch manchem in der Krankenhausversorgung fremd, dennoch sind unsere Krankenhäuser bei Umsätzen zwischen 100 und 600 Millionen DM zumindest den mittelständischen Unternehmen zuzurechnen. Im Sinne des fraktalen Krankenhauses könnten sich sogar einzelne Abteilungen als kleine Unternehmen verstehen.

Zum zweiten sollten Aktivitäten mit Bezug zur Qualität beim richtigen Namen genannt werden:

- Qualitätsplanung meint die gedankliche Vorwegnahme von Qualitätsproblemen und die vorausschauende Etablierung qualitätssichernder Maßnahmen.
- Unter Qualitätskontrolle versteht man die Prüfung der Qualität durch Vergleiche von Qualitätsindikatoren mit Referenzbereichen, historischen Daten oder den Ergebnissen anderer Leistungserbringer.
- Maßnahmen wie Fachkundenachweise, Vorgaben von Leitlinien oder Zweitmeinungsverfahren können der Sicherung einer vorhandenen, hoffentlich guten Qualität dienen, nicht alle tun es.
- Der Begriff Qualitätsverbesserung war in der Vergangenheit besonders unbeliebt, läßt er doch vermuten, daß die Qualität hätte noch besser sein können.

Das Attribut „ umfassend" – im Englischen „total" – weist daraufhin, daß alle ärztlichen, pflegerischen und administrativen Belange, alle Berufsgruppen und alle Hierarchiestufen an den Aktivitäten des Qualitätsmanagements beteiligt werden sollen. Dabei kommt sicher der Ärzteschaft eine gewisse Führungsrolle zu.

Das moderne, umfassende Qualitätsmanagement eines Krankenhauses sollte Schlüsselelemente wie die Verpflichtung der obersten Leitungsebenen zur Qualität in Form eines Qualitätsentwicklungsplanes, ein praktiziertes Qualitätsbewußtsein aller Mitarbeiter und geeignete Qualitätsmanagementstrukturen wie Qualitätsmanager oder Qualitätszirkel umfassen. Im Mittelpunkt muß jedoch im Unternehmen Krankenhaus die Kundenorientierung stehen, wobei der Kunde von außerhalb – Patient, Angehöriger, einweisender Arzt, Kostenträger etc. – und von innerhalb des Hauses – aus einer anderen Abteilung, Labor, Verwaltung etc. – kommen kann. Aus Kundensicht sieht das eigene Unternehmen oft ganz anders aus. Das sich in den Kunden Hineindenken läßt oft Schwachstellen der Versorgung transparent werden. Man hat allerdings des öfteren den Eindruck, daß bisweilen Krankenhausmitarbeiter ihre Kunden und deren Bedürfnisse gar nicht kennen lernen wollen.

Der kontinuierliche Qualitätsverbesserungsprozeß

Auf dem Weg zu einer Qualitätsverbesserung werden in der Regel die Schritte Problemerkennung, Problemanalyse, Versuch einer Problemlösung, Evaluation und Qualitätssicherung durchlaufen (Abb. 2). Das Grundmuster dieses Qualitätsverbesserungsprozesses geht auf Edwards W. Deming zurück, der seinerzeit den Japanern geholfen hatte, ihr Wirtschaftswunder zu realisieren. Er

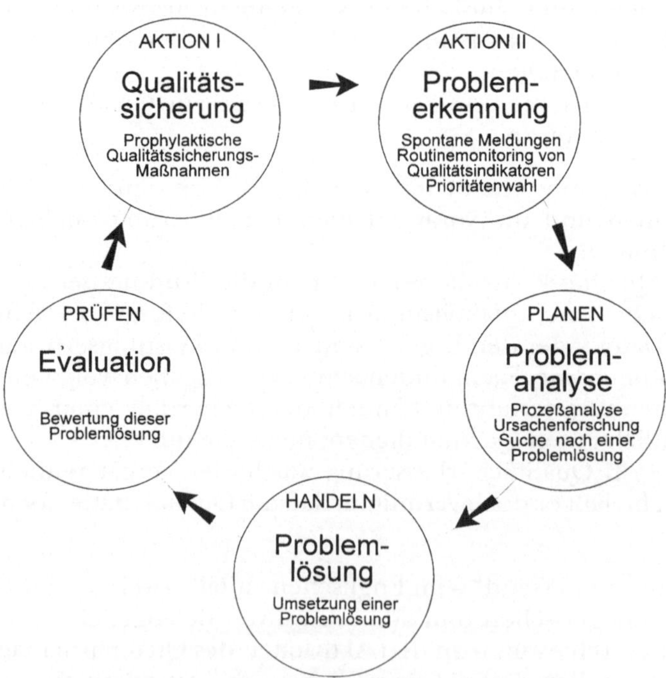

Abb. 2. Qualitätsverbesserungszyklus (PDCA-Zyklus)

nannte ihn den Plan-Do-Check-Act-Zyklus (PDCA-Zyklus) oder Shewart-Zyklus. Der Schritt „Aktion" ist hier nur in die Schritte Qualitätssicherung und Problemerkennung unterteilt, wobei unter Qualitätssicherung im engeren Sinn die Sicherstellung einer erreichten Qualität zu verstehen ist.

Das Durchlaufen dieses Zyklusses immer und immer wieder führt mit jeder Beseitigung einer Schwachstelle zu einer fortlaufenden Verbesserung der Qualität.

Zur Unterstützung aller Schritte existiert eine Vielzahl von Qualitätsmanagement-Methoden, beginnend bei der Entwicklung von Qualitätsindikatoren und Leitlinien, den Techniken der Prozeß- und Problemanalyse bis hin zur Motivation der Mitarbeiter zur Verhaltensänderung.

Im folgenden werden nur die Schritte Problemerkennung und Qualitätssicherung näher betrachtet.

Qualitätsindikatoren und Leitlinien

Der Qualitätsverbesserungsprozeß beginnt in der Regel mit der Suche nach Problemen, den unter den gegebenen Rahmenbedingungen vermeidbaren Schwachstellen der Versorgung. Zwei methodische Ansätze bieten sich dafür an: das Sammeln von spontanen Berichten der Patienten oder Mitarbeiter (Verbesserungsvorschläge, Beschwerdekasten, Umfragen) und das routinemäßige Monitoring von Qualitätsindikatoren.

Qualitätsindikatoren sind neutrale Maße, mit denen man in der Lage ist, zwischen schlechter und guter Qualität zu unterscheiden. Die Ausprägungen der Qualitätsindikatoren, die kausal oder statistisch mit guter Qualität korreliert sind, heißen Referenzbereiche.

Zur Definition von Qualitätsindikatoren und Referenzbereichen bedarf es des medizinischen und epidemiologischen Sachverstandes. Im Januar 1993 hatten sich auf dem Europäischen Forum der nationalen Ärzteverbände und der WHO die Ärzteverbände verpflichtet, die professionelle Verantwortung für die Verbesserung der Versorgungsqualität und die Schaffung von internen Instrumenten zur Selbstbeurteilung unter ihren Mitgliedern zu fördern. Auch die wissenschaftlichen medizinischen Fachgesellschaften sind mit ihrem Sachverstand aufgefordert, hier Entwicklungsarbeit zu leisten, manche von ihnen haben die Herausforderung angenommen.

Zwei verschiedene Gruppen von Qualitätsindikatoren lassen sich unterscheiden: die krankheits- oder leistungsspezifischen und die allgemeinen Indikatoren. Eine Auswahl allgemeiner Indikatoren findet sich in Tabelle 1. Besonders hingewiesen sei auf die Messung von Patientenerfahrungen, Mitarbeiterzufriedenheit und Spätergebnissen, die allesamt zur Zeit noch erhebliche methodische Schwierigkeiten bereiten. Während für die beiden ersten sich in Deutschland praktikable Instrumente noch in der Entwicklung befinden, leidet die Erhebung von Spätergebnissen unter der Informationslücke zwischen ambulanter und stationärer Versorgung. Durch die in den Akutkrankenhäusern bevorstehende weitere Verkürzung der Verweilzeiten wird die Notwendigkeit für eine Lösung dieser Kommunikationsprobleme noch größer.

Tabelle 1. Auswahl allgemeiner Qualitätsindikatoren für Akut-Krankenhäuser

Prozeßqualität

- Wartezeiten, z.B. bei Aufnahme/Notaufnahme
- Verbrauch von Antibiotika, Psychopharmaka, Blutprodukten etc. pro Zeit und Station
- Vollständigkeit und Auffindbarkeit von Krankenakten
- Inanspruchnahme von Leistungen (Röntgen, Labor, CT, Operationen, Verlegung etc.)
- Zahl der Obduktionen

Ergebnisqualität

- Patientenerfahrungen
- Mitarbeiterzufriedenheit
- Komplikationen (Fieber, pulmonale, kardiovaskuläre, thrombo-embolische, renale Komplikationen, Wundliegen etc.)
- nosokomiale Infektionen
- iatrogene Komplikationen (Organverletzungen etc.)
- ungeplante invasive Maßnahmen
- ungeplante Aufnahmen in Krankenhaus 30 Tage nach Entlassung
- Todesfall innerhalb von 30 Tagen nach invasiver Therapie

Auf Grund der guten Erfahrungen der Allgemeinchirurgen mit den Profilen und Statistiken für Leistenhernien, Oberschenkelhalsbrüchen und Gallenblasenentzündungen haben Indikatoren für Tracer-Situationen derzeit eine Hochzeit. Gastroenterologen (endoskopische Polypektomie), Gynäkologen (Eingriffe an den Adnexen etc.), Kardiologen (Koronargefäßdilatation), Neurochirurgen (lumbale Nervenwurzelkompression), Ophthalmologen (Katarakt) oder Urologen (Hodenhochstand etc.) erheben ausführliche Prozeß- und Ergebnisdaten für jeden Patienten mit diesen ausgewählten Diagnosen bzw. Leistungen und führen die Daten einer regionalen vergleichenden Auswertung zu. In anderen Fächern wie der Peri- und Neonatologie, der Herzchirurgie oder der Anästhesie werden die Daten für alle dort behandelten Patienten erhoben. Erst bei der Auswertung wird dann Bezug auf spezielle Diagnosen oder Leistungen genommen.

Die Abb. 3 enthält einen Ausschnitt aus dem Profil „Leistenhernie" der landesweiten Qualitätssicherung Chirurgie Baden-Württemberg.

Dargestellt sind eine Reihe von Qualitätsindikatoren wie z.B. die Gesamtkomplikationsrate, die zwischen den Kliniken von 0,0% bis 33,0% variiert. Die schwarzen Balken entsprechen den Werten einer Beispielsklinik, die grauen Balken sind die jeweiligen Referenzbereiche, festgesetzt von der baden-württembergischen Arbeitsgruppe für chirurgische Qualitätssicherung. Diese Profile entsprechen weitgehend den Vorstellungen des Paragraphen 137 des 5. Sozialgesetzbuches und erlauben den beteiligten chirurgischen Abteilungen einen anonymen Vergleich ihrer Ergebnisse mit denen der an-

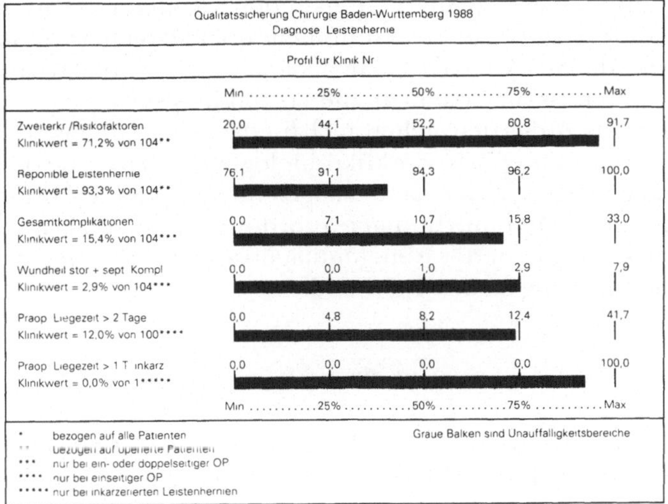

Abb. 3. Ausschnitt aus dem Profil „Leistenhernie" der Qualitätssicherung Chirurgie Baden-Württemberg 1988

deren. Beim Überschreiten der Referenzbereiche sollte die betroffene Abteilung nach den Ursachen suchen und, falls sich eine Schwachstelle der Versorgung dahinter verbirgt, geeignete Problemlösungen vornehmen.

Hinter den Indikatoren für die Prozeßqualität verbergen sich in der Regel Leitlinien, die den gegenwärtigen Stand des medizinischen Wissens bzw. der Erfahrungen wiedergeben. Die Entwicklung von Leitlinien ist in Deutschland zwar populär – ständig werden die Ergebnisse neuer Konsensuskonferenzen in der Fachpresse publiziert – sie wird aber noch nicht überall auf einem methodisch hohen Niveau betrieben. Das liegt unter anderem daran, daß Leitlinien in der Medizin nicht unproblematisch sind, da sie oft eine eingeschränkte Indikation besitzen, einer dynamischen Entwicklung unterliegen und als justiziabel angesehen werden. Letzteres führt häufig zu einem Begründungszwang, warum man sich nicht an die Leitlinien gehalten hat, gibt aber auch Sicherheit, wenn die Leitlinien eingehalten werden konnten. Erfahrungen mit dem Einsatz von Leitlinien in den USA und den Niederlanden zeigen, daß sich Ärzte hundertprozentig nur an ganz wenige Leitlinien halten können. Eine Verpflichtung auf Leitlinien wäre daher eher kontraproduktiv.

Traditionelle Qualitätssicherung

Wichtiges Element des Qualitätsmanagements in einem Krankenhaus sind die gut funktionierenden traditionellen qualitätssichernden Maßnahmen. Von besonderer Bedeutung sind dabei die verschiedenen Formen des Einholens von Zweitmeinungen in Form von hierarchisch organisierten Entscheidungen, Chef- und Oberarztvisiten, Indikations-, Röntgen-, Pathologie- und Mortalitätskonferenzen. Andere traditionelle qualitätssichernde Maßnahmen betreffen eher die Struktur der Qualitätssicherung wie die Hygiene- und die Arzneimittelkommission, systematische Fortbildungsprogramme oder hausinterne Standards. Außerdem gelten auch für das Krankenhaus die Richtlinien der Bundesärztekammer, z.B. zur Mikrobiologie, Sonographie oder Hämatologie, das Eichgesetz mit der daraus abgeleiteten Qualitätskontrolle im klinisch-chemischen Labor, die Röntgenverordnung mit der daraus resultierenden Qualitätskontrolle in der Röntgendiagnostik und die Medizingeräteverordnung, die sorgfältig zu beachten sind.

Schlußbemerkung

Qualitätsmanagement kann man nicht an Gesetze, Statistiken oder Qualitätsmanager delegieren. Jeder Mitarbeiter muß sein eigener Qualitätsbeauftragter sein. Methoden des Qualitätsmanagements können allerdings jedem einzelnen bei der Aufgabe der Sicherung und Verbesserung seiner eigenen Qualität helfen.

Korrespondenz: Prof. Dr. H. K. Selbmann, Institut für Medizinische Informationsverarbeitung, Universität Tübingen, Westbahnhofstraße 55, D-72414 Tübingen, Bundesrepublik Deutschland.

Qualitätssicherung aus der Sicht der Bundesärztekammer

F. W. Kolkmann

Landesärztekammer Baden-Württemberg, Stuttgart,
Bundesrepublik Deutschland

Qualitätssicherung bzw. Qualitätsmanagement sind, einem Zeitgeist folgend, zu Modeworten in der Gesundheitspolitik geworden, die in geradezu inflationärer Weise zu allen möglichen Anlässen Verwendung finden und offenbar auch als eine Art Allheil- oder Wundermittel für die ökonomische Gesundung des Gesundheitswesens angesehen werden. Mir kommt das, in Abwandlung von Matthäus 8, Vers 17, gelegentlich so vor, als solle alter Wein in neue Schläuche gefüllt werden, denn Qualitätssicherung in der Medizin ist keineswegs eine Neuerung, der erst durch das SGB V mit seinen einschlägigen Bestimmungen zum Durchbruch verholfen wurde. Qualitätssicherung in der Medizin hat vielmehr in Deutschland – und Europa – eine lange und gute Tradition, wird seit eh und je praktiziert, ohne daß die entsprechenden Maßnahmen und Vorgänge expressis verbis mit dem Begriff der Qualitätssicherung belegt werden. Die Weiterbildung zum Facharzt hat eine eminent qualitätssichernde Bedeutung. Eine Weiterbildungsordnung existiert in Deutschland immerhin seit 1924. Die Weiterbildungsordnung ist natürlich immer wieder novelliert und den Erfordernissen der aktuellen Medizin angepaßt worden, zuletzt vor zwei Jahren auf dem Ärztetag in Köln. Die Weiterbildung erstreckt sich mittlerweile auf 41 Fachgebiete, 18 Schwerpunkte, 22 Bereiche bzw. Zusatzbezeichnungen und darüber hinaus eine Fülle von Fachkunden als Qualifikation für bestimmte, meist technische Leistungen. Die Weiterbildungsordnung stellt sicher, daß der medizinische Fortschritt in angemessener Form an die Patientinnen und Patienten weitergegeben wird.

Für Struktur- und Prozeßqualität nicht minder wichtig ist die ärztliche Fortbildung. Schon immer galt und gilt für alle Ärztinnen und Ärzte die Berufspflicht zu lebenslanger berufsbegleitender Fortbildung. Ohne diese lebenslange Fortbildung ist ärztliche Berufsausübung undenkbar, und was bedeutet Fortbildung denn anderes als Qualitätssicherung? Fortbildung ist ein klassisches Instrument der Qualitätssicherung und seit jeher ein Aufgabenfeld der ärztlichen Profession. Fortbildung bezieht ihre Themen aus der Qualitätssicherung und dient umgekehrt der Qualitätssicherung.

Tatsächlich leidet die Ärzteschaft derzeit eher unter einem Überangebot an Fortbildungsmöglichkeiten, wobei insbesondere Gruppenarbeit und Seminarveranstaltungen bevorzugt und auch recht fleißig genutzt werden. Auch die arbeitsteilige ärztliche Tätigkeit in den Krankenhäusern und zunehmend – durch Gemeinschaftspraxen, Praxisgemeinschaften, usw. – auch im niedergelassenen Bereich, bedingt automatisch Transparenz, Kooperationsmechanismen und gegenseitige interkollegiale Kontrollen, ist also der Qualitätssicherung förderlich.

Traditionell gibt es in unseren Krankenhäusern Chef- und Oberarztvisiten, Röntgenbesprechungen, Fall- und Todesfallkonferenzen, Konsilien, schon seit gut 10–15 Jahren gibt es spezielle Krankheitsregister, an die man sich wenden und sich im Zweifelsfall beraten lassen kann; alles Verfahren, die, ohne so zu heißen, doch der Prozeß- und letztlich auch der Ergebnisqualität dienlich sind.

Die Kassenärztlichen Vereinigungen unterhalten seit mehr als 20 Jahren Qualitätssicherungsprogramme, insbesondere für bestimmte technische Leistungen; sie können in der Qualitätssicherung eine Vorreiterfunktion für sich beanspruchen.

Der Begriff Qualitätssicherung taucht seit mindestens 1978 auch in den jährlichen Tätigkeitsberichten der Bundesärztekammer auf. Bereits 1983 hat der Deutsche Ärztetag eine umfangreiche Entschließung zur Qualitätssicherung verabschiedet. Seit 1988 gehört die Teilnahme an Qualitätssicherungsmaßnahmen ihrer Kammern zu den Berufspflichten der Ärztinnen und Ärzte, so ist es in der Berufsordnung festgelegt. Kurz und gut, es gibt bei uns seit langem Aktivitäten und Maßnahmen, die unverzichtbare Voraussetzungen für eine gute Qualität ärztlicher Arbeit darstellen und den Prioritätsanspruch der ärztlichen Körperschaften – Kassenärztlichen Vereinigungen und Kammern – für eine erfolgreiche Durchführung von Qualitätssicherungsmaßnahmen in eigener Regie unterstreichen. Das gilt nicht nur für die Länder der alten Bundesrepublik Deutschland, sondern auch für die ehemalige DDR, in der man ebenfalls Qualitätssicherung, teilweise durchaus vergleichbar mit der Bundesrepublik, seit langem betrieben hat.

Die eingangs erwähnte Weiterbildungsordnung nach den Beschlüssen des 95. Deutschen Ärztetages 1992 in Köln legt außerdem fest, daß eingehende Erkenntnise, Erfahrungen und Fertigkeiten in der Qualitätssicherung der ärztlichen Berufsausübung in 35 der 41 Fachgebiete erforderlich sind. Ziel der Weiterbildung ist es also auch – und das ist neu – die Qualität ärztlicher Berufsausübung zu sichern. Das bedeutet in der Praxis, daß nahezu alle fachärztlich repräsentierten wissenschaftlich-medizinischen Fachgesellschaften in der Bundesrepublik Qualitätssicherungsprogramme entwickeln müssen und daß mittelfristig auch alle Krankenhäuser Qualitätssicherungsmaßnahmen durchführen müssen, wenn dort weiterhin Fachärzte voll weitergebildet werden sollen. Das bedeutet aber auch, daß ein Curriculum oder Rahmenwerk zur Qualitätssicherung in der Weiterbildung zu konzipieren ist, das sowohl in Inhalt als auch in der Durchführung mehr ist als Stoffsammlung und/oder Fortschreibung des Gegenstandskataloges der Approbationsordnung, sondern eine gezielte strukturierte Hilfestellung für den Arzt in Weiterbildung eröffnet, wie auch für den ermächtigten Weiterbilder. Denkbar wären etwa Qualitätssicherungskurse, die von den Ärztekammern sowohl den weiterbildungswilligen Ärztinnen und Ärzten wie den ermächtigten Weiterbildern angeboten werden könnten. Diese Kurse könnten sicher auch von den Fortbildungsakademien der Ärztekammern, von denen es 12 im Bundesgebiet gibt, durchgeführt werden. Bei der Bundesärztekammer ist man derzeit dabei, eine Arbeitsgruppe einzurichten, die sich um ein entsprechendes Curriculum für die Weiterbildung in Qualitätssicherungsfragen bemüht.

Mit der Aufnahme der Qualitätssicherung in die Berufsordnung und in die Weiterbildungsordnung hat sich die Ärzteschaft die berufsrechtlichen Instrumente zur Durchführung von Qualitätssicherungsmaßnahmen in eigener Regie geschaffen. Dabei fällt Qualitätssicherung berufsrechtlich eindeutig in die Kompetenz der Landesärztekammern, während die Bundesärztekammer koordinierende Funktionen wahrnimmt und insbesondere die Verbindung zu den medizinisch-wissenschaftlichen Fachgesellschaften und Berufsverbänden herstellt und pflegt. Diese Verbindung ist deshalb besonders wichtig, weil die fachlichen Grundlagen von Qualitätssicherungsprogrammen und -maßnahmen selbstverständlich nicht von den Kammern, sondern den dazu berufenen Fachleuten und Experten geliefert werden müssen. Das Gelingen von Qualitätssicherung hängt also ganz wesentlich von der Kooperation zwischen Wissenschaft und Selbstverwaltung ab. Die Fachgesellschaften und Berufsverbände sind für konzeptionelle Überlegungen, Studiendesign, Datenermittlung und Datenanalyse zuständig. Erst wenn die wissenschaftlichen Fragen im wesentlichen geklärt sind, das Qualitätssicherungsverfahren ausgereift und Konsens unter den Fachleuten hergestellt ist, kann es von den Körperschaften gewissermaßen flächendeckend in den Routinebetrieb übertragen werden, wobei die Körperschaften aber auch bei der routinemäßigen Umsetzung nicht auf die ständige Zusammenarbeit mit den wissenschaftlichen Fachgesellschaften und Berufsverbänden verzichten können. Koordinierungs- und Kooperationsaufgaben werden bei der Bundesärztekammer von einem „Ausschuß für die Qualitätssicherung ärztlicher Berufsausübung" wahrgenommen, der ebenfalls bereits Mitte der siebziger Jahre gegründet wurde.

Abbildung 1 illustriert die gegenwärtige Struktur der Qualitätssicherungsgremien der Bundesärztekammer. Dem erwähnten Ausschuß für die Qualitätssicherung ärztlicher Berufsausübung sind verschiedene, thematisch unterschiedliche Arbeitskreise zugeordnet, deren Einrichtung zum Teil auf gesetzliche Bestimmungen und Verordnungen zurückgeht, z.B.

- der Arbeitskreis Gerätesicherheit auf die Medizingeräte-Verordnung;
- der Arbeitskreis Laboratoriumsmedizin auf die Eichordnung;
- der Arbeitskreis Radiologie auf die Strahlenschutzverordnung.

Die Mitglieder dieser Arbeitskreise werden von den zuständigen medizinisch-wissenschaftlichen Fachgesellschaften oder Berufsverbänden benannt

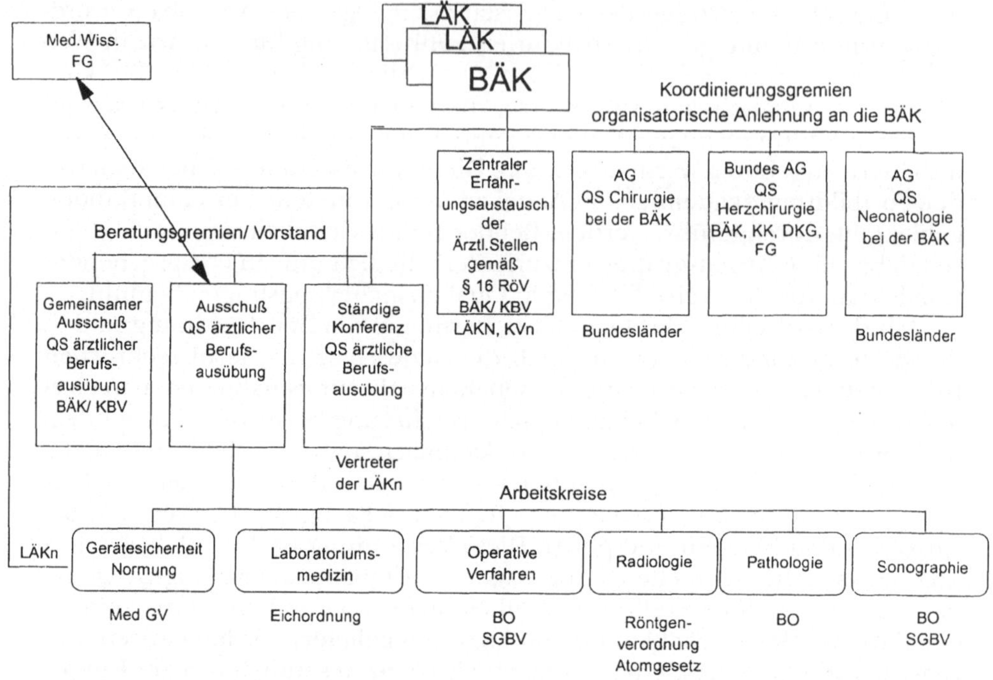

Abb. 1. Struktur der Qualitätssicherungsgremien der Bundesärztekammer (BÄK)

und vom Vorstand der Bundesärztekammer berufen. Die Arbeitskreise diskutieren Fragen der Qualitätssicherung, bearbeiten und entwickeln Qualitätssicherungsmaßnahmen, Richtlinien und Programme, die dann über den Ausschuß an den Vorstand der Bundesärztekammer zur Beschlußfassung weitergegeben werden und über den Vorstand als Empfehlung zur Umsetzung an die Landesärztekammern gelangen. Die Verbindung zu den Landesärztekammern ist einmal durch den Vorstand der Bundesärztekammer selbst gewährleistet, dem ja die Präsidenten aller Landesärztekammern angehören, zum anderen durch die Ständige Konferenz Qualitätssicherung, zu der die Qualitätssicherungsbeauftragten und zuständigen Mitglieder der Geschäftsführungen aller Landesärztekammern gehören. Neben dem Ausschuß Qualitätssicherung mit seinen Arbeitskreisen und der Ständigen Konferenz gibt es bei der Bundesärztekammer weitere Arbeitsgemeinschaften zur Koordinierung von Qualitätssicherungsmaßnahmen, die auf Landesebene routinemässig betrieben werden, z.B. die Bundesarbeitsgemeinschaft Qualitätssicherung in der Chirurgie und in der Neonatologie oder der zentrale Erfahrungsaustausch der Ärztlichen Stelle gemäß § 16 Röntgenverordnung. Die Qualitätssicherung Herzchirurgie mit einer Projektgeschäftsstelle bei der Ärztekammer Nordrhein in Düsseldorf ist derzeit die einzige Qualitätssicherungsmaßnahme, die primär auf Bundesebene durchgeführt wird.

Ganz besonders wichtig ist ein gemeinsamer Ausschuß Qualitätssicherung von Bundesärztekammer und Kassenärztlicher Bundesvereinigung, der der gegenseitigen Abstimmung von Qualitätssicherungsvorhaben dient. Die Qualitätssicherungsgremien (Abb. 2) der Kassenärztlichen Bundesvereinigung sind ähnlich konstruiert. Es gibt einen Ausschuß Qualitätssicherung und diverse Beraterkreise für spezielle Fachthemen. Außerdem – nach Inkrafttreten des SGB V – einen gemeinsamen Ausschuß Qualitätssicherung KBV/Spitzenverbände der Gesetzlichen Krankenversicherung und, ebenfalls nach SGB V, einen Bundesausschuß Ärzte/Krankenkassen, der u.a. auch über Richtlinien zu neuen Untersuchungs- und Behandlungsmethoden, kurz „NUB-Richtlinien" berät. Das SGB V sieht Qualitätssicherung also nicht mehr als Privileg der Ärzteschaft, sondern als eine Kooperationsaufgabe für ärztliche Körperschaften, Gesetzliche Krankenversicherung und Krankenhausträger. Gesetzgeber und Ärzteschaft stimmen in dieser Auffassung durchaus überein. Zwar hat die Ärzteschaft Qualitätssicherung als primär ärztliche Aufgabe immer für sich reklamiert. Dieses Primat gilt mit Sicherheit auch für den Bereich ärztlicher Berufstätigkeit, der die den approbierten Ärztinnen und Ärzten vorbehaltene Ausübung der Heilkunde betrifft. Hier haben nichtärztliche Einrichtungen und Gremien nichts zu suchen. Aber Ärztinnen und Ärzte sind bei der Ausübung der Heilkunde eben auf die Mithilfe anderer angewiesen. Im Krankenhaus auf die Kooperation mit Pflegeberufen, Funktionsbereichen, Technik und Verwaltung; im ambulanten Versorgungsbereich auf die Zusammenarbeit mit entsprechenden pflegerischen und sozialen Diensten. Und wer schließlich die Finanzierung von Qualitätssicherungsmaßnahmen sicherstellen will, muß die Kassen der Gesetzlichen Krankenversicherung um Mithilfe bitten, erst recht nachdem diese ja durch den Gesetzgeber im SGB V ohnehin einbezogen sind. So ist es, auch nach Auffassung der Ärzteschaft, im Interesse einer funktionierenden Qualitätssicherung nur sachgerecht, für eine ausreichende Kooperation der beteiligten Organisationen, Kassen, Krankenhausträger und auch der Pflegeberufe zu sorgen. Sichtbarer Ausdruck und Bestätigung dieser Auffassung ist die Gründung einer Arbeitsgemeinschaft zur Förderung der Qualitätssicherung in der Medizin auf Bundesebene, die mit tatkräftiger Unterstützung des Bundesministeriums für Gesundheit nach langen geduldigen Verhandlungen am 21. 12. 1993 gegründet werden konnte. Abbildung 3 zeigt die Zusammensetzung dieser Arbeitsgemeinschaft, der Bundesärztekammer, Kassenärztliche Bundesvereinigung, Spitzenverbände der Gesetzlichen Krankenversicherung und Deutsche Krankenhausgesellschaft angehören. Derzeitiger Vorsitzender ist der Präsident der Bundesärztekammer, die Projektgeschäftsstelle befindet sich bei der Bundesärztekammer. Damit gibt es jetzt auf Bundesebene ein zentrales Gremium, das Qualitätssicherungsaktivitäten koordiniert und evaluiert. Vergleichbare Arbeitsgemeinschaften gibt es, teilweise schon seit Jahren, in verschiedenen Bundesländern, allerdings nur für die stationäre Versorgung. Abbildung 4 zeigt die Struktur der Arbeitsgemeinschaft zur Förderung der Qualitätssicherung in der stationären Versorgung in Baden-Württemberg. Gesellschafter sind die Landesverbände der Gesetzlichen Krankenkassen, die Landeskrankenhausgesellschaft und die Landes-

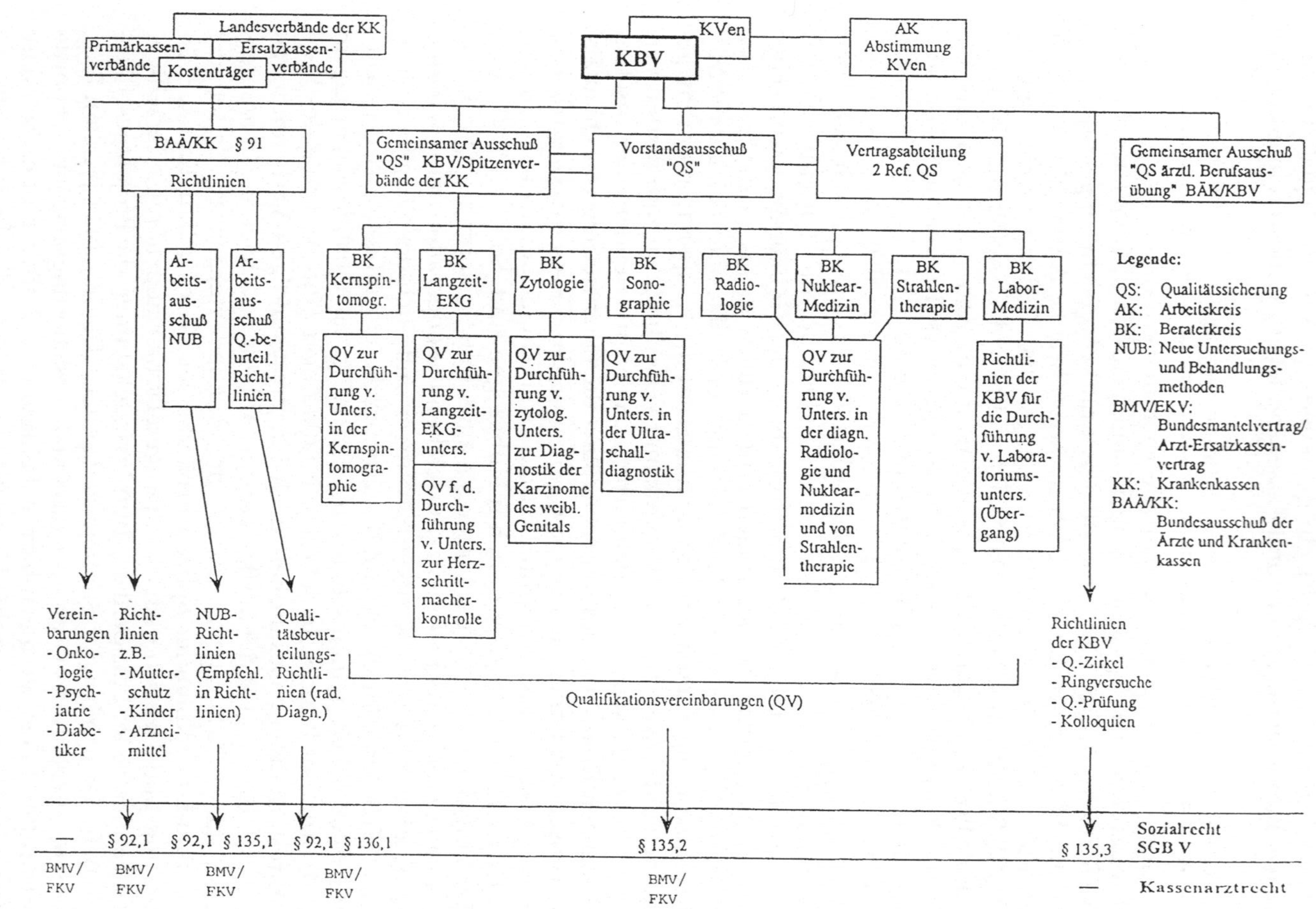

Abb. 2. Qualitätssicherungsgremien der Kassenärztlichen Bundesvereinigung (KVB)

ärztekammer. Der Vorsitz wechselt alle drei Jahre, die Projektgeschäftsstelle befindet sich bei der Landesärztekammer. Ähnliche Verträge und Arbeitsgemeinschaften existieren außer in Baden-Württemberg noch in Nordrhein, Westfalen-Lippe, Sachsen, Schleswig-Holstein, Sachsen-Anhalt und in Hamburg. Gegenwärtig wird in sämtlichen Landesärztekammern routinemäßig und flächendeckend eine Perinatalerhebung durchgeführt, außerdem in den eben genannten Kammerbereichen noch Qualitätssicherungsmaßnahmen in der Chirurgie und in der Neonatologie. Es handelt sich bei all diesen Programmen um externe Datenvergleiche, bei denen die Teilnehmer die eigenen, ausgewählten und qualitätsrelevanten Daten mit den entsprechenden Daten des Teilnehmerkollektivs vergleichen und Abweichungen feststellen können. Diese externen Datenvergleiche stellen also ein permanentes Qualitätsmonitoring dar, wobei erwartet und auch überprüft wird, daß die einzelnen Teilnehmer erkannte eigene Qualitätsmängel auf dem Wege der internen Qualitätssicherung beheben. Neben diesen gewissermaßen offiziellen routinemäßig durchgeführten flächendeckenden Programmen, gibt es eine Reihe privater Modelle von wissenschaftlichen Fachgesellschaften und Berufsverbänden, z.B. der Frauenheilkunde, der Augenheilkunde, der Neurochirurgie, der Orthopädie, der Radiologie, der Anästhesie, um nur einige zu nennen.

Im ambulanten Versorgungsbereich haben die Kassenärztlichen Vereinigungen unter dem Druck des SGB V das Modell der Qualitätszirkel ins Leben gerufen und in manchen Regionen der Bundesrepublik beachtlich weit entwickelt. Daneben existieren natürlich die bereits erwähnten lange tradierten Vorschriften in Form von Richtlinien – insbesondere für techni-

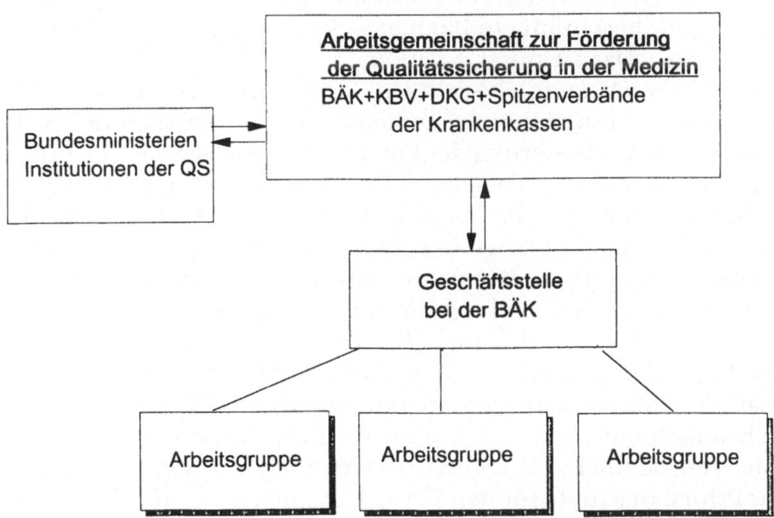

Abb. 3. Arbeitsgemeinschaft zur Förderung der Qualtätssicherung in der Medizin

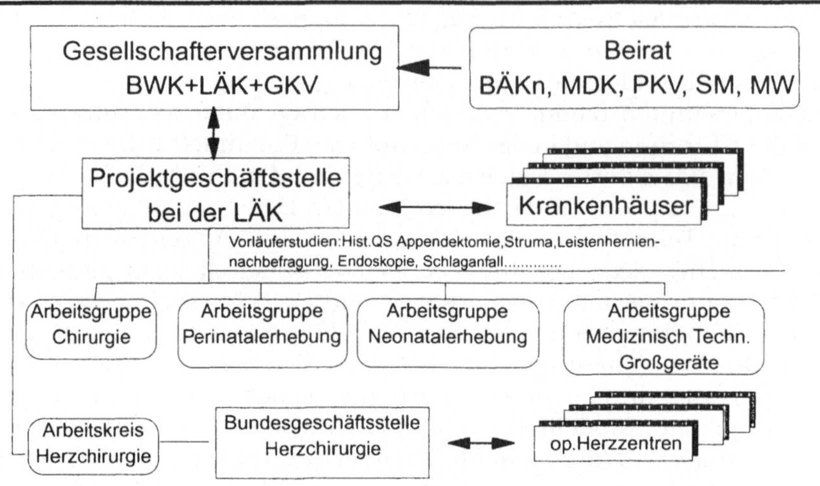

Abb. 4. Arbeitsgemeinschaft Baden-Württemberg „Qualitätssicherung ärztlicher Leistungen in der Krankenhausbehandlung"

sche Leistungen – weiter. Externe Qualitätssicherungsmaßnahmen, wie sie im stationären Bereich derzeit üblich sind, haben Grenzen. Viele Bereiche der stationären, aber auch der ambulanten Versorgung, eignen sich nicht für externe, vergleichende Prüfungen bzw. Qualitätssicherungsprogramme. Würde sich die Qualitätssicherung also nur auf derartige vergleichende externe Prüfungen beschränken, blieben weite Bereiche der Patientenversorgung ausgespart. Das ist unter Fachleuten kein Geheimnis. Hier muß die interne Qualitätssicherung einspringen. Damit sind z.B. alle Aktivitäten der Mitarbeiter eines Krankenhauses gemeint, die nachweislich der Sicherung und schrittweisen Verbesserung der Qualität der stationären Versorgung dienen. Natürlich haben wir es bei dieser krankenhaus-internen Qualitätssicherung nicht mit einer völlig neuen Innovation zu tun; es gibt sie bekanntlich im ärztlichen Bereich seit langem, etwa in Form der bereits erwähnten Fall- und Todesfallkonferenzen, Röntgenbesprechungen, Konsilien usw.

Neu und sicherlich berechtigt am Konzept der internen Qualitätssicherung im Krankenhaus ist die Tatsache, daß sie sich nicht auf das ärztliche Handeln beschränkt, sondern auch die Krankenpflege und die gesamte Organisation eines Krankenhauses miteinbezieht. Interne Qualitätssicherung im Krankenhaus, etwa in Form krankenhaus-interner Qualitätszirkel, ist also keine rein ärztliche Aufgabe, sondern interdisziplinär. Dabei muß jedoch das Primat der Ärzte für den Bereich ärztlicher Berufstätigkeit beachtet werden, hier können nur Ärztinnen und Ärzte für ihre Qualitätssicherung verantwortlich sein.

Qualitätssicherung und Qualitätsmanagement im Gesundheitswesen dienen der Patientenversorgung. Ziel ist die Schaffung und Erhaltung eines angemessenen ärztlichen und medizinischen Versorgungsniveaus. Dazu benötigt man bekanntlich Indikatoren, Standards, Kriterien, um Qualitätsmaßstäbe festzulegen, zu messen und zu bewerten, Schwachstellen und Mängel zu identifizieren, zu analysieren, abzustellen und endlich das Ergebnis zu evaluieren. Über diesem gesamten aufwendigen Instrumentarium darf jedoch nicht vergessen werden, daß Daten, Fakten, anonymisierte Falldarstellungen von Individuen, von real existierenden Patientinnen und Patienten stammen. Selbst sogenannte incidents werden ja aus der kasuistischen Erfahrung konstruiert. Es darf nicht vergessen werden, daß die Qualitätssicherung in erster Linie auf die Qualität der ärztlichen und medizinischen Betreuung individueller Patientinnen und Patienten abstellen muß und daß Qualitätssicherung sich, im Hinblick auf den beträchtlichen zusätzlichen Aufwand, den sie erfordert, auch nur damit rechtfertigen läßt. Qualitätssicherung und Qualitätsmanagement dürfen primär weder ökonomischen Zielen, noch der Emanzipation bestimmter Berufsgruppen oder wissenschaftlichen Zwecken oder auch politischer Profilierung dienen. Diese Gefahr besteht m.E. insbesondere bei Programmen, die unter der furchterregenden Überschrift „Total quality management“ firmieren, wie sie etwa in Münchener oder Wiener Krankenhäusern betrieben und derzeit europaweit zur Nachahmung empfohlen werden. Es drängt sich der Verdacht auf, daß hier Qualitätssicherung als Alibi einmal für rein betriebswirtschaftlich ökonomische Zwecke, zum anderen zur Emanzipation der Pflegeberufe herhalten muß.

Qualitätssicherung dient primär nicht der Wirtschaftlichkeit im Gesundheitswesen und nicht der Kostensenkung. Begriff und Bedeutung der Qualitätssicherung werden unzulässig eingeengt, wenn sie lediglich der Gesundheitsökonomie dienen soll. Qualitätssicherung muß primär auf das Patientenwohl und nicht auf die Wirtschaftlichkeit von Leistungen ausgerichtet sein. Qualitätssicherung dient nicht in erster Linie dem Erschnüffeln von Wirtschaftlichkeitsreserven. Qualitätssicherung wird auch oft mit Qualitätskontrolle verwechselt bzw. gleichgesetzt und als eine Art Rasterfahndung zur Identifizierung der „Bad apples“, zur Dingfestmachung sogenannter schwarzer Schafe unter der Ärzteschaft mißverstanden. Natürlich beginnt Qualitätssicherung damit, daß man bestimmte Leistungen beobachtet und mit Erwartungen bzw. bestimmten Standards vergleicht, also eine Art Kontrolle ausübt – aber durch diese Kontrolle allein wird Qualität ja nicht verbessert. Ziel der Kontrollen ist es, Schwachstellen zu identifizieren, die dann durch entsprechende Qualitätssicherungsmaßnahmen bzw. durch das Qualitätsmanagement zu beseitigen sind. Qualitätssicherung ist eine Dienstleistung der ärztlichen Körperschaften für ihre Mitglieder, eine Dienstleistung, die den Ärztinnen und Ärzten in niedergelassenen Praxen, Krankenhäusern und Instituten helfen soll, die Qualität ihrer persönlichen Arbeit auf einem möglichst hohen Niveau zu halten. Man kann Qualitätssicherung per Sozialgesetzbuch dekretieren oder in berufsrechtliche Vorschriften gießen. Erfolg wird man mit Qualitätssicherung in der Medizin nur haben, wenn es gelingt, die Ärztinnen und Ärzte vom Wert neuer, organisierter, operationabler und evaluierbarer Qualitätssicherungsmaßnahmen und -methoden für ihre persönliche Arbeit zu überzeugen und zur Mitarbeit zu motivieren, denn letztlich ist Qualitätssicherung eine höchst persönliche Aufgabe jeder Ärztin und jeden Arztes. Deshalb kann man Qualitätssicherung auch nicht von oben verordnen. Sie muß sich aus dem Bewußtsein der Verantwortung der einzelnen Ärztin bzw. des einzelnen Arztes für die Qualität der eigenen Leistung entwikkeln. Qualitätssicherung findet im Kopfe statt, sie zielt auf persönliche Verhaltensänderung hin, macht die Qualität der eigenen Arbeit transparent, hilft eigene Defizite zu erkennen und zu beseitigen. So gesehen dient Qualitätssicherung auch der Erhaltung und Stärkung ärztlichen Selbstvertrauens und Selbstbewußtseins. Qualitätssicherung stellt klar, daß Ärztinnen und Ärzte die eigentlichen Sachverständigen, die Profis in der Medizin sind.

Qualitätssicherung mißt sich an Standards. Standards sind Hilfsmittel, wichtige Orientierungshilfen, Leitlinien, die geeignet sind, sinnvolle Ordnung in das komplexe Geflecht der Arzt/Patienten-Beziehung zu bringen. Aber sie dürfen nicht zur Zwangsjacke werden. Abweichungen müssen möglich sein, selbstverständlich bei plausibler Begründung. Abweichungen sind sogar erwünscht im Sinne einer optimalen, individuellen Patientenversorgung. Qualitätssicherung kann ärztliche Veantwortung nicht ersetzen. Maßgeblich ist im Einzelfall nicht der Standard, sondern das Individuum Mensch. Qualitätssicherung darf auch nicht zum Selbstzweck werden. Sie hat eine dienende Funktion, ist eine Art von Hilfswissenschaft. Qualitätssicherung darf nicht um der Qualitätssicherung willen betrieben werden. Die Folge wäre ein unvertretbarer bürokratischer Leerlauf, Datenfriedhöfe, eine unangemessene Behinderung der ärztlichen Berufsausübung. Qualitätssicherung obliegt den Ärztinnen und Ärzten wie der gesamten Ärzteschaft als Teil ihres auf kranke Menschen bezogenen Heilauftrages. Darin unterscheidet sich Qualitätssicherung in der Medizin grundlegend auch von Qualitätssicherung in der industriellen Produktion oder anderen Dienstleistungsbereichen. Das Endprodukt soll hier die Besserung von Krankheit oder Wiederherstellung von Gesundheit sein, das sich im Gegensatz zu genormten Ergebnissen industrieller Fertigung kaum normieren läßt, denn schließlich haben wir es in Krankenhäusern oder Arztpraxen mit unverwechselbaren und einmaligen menschlichen Individuen zu tun. Es geht mir hier nicht um eine Abwertung von Qualitätssicherung bzw. Qualitätsmanagement, aber ich denke, man muß die Dinge auch in den richtigen Relationen sehen.

Korrespondenz: Prof. Dr. F. W. Kolkmann, Präsident der Landesärztekammer Baden-Württemberg, Jahnstraße 38 A, D-70597 Stuttgart, Bundesrepublik Deutschland.

Qualitätssicherung aus Sicht der Deutschen Krankenhausgesellschaft

K. Prößdorf

Deutsche Krankenhausgesellschaft, Düsseldorf, Bundesrepublik Deutschland

I.

Die Qualitätssicherung hat in Deutschland erst seit Ende der 80er Jahre einen neuen Stellenwert dadurch erhalten, daß der Gesetzgeber – zunächst vereinzelt auf Landesebene, später auf Bundesebene – das Thema aufgriff:

• In dem am 1. 1. 1988 in Kraft getretenen neuen Krankenhausgesetz des Landes Nordrhein-Westfalen (KHG-NW) heißt es (§ 7):

„Die Krankenhäuser gewährleisten eine interne Qualitätssicherung. Darüber hinaus sind sie verpflichtet, im Einvernehmen mit der Ärztekammer und den Krankenkassen externe qualitätssichernde Maßnahmen durchzuführen."

Der nordrhein-westfälische Gesetzgeber unterscheidet hierbei klar zwischen interner Qualitätssicherung und externen qualitätssichernden Maßnahmen. Er geht davon aus, daß die Krankenhäuser eine interne Qualitätssicherung gewährleisten.

Es war sicher klug – zugleich aber auch ein großer Vertrauensbeweis –, daß er hier auf gesetzliche Detailregelungen verzichtete. Dies verpflichtet die Krankenhäuser zugleich, diesen Freiraum durch Eigeninitiative auszufüllen.

Was „externe qualitätssichernde Maßnahmen" im einzelnen sind, ließ das zitierte Gesetz ebenfalls offen.

• Das am 1. 1. 1989 in Kraft getretene Gesundheits-Reformgesetz verpflichtete erstmals bundesweit die Krankenhäuser (§ 137 SGB V) „sich an Maßnahmen zur Qualitätssicherung zu beteiligen. Die Maßnahmen sind auf die Qualität der Behandlung, der Versorgungsabläufe und der Behandlungsergebnisse zu erstrecken. Sie sind so zu gestalten, daß vergleichende Prüfungen ermöglicht werden. Das Nähere wird für Krankenhäuser in den Verträgen nach § 112 (Anmerkung: d.h. also auf Landesebene in zweiseitigen Verträgen zwischen der Landeskrankenhausgesellschaft und den Landeskrankenkassenverbänden) geregelt."

• Das am 1. 1. 1993 in Kraft getretene Gesundheitsstrukturgesetz brachte in § 137 SGB V eine wichtige Ergänzung: Die auf Landesebene abzuschließenden zweiseitigen Verträge sind „unter Beteiligung der Ärztekammern" und – soweit die Verträge Qualitätssicherungsmaßnahmen im Pflegebereich betreffen – „auch unter Beteiligung der Berufsorganisationen der Krankenpflegeberufe" abzuschließen.

Damit hat der Bundesgesetzgeber das Thema Qualitätssicherung mit stringenten Pflichten für die Beteiligten aufgegriffen. Auch der Bundesgesetzgeber beschränkt sich hierbei auf externe Maßnahmen zur Qualitätssicherung, an denen das Krankenhaus sich „zu beteiligen" hat, und die vergleichende Prüfungen ermöglichen müssen.

Aus der Sicht der DKG ist der neue, gesetzlich abgesicherte Stellenwert der Qualitätssicherung zu begrüßen. Die DKG hat bereits seit Mitte der achtziger Jahre wiederholt Empfehlungen zu externen, vergleichenden Qualitätssicherungsmaßnahmen erlassen. Mit den genannten Gesetzen sind die gesetzlichen Grundlagen geschaffen, in der gesamten Bundesrepublik verbindliche externe Qualitätssicherungsprogramme zu entwickeln und flächendeckend in der stationären Versorgung anzuwenden.

In einer Reihe von Ländern hat die verbandliche Landesebene diese gesetzliche Verpflichtung aufgegriffen und „das Nähere" zur Organisation und Durchführung *externer* Qualitätssicherungsmaßnahmen in zweiseitigen Verträgen nach § 112 SGB V geregelt, die nach dem Gesetz unmittelbare Verbindlichkeit für alle Kassen und für alle Krankenhäuser im Lande haben. Diese externen Qualitätssicherungsmaßnahmen erstrecken sich bisher auf die Perinatologie, die Neonatologie und die Chirurgie.

Diese Verträge stammen teilweise bereits aus der Zeit vor Inkrafttreten der genannten Bundesgesetze. Zu nennen sind hier insbesondere Baden-Württemberg und Nordrhein-Westfalen. Sie beziehen die Ärztekammern in die Organisation und Durchführung mit ein.

Die verbandliche Bundesebene – DKG und GKV-Spitzenverbände – hat auf der Grundlage der §§ 112 Abs. 5 und 137 SGB V 1991 eine Rahmenempfehlung zum Inhalt dieser Verträge zu externen Qualitätssicherungsmaßnahmen verabschiedet.

Es heißt dort in § 4:

„(1) Für einen flächendeckenden Einsatz in den Krankenhäusern stehen für folgende Bereiche hinreichende erprobte Qualitätssicherungsmaßnahmen zur Verfügung:

- Perinatal-Erhebung
- Neonatal-Erhebung
- Qualitätssicherungsmaßnahme Chirurgie.

(2) Die Partner dieser Rahmenempfehlung sollen in enger Kooperation mit der Bundesärztekammer, den wissenschaftlichen medizinischen Fachgesell-

schaften und dem Medizinischen Dienst der Krankenkassen externe Qualitätssicherungsmaßnahmen für weitere Bereiche initiieren. Bei Anwendungsreife ist deren flächendeckender Einsatz mit dem Ziel einer Umsetzung auf Landesebene zu empfehlen. Dies gilt auch für die derzeit in der Modellprojektphase befindlichen Qualitätssicherungsmaßnahmen."

Trotz gesetzlicher Verpflichtung und trotz dieser Bundesempfehlung hat die Selbstverwaltung auf Landesebene diese vom Gesetz seit 1989 verpflichtend vorgeschriebene Thematik noch nicht in allen Ländern in entsprechenden Verträgen geregelt. Es gibt aber zunehmend Anzeichen dafür, daß sich dies in Kürze ändern wird. Die Einsicht in die Notwendigkeit von Qualitätssicherungsmaßnahmen ist durch das GSG gestiegen. Jedenfalls wird die DKG nicht nachlassen, in ihrem Verbandsbereich auf die Notwendigkeit und auch den Nutzen externer Qualitätssicherungsmaßnahmen hinzuweisen.

Positiv ist hervorzuheben, daß es 1991 gelang, auf Bundesebene in einem bundesweiten System die externe Qualitätssicherungsmaßnahme Herzchirurgie zu etablieren. Nicht zuletzt auf Initiative der DKG kam eine entsprechende Vereinbarung und die bundesweite Organisation dieser Maßnahme zustande unter Beteiligung der Deutschen Gesellschaft für Thorax-, Herz- und Gefäßchirurgie, der GKV-Spitzenverbände, der Bundesärztekammer, der Ärztekammer Nordrhein (als Projektleitstelle) und der DKG.

Die bisher installierten externen Qualitätssicherungsmaßnahmen für den Krankenhaussektor arbeiten im Prinzip alle nach dem gleichen Grundmuster: Es beruht im wesentlichen auf einer krankenhausinternen, extern einheitlich vorgegebenen Dokumentation sowie auf der Sammlung, Verarbeitung und Auswertung der aufbereiteten Daten durch eine externe Projektgeschäftsstelle (die in den meisten Fällen bei einer Ärztekammer installiert ist). Zur Unterstützung ist eine qualifizierte ärztliche Fachkommission eingesetzt.

Für die Krankenhausträger geht es bei diesen externen Qualitätssicherungsmaßnahmen darum, daß der einzelne Arzt, die einzelne Abteilung einbezogen werden in ein Vergleichssystem, in dem der verantwortliche Arzt aus den von der Projektgeschäftsstelle zurückgemeldeten Daten sieht, wo er mit seinen

- Leistungen, diagnostischen und therapeutischen Maßnahmen, Methoden etc.,
- Ergebnissen,
- Komplikationen,
- Infektionen,
- Mortalitätsraten etc.

im Verhältnis zu anderen Krankenhäusern oder im Verhältnis zu empirisch entwickelten anspruchsvollen Standards steht. Die externe Qualitätssicherungsmaßnahme ist somit quasi ein Spiegel, in den der Krankenhausarzt schaut, in den allerdings auch der die Projektleitstelle leitende Arzt schauen kann. Deshalb ist die qualifizierte Besetzung der Projektleitstelle mit einem geeigneten Arzt und die Bildung qualifizierter Fachkommissionen zur Ermöglichung des Arzt/Arzt-Dialoges von großer Wichtigkeit, da sie die Möglichkeit eröffnet, negative Devianzen festzustellen, Rat zu suchen, Rat zu geben und damit Impulse für eine Verbesserung der Qualität zu vermitteln.

Daß dies erfolgt, ist das Anliegen der Krankenhausträger und der Kostenträger.

Weil der externe Vergleich auf der Basis gelieferter Daten erfolgt, sind externe Qualitätssicherungsmaßnahmen zwangsläufig mit einer Dokumentation verbunden, die disziplinadäquat und möglichst rationell sein muß. Sie ist bei der Perinatalerhebung naturgemäß anders als in der allgemeinen Chirurgie (wo man sich auf drei Tracerdiagnosen beschränkt) und dort wieder anders als in der Herzchirurgie, wo der Dokumentationsaufwand besonders aufwendig ist. Dort gehört beispielsweise auch der Follow up-Brief, der nach Monatsfrist jedem Patienten zugesandt wird, zu der Qualitätssicherungsmaßnahme. Der Dokumentations- und der Administrationsaufwand kann also beträchtlich sein.

Die genannten 4 bisher zum flächendeckenden Einsatz entwickelten Qualitätssicherungsverfahren:

- Perinatologie,
- Neonatologie,
- allgemeine Chirurgie,
- Herzchirurgie

sind ein sehr magerer Katalog. Die DKG wünscht, er wäre größer, so daß auch andere Disziplinen einbezogen werden könnten.

Dies bedarf indessen langjähriger Entwicklungen und eines großen Engagements der betreffenden Fachgesellschaften sowie des Engagements eines Pioniers oder einer Pioniergruppe, die es auf sich nimmt, ein solches – oft mehrjähriges – Pilotprojekt anzupacken und zu entwickeln. (Die Entwicklung der Qualitätssicherungsmaßnahme Herzchirurgie hat über 5 Jahre benötigt!)

Initiativen in dieser Hinsicht sind zum Teil im Gange. Zu nennen sind hier

- Gynäkologie,
- Urologie,
- Neurochirurgie,
- Kinderkardiologie,
- Anästhesie,

so daß Aussicht besteht, daß der Katalog sich demnächst erweitern wird.

II.

Alles Dargelegte bezieht sich ausschließlich auf den somatischen Bereich. Die Psychiatrie ist nie ins Blickfeld gerückt. Sie hat sich auch bisher nicht gemeldet. An sie hat auch der Gesetzgeber bei der Formulierung der §§ 137 und 112 SGB V nicht gezielt gedacht.

Um so erfreulicher ist, daß Sie das heutige Symposium der Qualitätssicherung im psychiatrischen Krankenhaus widmen.

Wie das Programm und die vorgelegten Abstracts zeigen, sollen dabei sowohl die interne wie die externe Qualitätssicherung beleuchtet und zahlreiche Elemente aufgezeigt werden.

Soweit ich im Vorfeld der heutigen Veranstaltung Kenntnis von einzelnen Initiativen und konzeptionellen Vorarbeiten erhielt, habe ich den Eindruck:

- daß sie sich überwiegend mit Fragen der internen Qualitätssicherung befassen,
- daß kein landesweit geltendes externes Konzept, das alle psychiatrischen Krankenhäuser im Lande einbezieht und das für eine Vereinbarung nach § 112 SGB V in Betracht kommen könnte, bisher gedanklich entwikkelt wurde,
- daß bisher kein Konzept auf dem Tisch liegt, das von der Anlage her mit den bisher nach §§ 112 und 137 SGB V entwickelten externen Qualitätssicherungsmaßnahmen vergleichbar ist.

Aus meiner Sicht sind entscheidende Fragen:

- ob es ein solches externes Konzept zum flächendeckenden Einsatz als Grundlage für eine Vereinbarung nach § 112 SGB V gibt?
- ob eines entwickelt werden kann?
- von wem und mit welcher fachlichen und anerkannten Autorität?
- ob die Psychiatrie überhaupt einem solchen standard- und dokumentationsorientierten, metrifizierten System zugänglich ist?
- wo die normativen Vorgaben/Standards herkommen und ggf. weiterentwickelt werden?
- ob nicht in der Psychiatrie Abweichungen viel individueller interpretiert werden müssen?
- ob es möglich ist, daß dem einzelnen Krankenhaus von einer Projektstelle aus der Spiegel vorgehalten werden kann?
- wo ggf. eine Projektgeschäftsstelle eingerichtet werden könnte und mit welcher ärztlichen Besetzung?
- ob es ähnlich wie in der Chirurgie Tracerdiagnosen und -dokumentationen gibt, die Rückschlüsse auf das gesamte Leistungsgeschehen erlauben?
- ob bei besonderen Auffälligkeiten eine Fachkommission zum Einsatz kommen kann?
- wie die Finanzierung aussieht?

Ich würde es begrüßen, wenn diesen Fragen nachgegangen würde und unter Umständen durch ein Pilotprojekt unter Beteiligung der Fachgesellschaft geklärt würde, ob die Psychiatrie in ihren Verfahren, Methoden und Ergebnissen sowie ihren unterschiedlichen externen Vernetzungen einem externen Vergleichsystem der geschilderten Art zugänglich ist und ob ein Konzept entwickelt werden kann, das dem auf Landesebene nach §§ 112 und 137 zwischen der Landeskrankenhausgesellschaft und den GKV-Landesverbänden abzuschließenden Vertrag zugrunde gelegt werden kann, oder ob dies ausscheidet und in der Psychiatrie eigene (externe) Wege zu gehen sind.

Auch wenn es ein solches flächendeckendes Konzept nicht – oder noch nicht – gibt und die Vertragspartner nach § 112 – jedenfalls zunächst – außen vor bleiben, kommt das einzelne psychiatrische Krankenhaus/psychiatrische Fachabteilung an einem Allgemeinkrankenhaus durchaus für qualitätssichernde Maßnahmen, die – jedenfalls teilweise – auch externer Natur sind und auch Vergleiche erlauben, in Betracht.

Mehr als in anderen Fächern ist in der Psychiatrie die Qualität der Behandlung, der Versorgungsabläufe und der Behandlungsergebnisse durch die Strukturqualität bedingt, die deshalb eine wichtige Rolle spielt. Hier wären z.B. zu nennen:

1. Zuschnitt und Zustand des Gebäudes und seiner Umgebung
2. die Milieugestaltung
3. Personalausstattung
   - quantitativ (wird die PsychPV ausgeschöpft?)
   - qualitativ (welche Qualifikation/Qualität haben die Ärzte, Psychologen, Therapeuten, Pflegekräfte etc.?)

   (Die Personalausstattung/fachliche Qualifikation ist im somatischen und psychiatrischen Bereich eine wichtige Voraussetzung für Qualität. Damit allein ist die Qualität – ob das Erreichbare auch erreicht wird – aber noch keinesfalls gesichert.)
4. Aus-, Fort-, Weiterbildung
5. Stations- und Bereichsgliederung
6. Größe der Stationen/Gruppen. Wie ist dabei die Personalrelation?
7. Welche Therapiearten werden angeboten?
   - Gesprächstherapie
   - Verhaltenstherapie
   - analytische Therapie
   - Familientherapie
   - Logopädie
   - Kunsttherapie/Musiktherapie
   - usw.

   Sind die jeweils erforderlichen Fachkräfte (Psychiater/Psychologen, Therapeuten etc.) mit entsprechender Ausbildung/Zusatzausbildung vorhanden?
8. Gibt es eine Tagesklinik?
9. Gibt es eine Ambulanz? (nur diagnostisch oder auch ambulante Therapie?)
10. Wie sieht die Vernetzung/Versorgungskette aus?

Ohne Frage sind dies alles Faktoren, die für die Qualität, das Leistungsangebot und evtl. auch für Schwerpunkte von Bedeutung sind. Viele von ihnen münden aber auch in Fragen der Konzeption und ggf. bestimmter Schwerpunktsbildung und hängen eng mit dem Versorgungsauftrag zusammen.

Unvermeidbar stellt sich auch bei der Strukturqualität die Frage

- Wer vergleicht mit wem?
- Wo ist der Standard?
- Wer setzt ihn fest?
- Wie sieht das bedarfsgerechte flächendeckende Gesamtversorgungskonzept im Lande aus?

Selbst wenn dies alles befriedigend gelöst/beantwortet werden könnte, ist damit die Frage nach der Behandlungsqualität und der Ergebnisqualität nicht beantwortet. Hier scheint es mir besonders notwendig der Frage nachzugehen, ob Standards und für externe Vergleiche verwendbare Parameter entwickelt werden können, und wer diese Aufgabe mit welcher Autorität anpackt.

Ich würde es begrüßen, wenn von der heutigen Veranstaltung Impulse hierfür ausgingen und wenn vielleicht einzelne ermutigt würden, die erforderliche Pionierarbeit zum Nutzen aller auf sich zu nehmen.

Ich halte es im Interesse der Psychiatrie und ihres Stellenwertes für unverzichtbar, daß die psychiatrischen Krankenhäuser die Fahne der Qualitätssicherung sichtbar hissen. Die Entwicklung einer Konzeption, die die Einbeziehung der Psychiatrie in die Verträge nach § 112 SGB V erlaubt, ist deshalb von großer Wichtigkeit.

Korrespondenz: Dr. K. Prößdorf, Hauptgeschäftsführer der Deutschen Krankenhausgesellschaft, Tersteegenstraße 9, D-40474 Düsseldorf, Bundesrepublik Deutschland.

Qualitätssicherung im psychiatrischen Krankenhaus – Möglichkeiten, Erfordernisse, Grenzen

U. Trenckmann[1] und **A. Spengler**[2]

[1] Hans-Prinzhorn-Klinik Hemer, Hemer, Bundesrepublik Deutschland
[2] Niedersächsisches Landeskrankenhaus Wunstorf, Wunstorf, Bundesrepublik Deutschland

Ein entscheidender Schritt zur Verbesserung der Krankenhauspsychiatrie, wohl der wichtigste seit der Psychiatrie-Enquete, wurde mit der *Personalverordnung Psychiatrie* 1990 begangen (Kunze und Kaltenbach 1994). Die mit der „PV-Psych" gewährleistete verbesserte Personalausstattung muß zu einer entsprechend verbesserten Behandlung und Betreuung psychisch Kranker führen. Die PV-Psych impliziert in ihrer Logik den Qualitätssicherungsgedanken.

Aus gutem Grund beginnen wir daher unsere Übersicht über Qualitätssicherung mit dem Hinweis auf diese Rechtsverordnung. Die *Thesen zur Qualitätssicherung* am psychiatrischen Krankenhaus, die wir als Arbeitsgruppe der Bundesdirektorenkonferenz kürzlich vorgestellt haben, wurden von Crome unter Verweis auf die PV-Psych als Leitlinien eingeführt (Böhme et al. 1994).

Wir setzen die gesetzlichen Vorgaben (§ 137 i.V.m. § 112 SGB V) und begrifflichen Grundlagen als bekannt voraus (vgl. Gaebel und Wolpert 1994, Selbmann 1990). Wir möchten auf prinzipielle Probleme und auf spezielle Gesichtspunkte hinweisen, die bei der Entwicklung von Qualitätssicherungssystemen an psychiatrischen Krankenhäusern zu beachten sind.

Gemeinsame Grundposition ist eine Auffassung von Qualitätssicherung, die an den *Belangen der Betroffenen* ausgerichtet ist. Nicht der immer auch vorhandene Kontrollaspekt von Qualitätssicherung wird betont. Er ist nur Mittel zum Zweck. Zentral ist das Verständnis von Qualitätssicherung als Weg zur Verbesserung der Versorgung, der nach innen kontinuierlich beschritten wird, und der nach außen, zu Krankenhausträgern und Kostenträgern, speziell zu den Medizinischen Diensten, Transparenz und Vertrauen schafft.

Öffentliche Psychiatrische Krankenhäuser können und dürfen Versorgungsverpflichtung keineswegs allein unter dem Gesichtspunkt von Leistung und Kosten erfüllen. Sie haben einen Fürsorgeauftrag gerade für die gestörtesten und desintegriertesten psychisch Kranken. Ihre Arbeit ist eingebunden in medizinische Versorgungs- und Betreuungssysteme, aber auch vielfältig reguliert und reglementiert durch soziale und rechtliche Vorgaben. Sie haben im gesellschaftlichen Auftrag auch hoheitliche Aufgaben der Gefahrenabwehr und des Schutzes der Betroffenen zu erfüllen. Nicht ohne Grund fordert die PV-Psych die Vollversorgung einer Region von versorgungsverpflichteten Krankenhäusern und Abteilungen einschließlich der Aufnahme zwangsweise unterzubringender Patienten.

Letzteres bedingt, daß Psychiatrie schon immer stärker als somatische Disziplinen vielfältigen externen Kontrollen unterliegt. Diese haben auch bisher schon qualitätssichernde Funktionen. Psychiatrische Krankenhäuser werden nicht nur durch die medizinischen Dienste der Leistungsträger überprüft, sondern auch, anders als andere medizinische Disziplinen, in besonderer Weise öffentlich, staatlich, administrativ und juristisch kontrolliert. Ein Beispiel sind die letztlich qualitätssichernden Verfahrensvorschriften der Landesunterbringungsgesetze und des FGG. Deshalb sind Erfordernisse der Dokumentation in mancher Hinsicht größer als in der Körpermedizin.

Unsere Beobachtung ist, daß Qualitätssicherung an psychiatrischen Krankenhäusern *bereits jetzt in vielen Praxisfeldern implizit durchgeführt* wird. Dies heißt nicht, daß neue und effiziente Methoden der Qualitätssicherung den Standard nicht weiter verbessern könnten.

Besonders wichtig wird es künftig sein, durch Vereinbarungen Transparenz nach außen zu schaffen, angemessene Indikatoren zu formulieren, mit denen das klinische Geschehen und seine Ergebnisse statistisch dargestellt werden, und durch Rückfluß von Informationen nach innen, in das Krankenhaus, zu einer Verbesserung beizutragen.

Es erscheint beim gegenwärtigen Stand der manchmal deutlich interessengeleiteten und überhitzten Diskussion aber notwendig, vor unpraktikablen und aussagearmen, aber kostenträchtigen Vorgaben zu warnen. Qualitätssicherung kann nicht bedeuten, daß qualitätslenkende Vorgaben die *diagnostisch-therapeutischen Prozesse* selbst stören, daß Individualität und Komplexität der Versorgung der einzelnen Patienten leiden. Die starre Vorgabe von Behandlungsstandards z.B. in der Psychotherapie oder Pharmakotherapie würde die Qualität im Einzelfall beeinträchtigen, so nützlich sie als Leitlinie sind. Ein Stationsarzt, der nur noch schematisch verfährt und leistungsrechtlich und juristisch „wasserdicht" dokumentiert, und nicht individuell mit dem Patienten arbeitet, würde Qualitätssicherung in ihr Gegenteil verkehren.

Das *Wieviel* an personellen Ressourcen wird sinnvollerweise durch die PV-Psych standardisiert, auch können standardisierte „objektivierende" Indikatoren für das Behandlungsergebnis statistisch abgefragt werden. Das *Wie* der individuellen Versorgung im Einzelfall aber darf nicht in starre Schemata gepreßt werden, wo persönliche therapeutische Beziehungen, Behandlungsatmosphäre, Verständnis der Biographie und der sozialen Bezüge und Autonomie der Betroffenen den Maßstab für die Qualität der

Versorgung bilden. Etwas so wichtiges, aber auch schwer faßliches wie der therapeutische Geist, die Behandlungskultur einer Klinik wird sich Objektivierungen entziehen.

Die Diskussion um Qualitätssicherung im Psychiatrischen Krankenhaus ist entsprechend in Vorgehen und Methodik an der *klinischen Praktikabilität* zu orientieren und psychiatrisch-fachlich zu begründen.

Entwicklung und Fortschreibung vorhandener Qualitätssicherungsansätze zielen auf flexibel einsetzbare, wenig aufwendige Verfahren. Vor allem geht es um den *Ausbau vorhandener Qualitätssicherungsansätze.* Beispielsweise sind psychiatrische Krankenakten auch Qualitätsdokumente, die in ihrer Anlage der Individualität des Einzelfalles entsprechen. Es wäre unsinnig, völlig neue Dokumentationsraster einzuführen und beispielsweise Biographien oder Krankheitsanamnesen zu schematisieren oder zu automatisieren, d.h. sie in ihrer Komplexität zu reduzieren. Die Nutzung des Bewährten hat den Vorrang vor völlig neuen, nicht erprobten Methoden. Neue Qualitätssicherungsvorhaben sollten vor der Implementierung praktisch erprobt und auf ihre Kosten-Nutzen-Relationen hin überprüft werden. Evaluative Versorgungsforschung ist dabei eine notwendige Ergänzung qualitätssichernder Maßnahmen.

Eine Anpassung der Qualitätssicherung an die Pflicht- und *Vollversorgung* und an die regionalen Gegebenheiten hat wie beschrieben Vorrang. Auch dies ist aus der PV-Psych abzuleiten, die eine ungekürzte Personalausstattung nur für vollversorgende Einrichtungen vorhält. Keinesfalls können die Arbeitsbedingungen von psychiatrischen, psychotherapeutischen und psychosomatischen Einrichtungen mit einer ausgewählten Klientel oder die Standards und Methoden hochspezialisierter Forschungseinrichtungen den Maßstab abgeben. Hier lohnt der Blick nach den USA. Im Zusammenhang mit der Einführung der Fallkostenpauschale fühlten sich immer weniger Kliniken und Krankenhausträger für die kränkesten und dadurch am aufwendigsten zu behandelnden Patienten verantwortlich. Eine Beurteilung der Ergebnisqualität eines psychiatrischen Krankenhauses muß sich deshalb immer daran messen lassen, ob auch tatsächlich alle psychisch Schwererkrankten einer Versorgungsregion ein Behandlungsangebot in dieser Einrichtung finden.

Nach den Vorgaben des SGB V (§ 137 i.V.m. § 112) sind Regeln zur *externen Qualitätssicherung* mit „vergleichenden Prüfungen" für Behandlung, Versorgungsabläufe und Behandlungsergebnisse zu vereinbaren. Die gesetzlichen Vorschriften begründen allgemeine Rahmenvorgaben für die gesamte Medizin. Speziell für das Psychiatrische Krankenhaus sind sie inhaltlich noch auszufüllen, fachlich zu sichern und an die Belange psychisch Kranker zu adaptieren. Ein wichtiger Schritt in dieser Richtung ist eine *Evaluation der Auswirkungen der PV-Psych gem. § 4,* die von der Aktion Psychisch Kranke derzeit gemeinsam mit den Spitzenverbänden der Krankenkassen und den Medizinischen Diensten in einer bundesweiten Umfrage unternommen wird.

Wichtig erscheint es auch, das Psychiatrische Krankenhaus nicht isoliert zu sehen. Struktur- bzw. Ressourcenqualität hängen nicht nur von der personellen und sachlichen Ausstattung der betrachteten Klinik ab. Ebenso bedeutsam sind auch komplementäre Strukturen im *Umfeld*, vor allem hinsichtlich ambulanter und teilstationärer Versorgung und der Kooperation mit somatischen Abteilungen und psychosozialen Diensten. Auch dies ist in der PV-Psych in § 4 berücksichtigt. Es ist ein sozialpsychiatrischer Allgemeinplatz, daß z.B. Kriterien der Ergebnisqualität wie Verweildauern und Wieder-Aufnahmeraten stark von der Funktion und Güte des psychosozialen Netzwerkes außerhalb der Klinik abhängen (vgl. Andel und Pittrich 1984, Müller 1981).

Strukturqualität beinhaltet nicht nur geeignete bauliche und technische Gegebenheiten, die eine zeitgemäße Versorgung ermöglichen, sondern vor allem die *Qualifikation* des ärztlichen, pflegerischen und übrigen therapeutischen Personals, aber auch die Funktionalität der hinter diesen Mitarbeiterinnen und Mitarbeitern stehenden örtlichen und überörtlichen Verwaltungen. Nur ein flexibles, modernes *Management*, das nicht in engem Rahmen verwaltet, sondern Probleme vor Ort einschätzen und lösen kann, vermag Qualitätssicherung effektiv zu realisieren. Es ist Aufgabe der Krankenhausträger, die Krankenhausleitungen dazu in die Lage zu versetzen, und Aufgabe der Krankenhausleitungen, diesen Rahmen gemeinsam mit der mittleren Leitungsebene auszufüllen. Dies bedeutet *Dezentralisierung* von Entscheidungsprozessen und Abbau zentraler bürokratischer Hemmnisse.

Essentiell sind weiter ein hoher Stand der Aus-, Fort- und Weiterbildung ebenso wie die laufende Reflexion therapeutischen Handelns, z.B. durch Supervision. Auch die in Überarbeitung befindliche Weiterbildungsordnung für Ärzte, die die Gebietsbezeichnung Psychiatrie/Psychotherapie anstreben, ist als solcher Teil der Qualitätssicherung.

Die *fachliche Differenzierung* spezieller therapeutischer und diagnostischer Angebote für bestimmte Patientengruppen ist ein wichtiges Merkmal von Strukturqualität. Die Frage, wieviel Subspezialisierung und Binnendifferenzierung bei welcher Größe der Krankenhäuser und Abteilungen für bestimmte Regionen optimal ist, wird auch nach der Abkehr von Großkrankenhäusern die Diskussion noch länger bestimmen und scheint nicht mit einer einfachen Antwort gelöst.

Prozeßqualität ist im wesentlichen Gegenstand der internen Qualitätssicherung. Qualitätssichernde Vorgaben zu den diagnostischen und therapeutischen Prozessen im psychiatrischen Krankenhaus liegen differenziert vor und wurden in den letzten Jahren weiter entwickelt, nicht nur in Aspekten der Pharmakotherapie, sondern auch in der Fortentwicklung psychotherapeutischer Verfahren und soziotherapeutischer Angebote. Ziele und Methoden der Behandlung, wie sie die PV-Psych für die einzelnen Patientengruppen nennen, geben dazu nur ein grobes Raster.

Die Güte des diagnostischen und therapeutischen Prozesses hängt unmittelbar von der Qualität der ärztlich geleiteten und koordinierten Bemühungen des multiprofessionellen Teams ab, also von komplexen interaktiven Prozessen, von *Kooperation* und gegenseitiger *Information*. Im Einzelfall trägt zur verbesserten Prozeßqualität externer Sachverstand bei, so über gemeinsame Visiten von Ärzten und Pharmazeuten als einer Facette in der Optimierung der Qualität psychopharmakologischer Behandlung (Reinbold und Trenckmann 1992). Die externe Supervision von Stationsteams ist ein wichtiger qualitätssichernder Standard. Ein konkretes Beispiel für Prozeßqualität sind explizite Regelungen der zwangsweisen Fixierung von Patienten, die Verantwortlichkeiten, Kriterien und Dokumentations- und Berichtspflichten umfassen.

Eine weitere Optimierung der diagnostischen und therapeutischen Abläufe selbst bleibt eine Herausforderung für die nächsten Jahre. Mit der verbesserten Personalausstattung (Vertreter „neuer" Berufsgruppen) in der Klinik, wird heute z.B. psychiatrische Pflege nicht mehr nur vom Krankenpflegepersonal, sondern auch Erziehern, Altenpflegern, und z.B. hinsichtlich der Aufnahme, auch von Arzthelferinnen geleistet. Auch wirken Psychologen und andere akademische Mitarbeiter intensiv an der klinischen Erstdiagnostik und weiteren Behandlung der Patienten mit, die traditionell ausschließlich von Ärzten durchgeführt wurde. Diese unterschiedlichen beruflichen Vorbildungen und Erfahrungen sind eine wichtige Chance, werfen aber Fragen der Leitung und Koordination des Tuns auf ein möglichst einheitliches Behandlungsziel hin auf.

Der Einsatz geeigneter Hilfsmittel, wie der elektronischen Datenverarbeitung zur Abbildung und Steuerung dieser komplizierter werdenden Prozesse steht noch am Anfang. Dabei darf die Unterstützung der Arbeit nicht mit einer extensiven Erfassung einzelner erbrachter Leistungen oder quantifizierender Kontrolle verwechselt werden. Letztere wäre kontraproduktiv, demotivierend und würde die Individualität der eigentlichen Teamprozesse und der persönlichen Behandlung der Patienten nicht annähernd adäquat abbilden. Sie wäre mit den Regeln von Qualitätssicherung gerade nicht zu belegen.

Auch die Fragen von *Verantwortungsbereichen* in Verwaltung, Pflege und ärztlich-therapeutischer Leitung stellen sich neu und komplexer. Mittelfristig werden nur die Verlagerung von Verantwortung an den Ort des Geschehens und die Dezentralisierung von Entscheidungsprozessen sicherstellen, daß qualitätsverbessernde Veränderungen umgesetzt werden. Dies ergibt sich auch aus aktuellen Untersuchungen westfälischer Landeskliniken, die durch Unternehmensberatungen durchgeführt werden, ausgehend von einem Verständnis moderner psychiatrischer Kliniken als effiziente *Dienstleistungsinstitutionen* für psychisch kranke Menschen. Auch der Grundgedanke des Qualitätszirkels, wie er z.B. vom Landeswohlfahrtsverband Hessen (1993) aufgegriffen wurde, weist in diese Richtung und sollte praktisch erprobt werden. Zwischen Teamarbeit und klaren und notwendigen Leitungsstrukturen ist allerdings behutsam abzuwägen. Die ärztliche Letztverantwortung für das diagnostische und therapeutische Geschehen wird dadurch keineswegs erübrigt, sondern auf ein höheres, komplexeres Niveau gehoben.

Optimierungs- und Anpassungsprozesse, die in eben diese Richtungen führen, die nicht von der hoheitlich geprägten Verwaltung und Verwahrung psychisch Kranker ausgehen, sondern die auf differenzierte, *effiziente* und *individuelle Dienstleistungen* in Diagnostik und Therapie zielen, werden bereits jetzt in vielen psychiatrischen Krankenhäusern durch *Delegation* und *Partizipation* von Verantwortung in einem Maße kooperativ bewältigt, von dem sowohl die somatische Medizin als auch viele Krankenhausträger noch weit entfernt sind. Es gilt, diese Entwicklungen weiter auszubauen.

Viele Teilbereiche der Krankenhausversorgung unterliegen bereits jetzt explizit Vorgaben der externen Qualitätssicherung. Dies gilt für den technisch-diagnostischen Bereich (Röntgendiagnostik, Labordiagnostik, Konsiliarversorgung, Arzneimittelkommissionen). Ähnliches gilt auch für die Handhabung von Rechtsbestimmungen (Verantwortung und Kontrollfunktion der Gerichte, Betreuung, Besuchskommission der Regierungspräsidenten und für die Ausgestaltung des Leistungsrechts, Fixierungsrichtlinien). Hierzu gehören auch Ansätze des Controllings, die Erfassung objektiver Kostenstrukturen und die Darstellung von medizinischen und Leistungsdaten i.R.d. Bundespflegesatzverordung. Es gilt, diese Ansätze sinnvoll mit klinisch psychiatrischen Daten zu verknüpfen (z.B. aus der Basisdokumentation).

Eine wichtige Variable für die Prozeßqualität bilden *Einstellungen, Erwartungen* und *Bedürfnisse* der psychisch Erkrankten selbst und ihrer Angehörigen. Auch hier sind psychiatrische Krankenhäuser teilweise Vorreiter gegenüber der Körpermedizin. Angehörigengruppen sind Standard. Vereinzelt gibt es Angehörigenbeiräte, z.B. in Form des Familienrates (Trenckmann 1990). Letztlich beinhalten auch die Beschwerdemöglichkeiten für Betroffene, z.B. in Form von Besuchs- oder Beschwerdekommissionen Elemente der Qualitätssicherung.

Damit sich Qualitätssicherung konsequenter an den Bedürfnissen psychisch Erkrankter und ihrer Angehörigen orientiert, bedarf es sicherlich der Entwicklung weiterer neuer Methoden, wie *Patientenbefragungen.* Wie komplex und schwierig die Beschreibung der Zufriedenheit und Lebensqualität psychisch Erkrankter methodisch ist, wurde aktuell von Gruyters und Priebe (1994) dargelegt. Sogenannte „harte“ Kriterien, die von Experten erfaßt werden, beschreiben nur ungenügend die subjektive Dimension in der Sicht der Betroffenen und ihrer Angehörigen. Beide sind unverzichtbar. Daher wird es künftig besonders wichtig sein, weniger scharf definierte, gleichwohl bedeutsame Faktoren der Lebensqualität, Patientenzufriedenheit und Stärkung der Selbstverfügbarkeit zu erfassen.

In jedem Fall müssen *objektive Indikatoren der Ergebnisqualität,* wie sie zum großen Teil bereits aus den Daten psychiatrischer Basisdokumentationen abrufbar sind, formuliert, standardisiert und für Zwecke der externen Darlegung verfügbar gemacht werden (Cording et al. 1993). Zentrale Bereiche zur Erfassung der Ergebnisqualität können Daten zur realen Verweildauer, Aufnahme- und Wiederaufnahmeraten, Fallkosten, zu Therapieabbrüchen, zu Todesfällen, zu Suiziden, zur Erst- und Wiederaufnahmerate und zu notwendigen interkurrenten Verlegungen geben. Beispielsweise wären überregional vergleichbare Statistiken von Wert, die zeigen, wie viele Patienten zwangsweise eingewiesen bzw. nach Aufnahme zurückgehalten werden, wie oft im Verlauf der Behandlung eine zwangsweise Zurückhaltung nötig ist, wieviele Patienten aber nach welcher Zeit zu einer freiwilligen

Kooperation mit der Behandlung bereit sind. Wie schwierig dies ist, zeigt sich allerdings an den zähltechnischen und methodischen Problemen beim überregionalen Vergleich der Raten zwangsweiser Unterbringungen (Spengler 1994). Ähnlich kann, wie in Wunstorf erprobt wurde, über einen Vergleich der Häufigkeiten von Fixierungen bei definierten Patientengruppen Transparenz geschaffen und die Vermeidung unnötiger Zwangsmaßnahmen gefördert werden.

Derartige Aussagen gehören allerdings zwingend in den Kontext von *Strukturdaten über die Patienten und das Umfeld.* Hierzu sollten z.B. Diagnosen, soziodemographische Basisdaten, Zuweisungen und Überweisungen in der Kooperation mit ambulanten und komplementären Diensten, regionalen Nutzungsstrukturen (Herkunft, Sektorbezug), zwangsweise Unterbringung einbezogen werden. Die Indikatoren sollten nach einer Erprobungs- und Vergleichsphase, an der wir derzeit arbeiten, präziser formuliert, operationalisiert und verbindlich vereinbart werden, damit sinnvolle Vergleiche überhaupt möglich werden.

Unverzichtbares Instrumentarium zur Erfassung, zum internen Einsatz und zur externen Darlegung derartiger Daten ist eine funktionierende *psychiatrische Basisdokumentation.* Ihre inhaltliche und technische Weiterentwicklung, auf die Cording in diesem Band eingeht, kann in Hinblick auf die Qualitätssicherung nicht hoch genug eingeschätzt werden. Unabdingbar sind neben einer schrittweisen Erweiterung der Merkmalskataloge die dezentrale, in den Krankenhäusern verantwortete Speicherung und Auswertung in den datenrechtlich möglichen Grenzen (hier geben die Gesetzesvorgaben zur Qualitätssicherung neue spezielle Begründungen), aber auch ein Aufbau der Datenbanken mit Reidentifikation der Betroffenen und eine zeitgemäße flexible Möglichkeit der statistischen Auswertung vor Ort. Angesichts steigender Ansprüche an die externe statistische Darlegung duldet diese Aufgabe keinen Verzug.

Aber auch zielgruppen- und problembezogene *Versorgungsforschung* sollte ausdrücklich als Aufgabe der Versorgungskrankenhäuser und als zusätzliches Instrument der Qualitätssicherung anerkannt und gefördert werden. In Deutschland besteht nach wie vor eine Kluft zwischen der forschenden Universitätspsychiatrie mit ihren zum Teil stark selegierten Patientenpopulationen und der Versorgungspsychiatrie, die 97% der psychisch Kranken betreut. Katamnesestudien z.B. bei Langzeitpatienten, die in Wohnheime entlassen wurden (Spengler et al. 1992) oder die Erforschung von Patientensuiziden sind Beispiele für wichtige, nur in den Krankenhäusern zu bewältigende Aufgaben.

Die evaluative Beschreibung psychiatrischen Tuns, sowie auch die anderen Maßnahmen zur Qualitätssicherung erfordern ausreichende materielle und personelle *Ressourcen.* Qualitätssicherung ist nicht kostenneutral zu haben. Wir meinen, daß Qualitätssicherung ohne zusätzliche Investitionen und abgesicherten personellen Aufwand nicht im erforderlichen Umfang realisierbar sein wird.

Nach SGB V sind zwischen Krankenkassen und Krankenhausgesellschaften auf Landesebene Verträge zu schließen, die konkret, in unserem Fall für das Fachgebiet Psychiatrie, Rahmenvorgaben für qualitätssichernde externe Vergleiche schaffen. Die pflicht- und vollversorgende Krankenhauspsychiatrie muß in beratenden Fachgremien maßgeblich vertreten sein. Nur dann kann gewährleistet werden, daß Kriterien formuliert und erarbeitet werden, die nicht das eigentliche Ziel verfehlen, die Versorgung der Betroffenen weiter zu verbessern.

Nicht zufällig finden wir Begriffe wie die Schaffung von Vertrauen oder die Bedeutung zwischenmenschlicher und sozialer Prozesse für die Erbringung von Dienstleistungen auch in einem Regelwerk, das die Entwicklung von *Qualitätsmanagement im Dienstleistungssektor* definiert, nämlich der *ISO 9004*, einer international verbindlichen Norm (DIN 1992), die auch auf das Gesundheitswesen anwendbar ist. Viele der hier angestellten Überlegungen werden darin bestätigt.

Wir wollen daran mitwirken, daß Qualitätssicherung in psychiatrischen Krankenhäusern künftig explizit stattfindet, daß ein Verständnis von Dienstleistungen entwickelt wird, bei dem die Patienten in ihrer Konsumentenperspektive ernst genommen werden, daß moderne dezentrale Prinzipien von Entscheidung und Verantwortung gefördert werden, daß Transparenz und gegenseitige Anregung nach innen ermöglicht und Vertrauen in der Darlegung der Ergebnisse nach außen gewährleistet werden. In diesem Sinne werten wir Qualitätssicherung als Chance für uns alle.

Literatur

Andel H van, Pittrich W (1984) Neue Konzepte der Behandlung und Rehabilitation chronisch psychisch kranker Menschen. Schriftenreihe des Landschaftsverbandes Westfalen-Lippe, Münster

Böhme K, Cording C, Ritzel G, Spengler A, Trenckmann U (1994) Thesen zur Qualitätssicherung (QS). Spektrum Psychiatr Nervenheilk 2: 58–62

Cording D, Krischker S (1993) Interne Qualitätssicherung in der Psychiatrie – Versuch einer empirischen Fundierung. Vortrag, Tagung „Neuere Entwicklungen in der Behandlung schizophrener Psychosen", München-Haar, 22. 10. 1993

DIN Deutsches Institut für Normung e.V. (Hrsg) (1992) Qualitätssicherung und angewandte Statistik. Verfahren 3: Qualitätssicherungssysteme. DIN-Taschenbuch 226. Beuth, Berlin Köln

Gaebel W, Wolpert E (1994) Qualitätssicherung in der Psychiatrie. Ein neues Referat der Deutschen Gesellschaft für Psychiatrie, Psychotherapie und Nervenheilkunde (DGPPN). Spektrum Psychiat Nervenheilkd 1: 4–13

Gruyters T, Priebe S (1994) Die Bewertung psychiatrischer Behandlung durch die Patienten – Resultate und Probleme der systematischen Erforschung. Psychiat Prax 21: 88–95

Landeswohlfahrtsverband Hessen (Hrsg) (1993) Grundsätze zur Qualitätssicherung im psychiatrischen Krankenhaus. Beschluß des Verwaltungsausschusses vom 22. 11. 1993. – Abdruck in Kunze/Kaltenbach (1994)

Müller C (1981) Psychiatrische Institutionen. Springer, Berlin Heidelberg New York

Reinbold H, Trenckmann U (1992) Qualitätssicherung im psychiatrischen Krankenhaus – gemeinsame ärztlich-pharmazeutische Visiten. Psychiat Prax 19: 96–99

Selbmann HK (1990) Konzeption, Voraussetzung und Durchführung qualitätssichernder Maßnahmen im Krankenhaus. Das Krankenhaus 11: 470–474

Spengler A, Meyn K, Kühn L (1992) Intuitive prognostische Einschätzungen in der Rehabilitation psychiatrischer Langzeitpatienten. Psychiat Prax 19 (6): 185–193

Spengler A (1994) Sofortige zwangsweise Unterbringungen in der Bundesrepublik Deutschland, 1991–1992: Erste Ergebnisse. Psychiat Prax 21 (3): 118–120

Trenckmann U (1990) Familienrat – Angehörigenmitbestimmung am psychiatrischen Krankenhaus. Spektrum Psychiat Nervenheilk 4: 182–186

Korrespondenz: Priv.-Doz. Dr. U. Trenckmann, Hans-Prinzhorn-Klinik Hemer, Westfälisches Fachkrankenhaus für Psychiatrie, Postfach 1765, D-58657 Hemer; Priv.-Doz. Dr. A. Spengler, Niedersächsisches Landeskrankenhaus Wunstorf, Südstraße 25, D-31515 Wunstorf, Bundesrepublik Deutschland.

Strukturqualität

Qualitätsindikatoren psychiatrischer Versorgungssysteme

W. Rössler und **H. J. Salize**

Zentralinstitut für Seelische Gesundheit, Mannheim, Bundesrepublik Deutschland

Problemstellung

Versorgungssysteme definieren sich über die Summe der für die Versorgung bestimmter Patientengruppen für erforderlich gehaltenen Einrichtungen und Dienste. In der Gesundheits- und Sozialplanung werden für die einzelnen Institutionen häufig Richtwerte z.B. für die Zahl der Plätze, der Betten, des Personals oder für Austattungsmerkmale vorgegeben. Richtwerte als Qualitätsindikatoren stellen einen i.d.R. für erstrebenswert oder für angemessen gehaltenen Standard dar, der dann in Förderrichtlinien oder u.U. gesetzlich festgelegt wird. Für die Psychiatrie relevante Richtwerte sind z.B.

- die in den Krankenhausbedarfsplänen festgeschriebenen Krankenhausbetten,
- die von den Kassenärztlichen Vereinigungen festgelegten Richtwerte für verschiedene Facharztgruppen, die für die vertragsärztliche ambulante Versorgung zugelassen werden,
- die von den Landschafts- bzw. Landeswohlfahrtsverbänden vorgegebenen einwohnerbezogenen Platzzahlen in Einrichtungen des beschützten Wohnens,
- die einwohnerbezogene Zahl von Fachkräften in ambulanten Einrichtungen.

Es bedarf keiner weiteren Erläuterung, daß Richtwerte beträchtliche Implikationen für die beteiligten Einrichtungs- und Finanzierungsträger wie auch für die jeweils in den Einrichtungen beschäftigten Mitarbeiter haben aber v.a. auch für die Inanspruchnehmer selbst. Die Frage, wie solche Richtwerte entstehen, ist deshalb nicht nur von akademischem sondern von großem praktischen Interesse.

Administrativer Planungsansatz

Wer im Rahmen von Planungstätigkeiten schon einmal auf solche Richtwerte gestoßen ist, wird sich vermutlich über die Präzision solcher Vorgaben gewundert haben. So gab z.B. die Enquetekommission 1975 zum Teil bis auf zwei Stellen hinter dem Komma genau ermittelte Richtwerte vor (Deutscher Bundestag 1975). Die meisten Richtwerte vermischen jedoch auf schwer durchschaubare Weise Erfahrungswissen und Wertvorstellungen. Wer Gelegenheit hatte, die Entstehungsgeschichte solcher Richtwerte mitzuverfolgen, weiß deshalb, daß ihre Präzision oft nur scheinbar ist und sie das Resultat unterschiedlichster, von außen nicht nachvollziehbarer Einflußfaktoren sind.

Als Beispiel aus der jüngeren Vergangenheit können hier z.B. die Richtwerte für die Zulassung zur ambulanten kassenärztlichen Versorgung dienen. Aus ihnen berechnet sich z.B. der Grad der Über-/Unter- oder bedarfsgerechten Versorgung mit niedergelassenen Fachärzten jedes Bundeslandes. Der ursprüngliche, aus der Enquete abgeleitete und vom Bundesausschuß der Ärzte und Krankenkassen empfohlene Richtwert sah einen Nervenarzt auf 50.000 Einwohner vor. Bei der Veränderung des Richtwertes in ein Verhältnis von 1 zu 42.140, wie er gegenwärtig im Rahmen der kassenärztlichen Bedarfsplanung in Ansatz gebracht wird, muß sich zwangsläufig der Grad der Versorgung bzw. besser ausgedrückt seine Beurteilung verändern. Bei einer weiteren Verbesserung des Richtwertes auf 1 zu 17.348, wie er im GSG diskutiert wird (Klose 1993), wird in vielen Bundesländern aus der

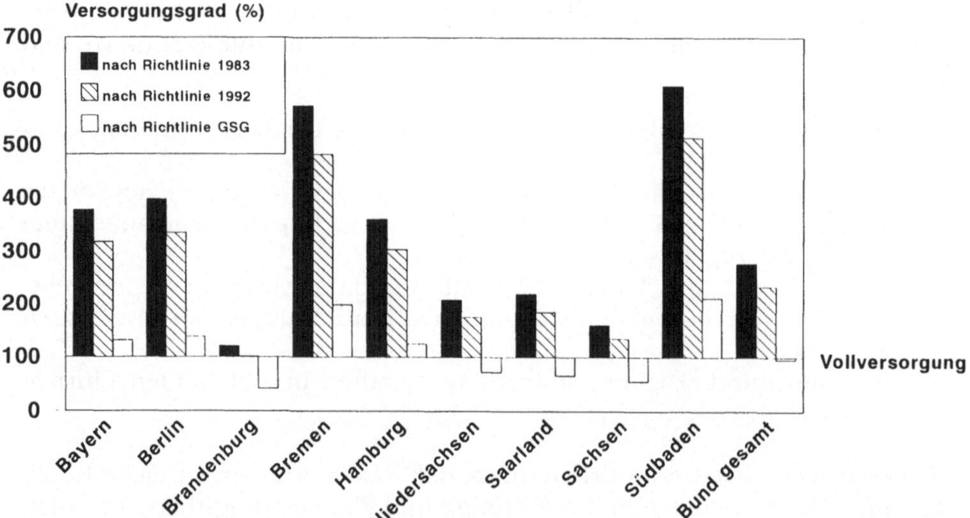

Abb. 1. Versorgungsgrad durch Nervenärzte in ausgewählten KV-Bezirken nach den Richtlinien von 1983, 1992 und GSG (geplant). Quelle: Klose (1993), eigene Berechnungen. Berechnungsgrundlagen: Bevölkerung 31. 12. 1990 (Arztzahl 31. 12. 1991)

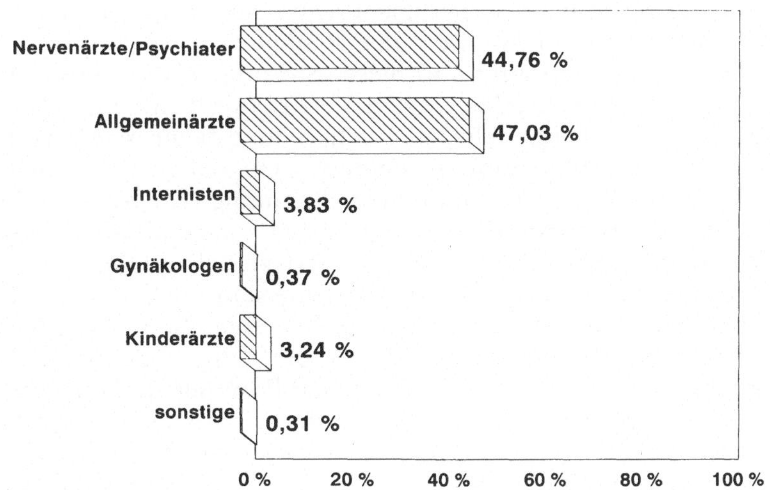

Abb. 2. Psychiatrische Leistungen niedergelassener Ärzte 1992. Quelle: ZI für kassenärztliche Versorgung (1994)

Überversorgung eine Unterversorgung entstehen, ohne daß sich an der tatsächlichen Zahl der niedergelassenen Nervenärzte irgend etwas geändert hätte (Abb. 1).

Abbildung 2 zeigt die prozentuale Verteilung der mit den kassenärztlichen Vereinigungen abgerechneten psychiatrischen Leistungen verschiedener teilnehmender Arztgruppen. Es wird deutlich, daß viele der psychiatrischen Behandlungsleistungen von anderen Arztgruppen als den Nervenärzten erbracht wird. Eine Abänderung der Richtwerte für die Zulassung zur kassenärztlichen Versorgung verändert natürlich das Verhältnis und die Dynamik der Leistungserbringer untereinander und setzt zwangsläufig Verteilungsauseinandersetzungen in Gang, die nur z.T. rationalen Kriterien folgen.

Gleichwohl besteht natürlich der berechtigte administrative Anspruch, einigermaßen objektive Qualitätsindikatoren zu erhalten, die es ermöglichen, gleiche und den Notwendigkeiten angepaßte Versorgungsbedingungen in ihrem jeweiligen Wirkungskreis herzustellen. Die Frage ist, ob bzw. inwieweit die Forschung in der Lage ist, hierzu rationale, d.h. empirisch ermittelte Entscheidungsgrundlagen zu liefern.

Bedarfsorientierte Planung

In einer idealen Welt spiegelt die Nachfrage nach Gesundheitsleistungen exakt den Versorgungsbedarf wider, der wiederum durch angemessen ausgestattete Einrichtungen und Dienste befriedigt wird. Der klassische, das Ziel einer bedarfsgerechten Versorgung verfolgende Planungsansatz beginnt deshalb mit der Erfassung der Häufigkeit seelischer Störungen in der Bevölkerung. Dieser folgt die Ermittlung der Häufigkeit der Inanspruchnahme von Gesundheitsdiensten aufgrund dieser Störungen. Die Verwirklichung einer bedarfsgerechten psychiatrischen Versorgung beinhaltet aber nicht nur, daß bisher nicht behandelte, aber behandlungsbedürftige Personen einer Behandlung zugeführt werden, sondern auch, daß bisher unzulänglich behandelte Personen eine angemessene Behandlung erhalten (Wing 1973). Qualitätsindikatoren zeigen die Versorgungsstandards an, die erforderlich sind, alle Behandlungsbedürftigen angemessen zu behandeln.

Aufgrund standardisierter Diagnosesysteme sind wir heute in der Lage, relativ verläßliche und über verschiedene Erhebungen hinweg vergleichbare Häufigkeiten seelischer Störungen in der Bevölkerung zu ermitteln. Aber die Diagnosen für sich genommen geben uns i.d.R. wenig Auskunft über den Versorgungsbedarf (Wing et al. 1992). Erst der nächste Schritt, nämlich die Frage, inwieweit eine seelische Erkrankung den Betroffenen an der Erfüllung seiner sozialen Rollen hindert, führt uns an die Bedarfsermittlung heran.

Allerdings gibt es keine unumstrittene Definition davon, welche seelischen Störungen behandlungsbedürftig sind und welche nicht. Zwei Versorgungsansätze sind möglich: Nach dem sogenannten humanitären Ansatz (Donabedian 1974) muß allen Menschen, die in irgendeiner Form seelisch leiden, auch irgendeine Art psychiatrischer Behandlung zuteil werden. Nach dem sogenannten realistischen Ansatz (Acheson et al. 1976), dem die heutige Gesundheitsplanung überwiegend folgt, wird eine Behandlungsbedürftigkeit nur dann angenommen, wenn eine wirksame Behandlungsmethode zu vertretbaren Kosten zur Verfügung steht. Bei gegebener Behandlungsbedürftigkeit und unter der Voraussetzung, daß es eine zulängliche und angemessene Behandlungsmöglichkeit gibt, bedarf es dann der Festlegung der Behandlungsebene, d.h. ob die Behandlung stationär oder ambulant oder/und komplementär erfolgen soll. Allerdings läßt sich nur bei schweren oder eindeutigen Fällen die Zuordnung der Behandlungsebene einigermaßen objektiv aus dem Krankheitsgeschehen ableiten. Art, Ort und Umfang einer Behandlung oder Betreuung werden im allgemeinen durch eine Vielzahl unterschiedlicher Einflußfaktoren modifiziert. Zum einen handelt es sich dabei um Faktoren wie Krankheitskonzepte, Wissensstand des Faches usw., zum anderen wirken die beteiligten Individuen, d.h. die niedergelassenen Ärzte (deren Fachkenntnisse, ihre Einstellung zu psychisch Kranken, ihre Behandlungspolitik) sowie die Betroffenen selbst (bzw. ihre Möglichkeiten, Hilfe und Unterstützung bei Freunden und Verwandten zu erhalten, deren Einstellung zu psychiatrischer Behandlung und Betreuung bei gegebener oder auch nicht gegebener Krankheitseinsicht etc.) auf die Betreungsmodalitäten ein.

Weil es keine Einrichtungstypologie gibt, die sich zwingend aus dem Versorgungsbedarf ableiten ließe, finden sich bestimmte Versorgungsmaßnahmen und Hilfeangebote *wiederkehrend* in verschiedenen Einrichtungen und Diensten. Abbildung 3 ordnet ohne Anspruch auf Vollständigkeit die für die Versorgung psychisch Kranker relevanten Versorgungsmaßnahmen, geglie-

Störungsebenen/ Versorgungsbedürfnisse	Versorgungsmaßnahme	Einrichtungstyp					
		psychiatr. Klinik	niedergel. Arzt	Nerven-arzt	WG	Heim	WfB
somatisch	**medizinische Behandlung**	***	***	*			
	- medikamentöse Therapie	***	**	*			
	- Diagnositk	***	*				
	- körperliche Pflege	***					
seelisch	**psychiatrische Behandlung**	***	*	***			
	- medikamentöse Therapie	***	**	***			
	- Psychotherapie	**	*	**			
	- psychologische Trainingsprogramme	**		*		*	
	- Beratung	**	*	**			
	- Angehörigenarbeit	**	*	**	***	*	
	- psychiatrische Pflege	***			**		
	- Beschäftigungs- u. Arbeitstherapie	***			**	***	**
sozial	**Sozialtherapie**	**			***	***	***
	- soziale Beratung	**			*	**	**
	- Vermittlung von Hilfen	**			**	**	**
	- Wohnhilfen				***	***	
	- Arbeitshilfen					*	***
	- Freizeithilfen	*			**	***	
	- Training sozialer Kompetenz	*			*	**	
	- Hilfen zur praktischen Lebensführung	*			**	***	

Abb. 3. Störungsebenen und Interventionsansätze in verschiedenen Einrichtungen. Quelle: Rössler et al. (1993)

dert nach Versorgungsebenen (Häfner 1983), unterschiedlichen Einrichtungstypen zu. Welches Angebot von einer Einrichtung vorgehalten wird, wird v.a. von administrativen oder gesetzlichen Rahmenbedingungen geregelt wie z.B. der Reichsversicherungsordnung, der Rentenversicherung, dem Sozialversicherungsrecht, bzw. durch Förderrichtlinien und Rechtsgrundlagen, die die berufliche Qualifikation und Berufsausübung der Leistungserbringer festlegen. Oft genug behindern jedoch rechtliche oder administrative Richtlinien die praktische Umsetzung des fachlich Gebotenen. Als Beispiel hierfür sind die Schwierigkeiten bei der Einrichtung von Institutsambulanzen an psychiatrischen Abteilungen zu sehen.

Dadurch, daß die rechtlichen oder administrativen Rahmenbedingungen uns die Tendenz zu einer institutionellen Sichtweise aufdrängen, verstellen sie oftmals den Blick auf die tatsächlichen Versorgungsnotwendigkeiten. Dies ist einer der Gründe, warum immer wieder, und zuletzt von der Expertenkommission (BMJFFG 1988), gefordert wurde, von einem einrichtungsorientierten Planungsansatz auf einen funktionalen, also bedarfsorientierten Planungsansatz zu wechseln, der die Betreuungs*erfordernisse* unabhängig von einer Einrichtungstypologie in den Vordergrund rückt. Die entscheidende Frage ist also nicht die, ob z.B. Sozialpsychiatrische Dienste mit oder ohne Arzt ausgestattet sein müssen, sondern ob ein Betroffener in seiner Region mit vertretbarem Aufwand alle für ihn erforderlichen ambulanten Leistungen erhält (Rössler et al. 1993).

Zugegebenermaßen ist es gegenwärtig schwierig, einem bedarfsorientierten Planungsansatz gegenüber dem einrichtungsorientierten den Vorzug zu geben. Wir verfügen z.Zt. noch über wenig empirische Kenntnisse, was den Versorgungsbedarf z.B. von chronisch psychisch Kranken genau ausmacht, und wie er sich in Qualitätsstandards umsetzen läßt.

Gleichwohl ist zu erkennen, daß in den letzten Jahren die Bemühungen um eine bedarfsorientierte Planung international intensiviert wurden. So ist z.B. in Zusammenarbeit mit der Weltgesundheitsorganisation ein Instrument entwickelt worden (De Jong et al. 1990), das es ermöglicht, regional die vorgehaltenen Angebote in der außerstationären Versorgung, die sog. „Modules of care", einrichtungsübergreifend zu erfassen. Die „International Classification of Mental Health Care" erfaßt die Leistungsangebote auf den Dimensionen Diagnostik, Notfallversorgung, soziale Unterstützung, psychologische Maßnahmen, biologisch-psychiatrische Maßnahmen, allgemeinmedizinische Maßnahmen, Maßnahmen bei der alltäglichen Lebensführung und im Zusammenhang mit Wohnen. Die Angebotsintensität wird auf einer mehrstufigen Skala quantitativ bewertet. Erstmals wird es dadurch möglich, Regionen in ihrer Angebotsstruktur miteinander vergleichbar zu machen.

Die Erfordernisse, individuellen Versorgungsbedarf zu messen, hat in den vergangenen Jahren zur Entwicklung verschiedener Erhebungsinstrumente geführt; das international bekannteste Instrument ist das NCA (Needs for Care Assessment) von Brewin et al. (1987). Dieses Instrument, vorrangig für die Bedarfserhebung bei chronisch psychisch Kranken gedacht, ist in einen Erhebungsteil für jeweils den klinischen und sozialen Bedarf unterteilt und ermöglicht die Feststellung, ob der jeweilige Versorgungsbedarf von Patienten oder Patientengruppen gedeckt, ungedeckt oder nicht deckbar ist.

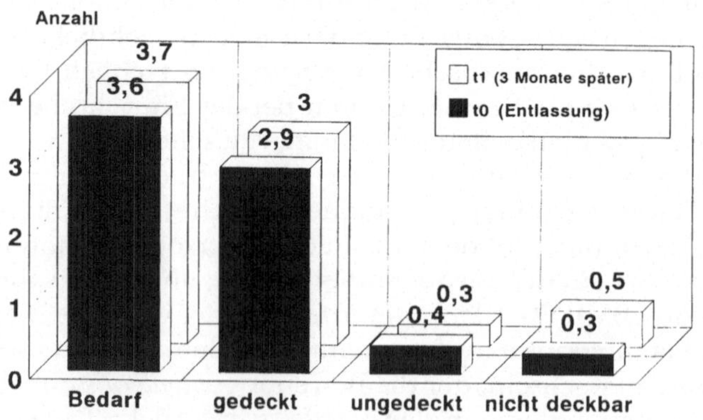

Abb. 4. Durchschnittlicher Versorgungsbedarf der Studienpopulation zu zwei Zeitpunkten (klinische Sektion). Höchstmögliche Problemzahl pro Patient: 9

Wir setzen gegenwärtig dieses Instrument in einer von der Deutschen Forschungsgemeinschaft unterstützten Versorgungsstudie ein. Ziel dieser Studie ist es, den Versorgungsbedarf einer besonders vulnerablen Gruppe schizophrener Patienten mit Wohnsitz in Mannheim nach ihrer Entlassung aus stationärer Behandlung über ein Jahr hinweg in dreimonatigen Abständen zu erheben.

Die Abb. 4 und 5 zeigen den durchschnittlichen Versorgungsbedarf der Studienpopulation (n = 51) zum Zeitpunkt der Entlassung und drei Monate später. Der auch im internationalen Vergleich (Brewin et al. 1988, Wainwright et al. 1988, Brewin und Wing 1993) niedrige Anteil ungedeckten Bedarfs weist als Qualitätsindikator für ein ganzes Versorgungssystem darauf hin, daß eine gut ausgestattete Versorgungsregion wie Mannheim ein offensichtlich hinreichendes Versorgungsangebot für diese schwierige Patientengruppe vorhält. Die Einzelanalyse zeigt uns, wo Versorgungsdefizite bestehen. So ist z.B. im Arbeitsbereich der höchste Versorgungsbedarf aller Bereiche der sozialen Sektion des Instruments zu entdecken, wobei dieser Bereich gleichzeitig auch den höchsten Anteil ungedeckten Bedarfs aufweist.

Wir sind für detailliertere Analysen einen Schritt weitergegangen. Über die Bedarfserhebung hinaus, haben wir alle Kontakte der Patienten mit den einzelnen Einrichtungen und Diensten des Versorgungsgebietes sowie alle von diesen Einrichtungen erbrachten psychiatrischen Versorgungsleistungen und -maßnahmen in sehr differenzierter Weise erfaßt. Diese umfangreichen Erhebungen werden es uns zukünftig ermöglichen, Analysen der Zusammenhänge zwischen Versorgungsbedarf, Bedarfsdeckung, Versorgungsleistungen und den an der Versorgung beteiligten Einrichtungen durchzuführen. Dies wird ein wesentlicher Schritt auf dem Weg zur Ermittlung bedarfsorientierter Qualitätsindikatoren sein.

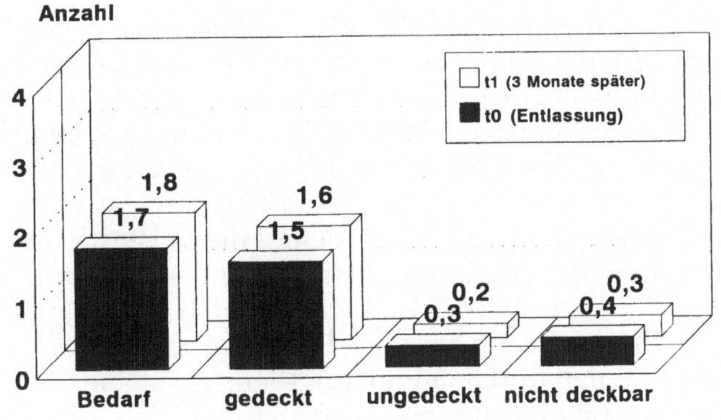

Abb. 5. Durchschnittlicher Versorgungsbedarf der Studienpopulation zu zwei Zeitpunkten (soziale Sektion). Höchstmögliche Problemzahl pro Patient: 11

Einrichtungsorientierte Planung

Gleichwohl müssen wir uns darüber im klaren sein, daß solche aufwendigen Forschungsprojekte nur für einzelne definierte Patientengruppen und Fragestellungen unter relativ konstanten Randbedingungen, also z.B. in gut ausgestatteten Versorgungsregionen ohne wesentliche Entwicklungsdynamik durchzuführen sein werden. Für die Planungspraxis unter den Bedingungen eines dynamischen Gesundheitswesens sind wir auf ergänzende Methoden angewiesen.

Um den Gefahren struktureller Fehlentwicklungen besser begegnen zu können, wurde z.B. angeregt,

- im Rahmen von „Monitoring", d.h. auf der Basis kontinuierlich erhobener Inanspruchnahmedaten, die Funktionsabläufe und die langfristige Entwicklung existierender Versorgungsangebote zum Zweck der Steuerung und Bedarfsanpassung zu kontrollieren (für Qualitätsindikatoren auf der Basis kontinuierlich erhobener Inanspruchnahmedaten aus dem Krankenhaussektor vgl. z.B. Hewer et al. 1991a, b, Riecher-Rössler und Rössler 1992, 1993) und
- im Rahmen von Evaluierungsforschung Neuerungen vor ihrer Übernahme in die Regelversorgung zunächst in Form von Modellversuchen auf ihre Wirksamkeit zu überprüfen (Rössler et al. 1987).

Die langfristige Steuerung existierender Versorgungssysteme im Rahmen von Monitoring hat aufgrund der hohen Sensibilisierung der Öffentlichkeit im Hinblick auf Probleme der Datensicherheit keine wesentliche Förderung erfahren. Als Beispiel mag hier gelten, daß das Kumulative Psychiatrische Fallregister in Mannheim auf Betreiben der Landesbeauftragten für den Datenschutz 1980, also bereits sechs Jahre nach seiner Eröffnung, wieder geschlossen werden mußte. Die Evaluierungsforschung hat jedoch seit Beginn der Versorgungsreformen in Deutschland einen enormen Aufschwung genommen, was allein daran deutlich wird, welche finanziellen Mittel in den Modellverbund und das Modellprogramm der Bundesregierung oder in das Landesprogramm Psychiatrie Baden-Württemberg geflossen sind. Welchen Beitrag beide Planungsmethoden für die Entwicklung von Qualitätsindikatoren ganzer Versorgungssysteme leisten können, soll an nachfolgendem Beispiel verdeutlicht werden.

Finanzierungsträger machen nicht selten die Verbesserung eines Richtwertes davon abhängig, inwieweit es gelingt, dafür in anderen Versorgungsbereichen zu Einsparungen zu kommen. Deshalb hat schon die Enquetekommission 1975 mit Nachdruck die Behauptung aufgestellt, daß „keine Zweifel (bestehen), daß durch ambulante Dienste, ... eine beträchtliche Anzahl unnötiger Hospitalisierungen vermieden werden können" (Deutscher Bundestag 1975).

Die empirischen Belege für diese Behauptung sind bis heute nicht überzeugend. In Versorgungsgebieten wie in z.B. Mannheim, wo der Aufbau eines gemeindepsychiatrischen Versorgungssystems mittels eines Fallregisters

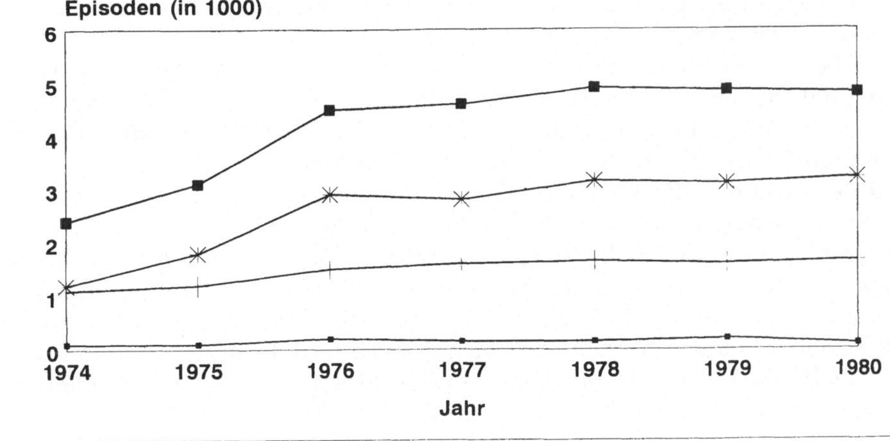

Abb. 6. Entwicklung der Inanspruchnahme des psychiatrischen Versorgungssystems Mannheims 1974–1980; getrennt nach Versorgungsebenen. Quelle: Rössler und Häfner (1985)

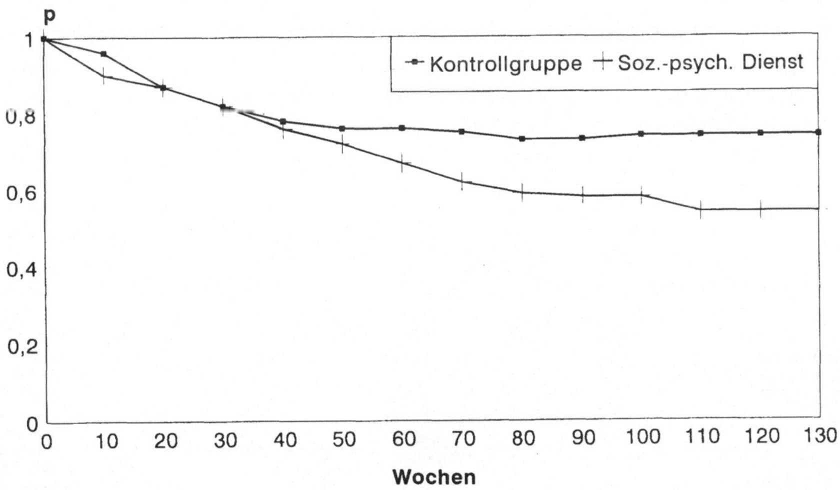

Abb. 7. Vergleich der Länge des Aufenthaltes in der Gemeinde einer durch Sozialpsychiatrische Dienste nach stationärer Behandlung nachbetreuten Gruppe mit einer nicht nachbetreuten Kontrollgruppe. Quelle: Rössler et al. (1993)

verfolgt und wissenschaftlich begleitet werden konnte, hat sich gezeigt, daß durch den Aufbau eines ambulanten und komplementären Versorgungssystems komplexe Systemzusammenhänge in Gang gesetzt wurden, die weit über eine einfache Substitution stationärer durch ambulante und komplementäre Behandlungs- und Betreuungsmaßnahmen hinausgehen. So führte der Aufbau eines gemeindepsychiatrischen Versorgungssystems zwischen 1974 und 1980 zu einer Verdopplung von Behandlungsepisoden, betrachtet man alle Versorgungsebenen zusammen. Die um 162% gestiegene Inanspruchnahme ambulanter Dienste war begleitet von einer 43%-Steigerung stationärer Behandlungsepisoden in allen für Mannheim zuständigen psychiatrischen Krankenhäusern (Abb. 6; Rössler und Häfner 1985).

In einer kontrollierten Evaluationsstudie gelang uns nicht der Nachweis, daß Sozialpsychiatrische Dienste stationäre Aufenthalte verhindern oder verkürzen können (Abb. 7; Rössler et al. 1992, 1993). Auch die internationale Evaluationsforschung zeigt sich hinsichtlich dieser Fragestellung sehr unentschieden (z.B. Rubin 1992, Solomon 1992). Dies bedeutet natürlich nicht, daß Sozialpsychiatrische Dienste keine wirksame Betreuung anbieten können. Vielmehr stellt sich die Frage, ob der administrativ gesetzte Qualitätsindikator einer fachlichen Überprüfung standhält.

Steuerung im Gesundheitswesen

Die Problematik starrer, die Dynamik des Gesundheitswesens und die Interaktion zwischen den verschiedenen Leistungserbringern nicht berücksichtigender Richtzahlen wird anhand o.g. Beispiele deutlich. Versorgungssysteme sind eben mehr als die Summe der für erforderlich gehaltenen Einrichtungen und Dienste, weil Bedarf, Angebot und Inanspruchnahme in einem dynamischen Verhältnis zu einander stehen. Daraus folgt, daß Qualitätsstandards keine starren Strukturvorgaben sein können.

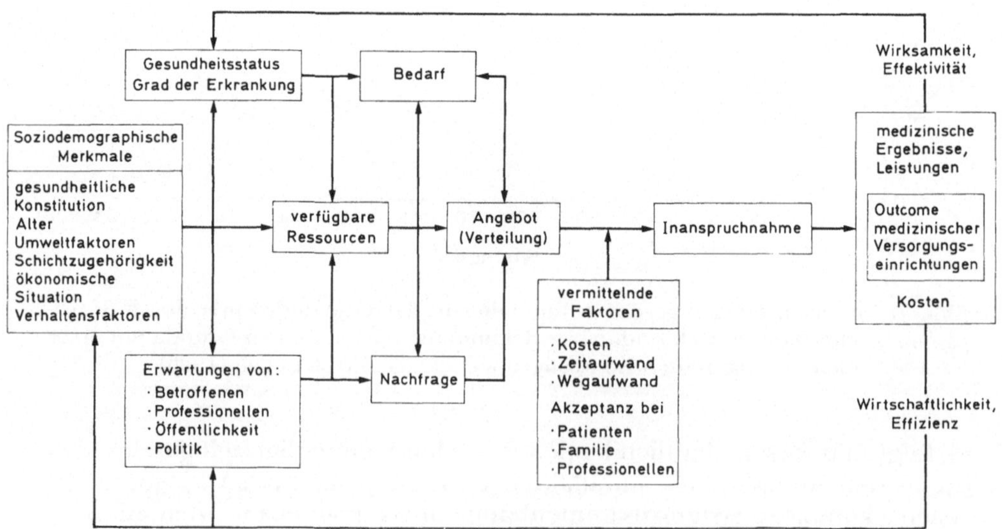

Abb. 8. Einflußfaktoren auf das Gesundheitswesen. Quelle: WHO (1984)

Darüber hinaus gibt es über Bedarf, Angebot und Inanspruchnahme hinaus eine Reihe weiterer Faktoren, die auf das Gesundheitswesen Einfluß nehmen. Ein solches Gesamtmodell ist in Abb. 8 dargestellt.

Die Abbildung macht deutlich, daß sich Qualitätsstandards auch einer ökonomischen Betrachtung nicht entziehen können. Sie hängen nicht nur vom möglichen Bedarf, sondern vor allem auch von den vorhandenen finanziellen Ressourcen ab.

Die Wirtschaftlichkeit der medizinischen Versorgung spielt eine Schlüsselrolle in den meisten Reformmodellen der politischen Entscheidungsträger (Santiago 1993). Dieser Trend nimmt unter dem Zwang zu weitreichenden Kosteneinsparungen zu. Der wissenschaftliche Wert von Kostenbetrachtungen, die getrennt von klinischen oder anderen evaluativen Daten angestellt werden, ist jedoch sehr zweifelhaft (Knapp und Beecham 1990).

Effektivität und Wirtschaftlichkeit der Versorgung sind jedoch zwei verschiedene Kriterien, wie Abb. 8 zeigt. Sie stehen in einem komplexen Systemzusammenhang mit einer Vielzahl von weiteren Parametern. Ein isolierter Eingriff in das System kann eine Reihe von Auswirkungen auf andere Variablen haben, die nicht immer von vornherein kalkulierbar sind.

Ganz abgesehen davon, daß empirische Daten über Kosten in der psychiatrischen Versorgung in der Bundesrepublik nur sehr vereinzelt vorliegen, sollten Kostendaten deshalb nie unabhängig zumindest von den wichtigsten Outcome-Kriterien, also von den Ergebnissen der Betreuungs- und Behandlungsmaßnahmen betrachtet werden.

Hinzu kommt, daß im Gesundheitswesen andere Marktmechanismen wirken als in der übrigen Marktwirtschaft. Im Gesundheitssektor bestimmt die Nachfrage *nicht* allein das Angebot, sondern das Versorgungsangebot induziert in gewissem Umfang die Nachfrage mit. In den übrigen Sektoren der Marktwirtschaft bestimmt der Kunde seinen Bedarf nach Waren, Dienstleistungen etc. nach den ihm zur Verfügung stehenden Mitteln. Im Gesundheitswesen definieren dagegen die Anbieter von Gesundheitsleistungen, i.d.R. die Ärzte, den Bedarf, d.h. sie legen fest, ob es sich um eine behandlungsbedürftige Krankheit handelt und bestimmen Art und Verlauf von Betreuung und Behandlung. Die politischen Entscheidungsträger und die öffentliche Administration versuchen deshalb, das Angebot zu strukturieren und zu limitieren. Richtwerte sind ein Mittel für solche Angebotssteuerungen. In diesem Zusammenhang sei daran erinnert, daß das Modellprogramm Psychiatrie der Bundesregierung unter der Vorgabe implementiert wurde, daß damit *durchschnittliche* Ausstattungen von Versorgungsstrukturen und nicht bedarfsgerechte Austattungen erprobt werden sollten.

So attraktiv und praktisch Richtwerte gelegentlich für uns sein mögen, so trügerisch kann auch die Exaktheit sein, die sie suggerieren. Ihr entscheidender Nachteil liegt darin, daß sie Strukturen festschreiben und somit Unterschiede zwischen Regionen, verschiedenen Leistungserbringern oder unterschiedlichen Betreuungsformen determinieren. Richtzahlen verhindern i.d.R. Strukturanpassungen. Wir werden deshalb zukünftig auch über andere Planungstechniken und Steuerungsinstrumente nachdenken müssen, die eine größere Planungsflexibilität als bisher ermöglichen.

Literatur

Acheson RM, Hall PJ, Aird L (1976) Seminars in community medicine, vol 2. Health information, planning and monitoring. Oxford University Press, London

BMJFFG (Bundesministerium für Jugend, Familie, Frauen und Gesundheit) (1988) Empfehlungen der Expertenkommission der Bundesregierung zur Reform der Versorgung im psychiatrischen und psychotherapeutisch-psychosomatischen Bereich. Bonn

Brewin CR, Wing JK (1993) The MRC needs for care assessment: progress and controversies. Psychol Med 23: 837–841

Brewin CR, Wing JK, Mangen SP, Bughra TS, MacCarthy B (1987) Principles and practice of measuring needs in the long-term mentally ill: the MRC Needs for Care Assessment. Psychol Med 17: 971–981

Brewin CR, Wing JK, Mangen SP, Bughra TS, MacCarthy B, Lesage AD (1988) Needs tor care among the long-term mentally ill. A report from the Camberwell High Contact Survey. Psychol Med 18: 457–468

De Jong A, Giel R, Ten Horn G, Brook FG, van der Ende PC (1990) International classification of mental health care. WHO

Deutscher Bundestag (1975) Bericht über die Lage der Psychiatrie in der Bundesrepublik Deutschland. Drucksache 7/4200. Bonn

Donabedian A (1974) Aspects of medical care administration. Harvard University Press, Cambridge

Häfner H (1983) Planung und Organisation von Diensten für die seelische Gesundheit. Öffentliches Gesundheitswesen 45: 87–94

Hewer W, Rössler W, Jung E (1991a) Somatische Erkrankungen bei stationär behandelten psychiatrischen Patienten. Psychiatr Prax 18: 133–138

Hewer W, Rössler W, Fätkenheuer B, Jung E (1991b) Mortalität von Patienten mit organisch bedingten Störungen während des Zeitraums stationärer psychiatrischer Behandlung. Nevenarzt 62: 170–176

Klose J (1993) Leistungsreport Ärzte. Fischer, Stuttgart

Knapp M, Beecham J (1990) Costing mental health services. Psychol Med 20: 893–908

Riecher-Rössler A, Rössler W (1992) Die Zwangseinweisung psychiatrischer Patienten im nationalen und internationalen Vergleich – Häufigkeit und Einflußfaktoren. Fortschr Neurol Psychiat 60: 375–382

Riecher-Rössler A, Rössler W (1993) Compulsory admission of psychiatric patients – an international comparison. Acta Psychiatr Scand 87: 231–236

Rössler W, Fätkenheuer B, Löffler W (1993) Soziale Rehabilitation Schizophrener – Modell Sozialpsychiatrischer Dienst. Enke, Stuttgart

Rössler W, Fätkenheuer B, Löffler W, Riecher-Rössler A (1992) Does case management reduce the rehospitalization rate? Acta Psychiatr Scand 86: 445–449

Rössler W, Häfner H (1985) Psychiatrische Versorgungsplanung. Neuropsychiatrie 1: 8–17

Rössler W, Häfner H, Martini H, an der Heiden W, Jung E, Löffler W (1987) Landesprogramm zur Weiterentwicklung der außerstationären psychiatrischen Versorgung Baden-Württemberg – Analysen, Konzepte, Erfahrungen. Deutscher Studienverlag, Weinheim

Rubin A (1992) Is case management effecitive for people with serious mental illness? A research review. Health and Social Work 17 (2): 138–150

Santiago JM (1993) The costs of treating depression. J Clin Psychiat 54 (11): 425–426

Solomon P (1992) The efficacy of case management services for severly mentally disabled clients. Commun Mental Health 29 (3): 163–180

Wainwright T, Holloway F, Bughra TS (1988) Daycare in an innercity. In: Lavender A, Holloway F (eds) Community care in practice: services for the continuing care client. Wiley, Chichester

WHO (1984) The uses of epidemiology in the study of the elderly. Report of a WHO scientific group on the epidemiology of aging. WHO, Geneva

Wing JK (1973) Principles of evaluation. In: Wing JK, Häfner H (eds) Roots of evaluation. The epidemiological basis for planning psychiatric services. Oxford University Press, London

Wing JK, Brewin CR, Thornicroft G (1992) Defining mental health needs. In: Thornicroft G, Brewin CR, Wing JK (eds) Measuring mental health needs. Gaskell, London

ZI für die kassenärztliche Versorgung (1994) Unveröffentlichte Daten. Köln

Korrespondenz: Priv.-Doz. Dr. Dipl.-Psych. W. Rössler, Arbeitsgruppe Versorgungsforschung, Zentralinstitut für Seelische Gesundheit, J 5, D-68159 Mannheim, Bundesrepublik Deutschland.

Strukturqualität psychiatrischer Krankenhäuser aus Trägersicht

R. Kukla

Landschaftsverband Rheinland, Köln, Bundesrepublik Deutschland

Die verschiedenen rechtlichen Grundlagen bzw. Verpflichtungen zur Qualitätssicherung (§ 137 SGB V, § 7 KHG-NW, § 4 Abs. 4 Satz 2 der PsychPV) sind von Herrn Dr. Prößdorf bereits erfreulich klar dargestellt worden.

Über diese rechtlichen Verpflichtungen hinaus gibt es eine Reihe weiterer guter Gründe, sich mit dem Thema Qualitätssicherung auseinanderzusetzen. Aus der Sicht der Träger liegt mir vor allem folgender am Herzen:

Der Kosten-Anstieg im Gesundheitswesen ist derart, daß der Blick auch auf die Versorgungsqualität gelenkt wird. Im Zusammenhang mit den Kostendämpfungsmaßnahmen stellt sich – auch unabhängig von den rechtlichen Vorgaben zur Qualitätssicherung – die Frage, ob die Aufwendungen jeweils in einem angemessenen Verhältnis zum Nutzen und damit auch zur Qualität der Leistungen stehen. Darüber hinaus besteht die Gefahr, daß durch einen zu starken Kostendruck die Qualität der medizinischen Versorgung beeinträchtigt wird. Daher wird es künftig einerseits darum gehen, offensichtlich unnötige und kostenträchtige Maßnahmen – so es sie denn gibt – abzubauen, andererseits dürfen aber die Leistungsfähigkeit und Qualität der Krankenhausversorgung nicht beeinträchtigt werden.

Daran schließt sich aus meiner Sicht ein eher taktisches Argument an:

Ich halte es für gefährlich und auch ärgerlich, wenn sich die Psychiatrie angesichts der rechtlichen Verpflichtung in einer Situation befindet, in der ihr von den Kostenträgern vorgehalten werden kann, die Verpflichtung zur Qualitätssicherung bzw. zum Abschluß von Vereinbarungen nicht zu erfüllen.

Dabei wäre es gerade in einer Zeit enger werdender Ressourcen außerordentlich wichtig, die im Interesse der Patienten notwendigerweise zu erbringenden Leistungen auf der Basis entsprechender Nachweise gegenüber den Kostenträgern einzufordern.

Selbst wenn es nicht gelingen kann, Ausweitungen von Leistungen durchzusetzen, so wäre die Qualitätssicherung doch ein wichtiges Argument, um Leistungseinbußen zu verhindern und das Erreichte zu verteidigen – und zwar möglichst nicht erst dann, wenn der Nachweis aufgrund der PsychPV nicht mehr zu vermeiden ist!

Dies wird aber nur gelingen, wenn die notwendigen Informationen über Leistungsfähigkeit und Qualität der Krankenhausversorgung zur Verfügung stehen und die Leistungen angemessen verdeutlicht werden. Insoweit sollten wir alles daran setzen, möglichst schnell zu Vereinbarungen mit den Kostenträgern nach § 137 SGB V zu kommen.

Bevor ich zur Strukturqualität komme, gestatten Sie mir zwei allgemeine Anmerkungen zur Qualitätssicherung.

Erstens: Der Patient oder auch Angehörige fragt heute kritischer nach Leistungsfähigkeit und Qualität der ärztlichen und pflegerischen Versorgung. Das Bedürfnis nach mehr Sicherheit und Gewißheit, sowie damit verbunden, nach mehr „Kontrolle" wird immer unverkennbarer.

Angesichts dieser Haltung der Öffentlichkeit muß sich die Psychiatrie damit auseinandersetzen, daß sie letztlich Dienstleistungscharakter hat und das Krankenhaus als Dienstleistungsunternehmen angesehen werden kann.

Im Programm „Zukunft für Patienten und Ärzte" des Marburger Bundes vom Mai 1991 heißt es beispielsweise: „Als Dienstleistungsbetrieb zur medizinischen und pflegerischen Versorgung der Bevölkerung sind alle Krankenhaustypen wegen der begrenzten finanziellen Mittel auch nach ökonomischen Gesichtspunkten zu führen."

Wenn das Krankenhaus aber auf dem „Markt" bestehen will, muß es seine Kunden ernst nehmen und die eigenen Leistungen kritisch reflektieren. Was in diesem Zusammenhang für Dienstleistungsunternehmen „normal" ist, zeigen die heute bereits zitierten Normen DIN ISO 9000–9004.

Um nicht mißverstanden zu werden: Es geht mir nicht um „Normung", wohl aber um „Normalität"; auch in dem Sinne, nicht im Grundsatz hinter Standards von Qualitätssicherungssystemen in anderen Bereichen von Dienstleistungsunternehmen und der Diskussion darüber zurückzubleiben.

Eine zweite Anmerkung bezieht sich auf die aktuelle Diskussion über die Rolle öffentlicher Verwaltungen ganz allgemein: Psychiatrie – zumal in öffentlicher Trägerschaft – ist noch viel zu sehr von überkommenem Verwaltungsdenken geprägt. Betrachtet man nun die aktuellen Diskussionen darüber, wie öffentliche Verwaltungen in Zukunft organisiert sein sollten, ergeben sich durchaus Parallelen zur Qualitätssicherungsdiskussion im Krankenhausbereich.

Um nicht mißverstanden zu werden: Ich meine hier nicht platte Parolen, wie Lean production oder Privatisierung, sondern das ernsthafte Bemühen, z.B. durch dezentrale Ressourcenverantwortung, stärkere Motivation der Mitarbeiter und Orientierung am Bürger, Führung durch Verantwortung usw., Reibungsverluste abzubauen und effektivere Handlungsvollzüge zu ermöglichen.

Zwei Zitate mögen dies verdeutlichen: „Übermächtige Kräfte drängen unsere Kommunalverwaltung auf den Weg des neuen Paradigmas ‚Dienstleistungsunternehmen': Die Bürger fordern von ihrer Kommunalverwaltung mehr, vor allem aber kostengünstige und qualitätsvolle, d.h. Empfänger-orientierte Leistungen, bei deren Gestaltung sie zunehmend mitsprechen möchten ..." „Es gilt, die Qualität der Leistungen vom Prozeßbeginn an zu sichern, statt sie erst am Ende der Prozesse zu prüfen. Dies erfordert ... ein durchgängiges Qualitätsmanagement" (Banner 1994). Ich meine, wenn Sie einmal darüber nachdenken, wieviel Bürokratie in Ihrer Klinik den Alltag prägt, wäre es wert, sich diese modernen Verwaltungsreformdiskussionen einmal näher anzusehen. In diesem Sinne gehört auch die Frage der Rechtsform der Kliniken für mich in einem weiteren Sinne in den Zusammenhang mit Qualitätssicherung.

Bei ihren Überlegungen zur Qualitätssicherung geht die Bundesarbeitsgemeinschaft der Träger psychiatrischer Krankenhäuser davon aus, daß Qualitätssicherung sich nicht linear i.S. von Vorgaben für die Erbringung von Leistungen oder Kontrollen der erbrachten Qualität verstehen darf, sondern als dynamischer Prozeß. Er beginnt zwar mit der Beobachtung des Handelns und dem Erkennen von Schwachstellen – also einer Qualitätskontrolle. Es müssen dem dann aber in der Praxis die Suche nach Problemlösungen folgen sowie das Verbessern des therapeutischen Handelns, die Optimierung von Organisationsabläufen oder strukturellen Gegebenheiten.

Der Kreis schließt sich mit der Nachschau, daß das beobachtete Problem auch beseitigt wurde. Aus diesem Verständnis der Qualitätssicherung heraus ergibt sich auch, daß der Arzt für die Sicherung der Qualität therapeutischen Handelns zunächst einmal sinnvollerweise nur selbst verantwortlich sein kann. Außenstehende können hierbei allenfalls helfen.

Ausgehend von der üblichen Unterteilung nach Struktur-, Prozeß- und Ergebnisqualität haben wir im Rahmen der Bundesarbeitsgemeinschaft der Träger Psychiatrischer Krankenhäuser vereinbart, daß sich die Träger psychiatrischer Krankenhäuser stärker auf die Entwicklung von Instrumenten der Strukturqualität konzentrieren sollten, während sich Fachgremien wie z.B. die Bundesdirektorenkonferenz und DGPPN sich tendenziell eher Aspekten der Prozeß- und Ergebnisqualität zuwenden sollten.

Nun ist mir natürlich völlig klar, daß sich die Dinge so trennscharf nicht auseinander halten lassen. Gleichwohl halte ich eine solche Akzentsetzung für durchaus sinnvoll, da die Träger primär in der Verantwortung dafür stehen, daß die Struktur-Aspekte der Psychiatrie gesichert sind.

Der Begriff Struktur bezieht sich üblicherweise auf die personelle, bauliche und technische Ausstattung sowie die Qualifikation der Mitarbeiter. Hinzufügen würde ich auch die organisatorische Struktur bis hin zu den Planungs- und Entscheidungsprozessen.

Die Träger psychiatrischer Krankenhäuser haben im Zusammenwirken mit den Kliniken die Aufgabe, Versorgungsstrukturen zu planen, aufzubauen bzw. weiterzuentwickeln und die erforderlichen Ressourcen bereitzustellen, damit die zu erbringenden Leistungen auf dem Gebiet der Krankenversorgung zu einem möglichst optimalen Ergebnis führen.

Die Planungsvorgaben und die daraus abgeleiteten Strukturen sowie die damit verbundenen personellen und sächlichen Betriebsressourcen müssen nach Quantität und Qualität geeignet sein, die nach den geltenden Erkenntnissen der Medizin erforderlichen Leistungen zu einem vertretbaren Preis zu erbringen. Dabei beziehen sich die Versorgungsstrukturen nicht ausschließlich auf den stationären Bereich, sondern – dem Selbstverständnis der Träger zufolge – auch auf die Weiterentwicklung des außerstationären Bereichs, der Kooperation und den Aufbau von Verbundsystemen in der Region.

Die Träger haben ihre strukturellen Vorstellungen gemeinsam mit der Bundesdirektorenkonferenz formuliert und unter dem Titel „Zielsetzungs- und Orientierungsdaten psychiatrischer Krankenhäuser" (Köln 1990) publiziert. Die darin enthaltenen Aussagen lassen sich relativ leicht operationalisieren und damit einer Überprüfung zugänglich machen. Erste Entwürfe für eine solche Operationalisierung liegen bereits vor, sind aber noch nicht publikationsreif.

Betrachtet man die bisherige Diskussion zur Qualitätssicherung insgesamt, so lassen sich m.E. verschiedene Interaktionsebenen bzw. Achsen ausmachen:

Zum einen nämlich die Achse (vertikale Achse) Krankenhausträger (Verwaltung und Politik) gegenüber der Klinik (Leitender Arzt und Mitarbeiter). Eine zweite Achse ließe sich benennen im Verhältnis Krankenhaus (einschließlich Träger) und Kostenträger (horizontale Achse). Eine dritte Achse der Qualitätssicherung wird gebildet im Verhältnis der staatlichen Aufsicht gegenüber den Krankenhäusern. Beispiele hierfür sind staatliche Besuchs- und Begehungskommissionen usw.

Hier hat sich meines Wissens inzwischen in Hessen eine interessante Diskussion insoweit ergeben, als in das Instrumentarium der im Kern staatlichen Aufsicht auch die Angehörigen, d.h. also die Nutzer miteinbezogen werden sollen.

Bei den Diskussionen über Qualitätssicherung sollte man sich immer wieder daran erinnern, auf welcher Achse man sich jeweils gerade bewegt. Es macht sicher einen riesigen Unterschied, ob man über die feindifferenzierte interne Qualitätssicherung innerhalb der Klinik und das dafür notwendige Instrumentarium spricht oder beispielsweise über die Qualitätssicherung nach SGB V in den Vereinbarungen mit den Kostenträgern. Hier würde man sicher jeweils völlig andere Instrumente einsetzen wollen und müssen.

Hängt dies doch zusammen mit der immer wieder gestellten Frage, wem gebührt eigentlich welche Information, bzw. wer ist legitimer Adressatenkreis für die durchaus oft sensiblen Daten im Rahmen der Qualitätssicherungsüberlegungen.

Geht man nun davon aus, daß es – erstens – möglichst bald zu Vereinbarungen mit den Kostenträgern kommen soll, und daß – zweitens – in naher Zukunft der Nachweis der Verbesserungen aufgrund der PsychPV geführt werden muß, und geht man weiterhin davon aus, daß sich hinsichtlich der Differenzierung des Instrumentariums und der vorzulegenden Daten deutliche Unterschiede darin ergeben, ob man sich im Verhältnis zu den Kostenträgern, den Trägern oder klinikintern bewegt, dann spricht alles für ein gestuftes bzw. modulares Vorgehen.

Die Vereinbarungen mit den Kostenträgern, die in den übrigen Bereichen der Medizin vorliegen, sind meinem Eindruck nach auch recht grob gestrickt.

Auch die Träger sollten sich in ihrem Kontrollverlangen durchaus zurückhalten und unter modernen Aspekten der Verwaltungsführung wie dezentrale Ressourcenverantwortung und Autonomie angemessene Methoden des Qualitätsmanagements entwickeln. Um so differenzierter und offener wird die klinikinterne Qualitätssicherungsdiskussion zu führen sein.

Vor diesem Hintergrund stimme ich mit allen überein, die auch für die Qualitätssicherung den Grundsatz „der Weg ist das Ziel" gelten lassen, d.h. schon die aktive Beschäftigung mit Fragen der Qualitätssicherung erhöht die Sensibilität für Qualitätsprobleme und regt die Beteiligten zu Verbesserungen an.

Für ein schrittweises bzw. modulares Vorgehen beim Aufbau von Informationssystemen gibt es aus der Sicht der Träger eine Reihe von Ansatzpunkten:

Ausgangsbasis sollten die Daten der sogenannten Kosten- und Leistungsaufstellung sein, die für Budgetverhandlungen relevant sind. Darüber hinaus sind alle Daten wichtig, die für Betriebsvergleiche im Sinne der novellierten Bundespflegesatzverordnung von Bedeutung sind.

Ein nächstes „Modul" kann in dem (Minimal-) Basisdokumentations-Katalog gesehen werden.

Ein weiterer Ansatzpunkt wären die Daten im Zusammenhang mit dem Nachweis der Verbesserungen im Rahmen der PsychPV. Eine zusätzliche Quelle wäre die operationale Umsetzung der Zielsetzungs- und Orientierungsdaten, die im übrigen ja nicht nur für den Bereich der Erwachsenenpsychiatrie, sondern auch für die Kinder- und Jugendpsychiatrie publiziert sind.

Darüber hinaus wären differenziertere Instrumentarien für die interne Qualitätssicherungsdiskussion oder auch für evtl. streitige Argumentationen im Rahmen der externen Qualitätssicherungsdebatte zu entwickeln.

Mir ist klar, daß die einzelnen hier genannten Elemente hinsichtlich der Erhebungsaspekte und Datenkataloge zum Teil weit überlappen. Es wird daher in naher Zukunft notwendig sein, alle diese genannten Elemente hinsichtlich der für die verschiedenen Verwendungszwecke relevanten Daten zu durchforsten und in einem möglichst modularen Sinne aufeinander abzustimmen.

Neben dieser konzeptuellen Arbeit müssen aus der Sicht der Träger auch möglichst schnell die instrumentellen Voraussetzungen, etwa im Sinne der Möglichkeiten zur elektronischen Datenerfassung und -auswertung geschaffen werden. Dabei gehe ich davon aus, daß die Anforderungen aus der Perspektive der Qualitätssicherung sich hierbei mit den Zwängen, die sich hinsichtlich der Leistungsdokumentation und etwa der Betriebsvergleiche aufgrund der neuen Bundespflegesatzverordnung ergeben, verbinden.

Bei diesem schwierigen und aufwendigen Vorhaben, bei dem wir uns auch auf Trägerseite erst im Stadium der Vorarbeiten befinden, setze ich auf die bewährte gute Zusammenarbeit mit den entsprechenden Arbeitsgruppen der Bundesdirektorenkonferenz und der DGPPN.

Literatur

Banner G (1994) Neue Trends im kommunalen Management. FBO-Verlag, Baden-Baden

Bundesarbeitsgemeinschaft der Leitenden Ärzte kinder- und jugendpsychiatrischer Kliniken und Abteilungen, Bundesarbeitsgemeinschaft der Träger Psychiatrischer Krankenhäuser (Viersen, Köln 1993) Zielsetzungs- und Orientierungsdaten kinder- und jugendpsychiatrischer Kliniken und Abteilungen. Kinder- und Jugendpsychiatrie der Rheinischen Landesklinik Viersen, Landschaftsverband Rheinland Köln

Bundesarbeitsgemeinschaft der Träger Psychiatrischer Krankenhäuser (1990) Zielsetzungs- und Orientierungsdaten psychiatrischer Krankenhäuser. Landschaftsverband, Köln

Korrespondenz: Landesrat R. Kukla, Dezernat 8, Landschaftsverband Rheinland, Rheinlandhaus, Mindener Straße 2, D-50679 Köln, Bundesrepublik Deutschland.

Psychiatrie-Personalverordnung: Qualitätsoptimierung der stationären Versorgung

H. Kunze

Psychiatrisches Krankenhaus Merxhausen, Bad Emstal,
Bundesrepublik Deutschland

Die Verbesserung der klinisch-psychiatrischen Behandlung ist das Ziel der Psych-PV – die mit dieser Verordnung legitimierte Personalaufstockung ist Mittel zu diesem Zweck. § 4 Abs. 4 der Verordnung verankert das Recht der Krankenkassen zu prüfen, „ob die Personalausstattung nach dieser Verordnung in ein entsprechendes Behandlungsangebot umgesetzt wurde."

Ich will in 3 Abschnitten vorgehen:

A. Verbesserung der Behandlung – was ist damit gemeint?
B. Welche Hebel zur Umsetzung der Psych-PV haben die Krankenkassen?
C. Krankenhäuser und Krankenkassen als feindliche Lager oder Partner bei der Umsetzung der Psych-PV?

A. Verbesserung der Behandlung

In der öffentlichen Ankündigung der Psych-PV durch den 1990 zuständigen Arbeitsminister heißt es: „Die geplante Verordnung dient vor allem dem Ziel, in der Psychiatrie eine Therapie zu ermöglichen, die die Patienten befähigt, *außerhalb stationärer Einrichtungen* ihr Leben weitgehend *selbst* zu gestalten, sie also wieder in die Gesellschaft *einzugliedern*." Damit klinische Behandlung dieses Ziel erreichen kann, sind bestimmte strukturelle Voraussetzungen erforderlich.

„*Versorgungsverpflichtung* ist eine wesentliche Voraussetzung für eine *gemeindenahe* Versorgung psychisch Kranker" (Amtliche Begründung IV, 3; Hervorhebungen H. K.). Mit der Versorgungsverpflichtung soll garantiert werden, daß auch chronisch und schwer kranke Patienten wenigstens an einer Adresse ein Anrecht auf wohnortnahe Behandlung haben und nicht erst wohnortfern einen Behandlungsplatz finden. Die Aufnahmepflicht bindet einseitig die Klinik, die freie Wahl des Krankenhauses für Patienten bleibt davon unberührt. Wohnortnähe ist zwar ganz angenehm, aber nicht von entscheidender Bedeutung für Menschen mit Erkrankungen, sei es psychiatrischen oder somatischen, die akut einsetzen und nach Tagen oder Wochen folgenlos ausheilen: Denn der Arbeitsplatz, der Platz als Familienmitglied, im Freundeskreis usw. wird freigehalten, und nach einigen Wochen kann die geheilte Person problemlos da weitermachen, wo er/sie mit Beginn der Erkrankung unterbrochen wurde. Doch gerade für chronisch und schwer kranke Patienten ist die wohnortnahe Behandlung besonders wichtig, damit sie durch wohnortferne Behandlung nicht noch weiter sozial ausgegliedert und entwurzelt werden. In der Präambel der Expertengruppe (die in die Amtliche Begründung übernommen wurde) heißt es zur klinisch-psychiatrischen Behandlung unter anderem: „Bestandteil jeder klinisch-psychiatrischen Behandlung ist die *Ausrichtung auf Wiedereingliederung*. Aus diesem Grund umfaßt stationäre psychiatrische Behandlung nicht nur Tätigkeiten „am Bett" oder „auf dem Klinikgelände", sondern auch therapeutische Aktivitäten im privaten und beruflichen Lebensfeld. Bei längerer Krankheitsdauer rückt die mehrdimensionale rehabilitative Behandlung von krankheitsbedingten Einbußen in den Vordergrund."

Diagnostik und Therapie sind *lebensfeldbezogen*. Therapeuten beziehen Angehörige, Freunde, Nachbarn, Arbeitskollegen mit ein und kooperieren eng mit den im Lebensfeld vorhandenen Hilfe-Institutionen wie niedergelassenen Ärzten, Fachärzten, Beratungsstellen, komplementären Einrichtungen usw., damit psychisch kranke Personen in ihrem Lebensfeld auch mit fortbestehenden psychischen Störungen integriert bleiben können statt Dauerunterbringung in einer Anstalt (vgl. Abb. 1).

Stationäre Krankenhausbehandlung darf nur so lange dauern, wie sie notwendig ist und nicht andere, weniger aufwendige Hilfen ausreichen (vgl. § 39 und 27 SGB V). Nach § 39 darf Krankenhausbehandlung deshalb nur vollstationär sein, wenn sie nicht teilstationär und ambulant erbracht werden kann. Krankenhausbehandlung ist immer nur *subsidiär* zu anderen, weniger aufwendigen, nicht psychiatrisch spezialisierten Hilfeformen.

Die Psych-PV definiert nicht Personal für Stationen oder Kliniken, sondern *Leistungen für Patienten*. Sie ist also nicht institutions- sondern personenzentriert. Allerdings wäre es ein Mißverständnis, wenn als Qualitätsnachweis der Beleg verwendet würde, daß die in den Regelaufgaben der therapeutischen Berufsgruppen definierten Tätigkeiten (mit ihren entsprechenden Minutenwerten) ausgeführt wurden. Dies ist ebensowenig ein Beleg für die Zielerreichung wie bei bürokratisch verkrusteten Organisationen die Einhaltung des komplizierten Regelwerkes von Vorschriften eine Garantie für ihre Aufgabenerfüllung.

Krankenhausbehandlung ist wie jede Behandlung zielgerichtet (§ 27 SGB V). In Anlage 1 der Psych-PV sind für die Teilgebiete Allgemeine Psychiatrie, Abhängigkeitskranke und Gerontopsychiatrie die je 6 Behandlungsbereiche definiert. (Ich beschränke mich hier auf die Erwachsenen-Psychiatrie. Auf die Parallelstellen, die Kinder- und Jugendpsychiatrie betreffen, sei verwiesen.) Die inhaltliche Beschreibung der Behandlungsbereiche gibt aufgabentypische Schwerpunkte wieder, ist also nicht abschließend. Die Darstellung folgt dem Grundkonzept *zielgrichteter* Behandlung:

- um welche Kranke geht es?
- welche Behandlungsziele sollen erreicht werden?
- mit welchen Behandlungsmitteln?

Die Regelaufgaben (Tätigkeitsprofile) sind nach Berufsgruppen getrennt aufgeführt. Dies war nötig, insofern die Regelaufgaben die inhaltliche Begründung für die Minutenwerte (vgl. § 5) darstellen. In der Praxis der Behandlung und in ihrem Bezug auf die Behandlungsbereiche A1 bis G6 sind die Regelaufgaben der verschiedenen therapeutischen Berufsgruppen je Behandlungsbereich in ihrem wechselseitigen Bezug zu sehen. Denn das zentrale Mittel zur Erreichung der Behandlungsziele ist das *zielgerichtete Handeln des multiprofessionellen Teams* unter ärztlicher Leitung.

Wenn Behandlung ein derart komplexer Vorgang ist: Ich erinnere an den Lebensfeldbezug sowie den Bezug zu anderen Hilfenetzen in der Region (Abb. 1), ich erinnere an das zielgerichtete Handeln des multiprofessionellen Teams – dann kommt der Kontinuität von Behandlung eine ganz entscheidende Bedeutung zu, Verlegungen von einer Station zur anderen würden den therapeutischen Prozeß immer wieder unterbrechen. Die *Behandlungsbereiche sind keine Stationstypologie,* vielmehr sollten die aufnehmenden Therapeuten auch diejenigen sein, die entlassen, damit die Vorbereitungen zur Entlassung auch bezogen werden können auf die bei der Aufnahme gegebenen konkreten Probleme im Lebensfeld des Patienten. Die Kontinuität der Behandlung soll auch möglich werden über die Abstufungen von stationär, teilstationär und ambulant hinweg, insofern die gleichen Therapeuten vollstationär, integriert teilstationär und gegebenenfalls als Teilzeitbeschäftigte der Institutsambulanz tätig werden können.

Das zielgerichtete Handeln des multiprofessionellen Teams ist ein sehr viel komplexerer Vorgang als die möglichst fehlerfreie Weitergabe und Ausführung von ärztlichen Anordnungen, die aus einer Visite des Doktors mit der Stationsschwester hervorgehen. Die verschiedenen Qualifikationen der Therapeuten führen zu berufsspezifischen Sichtweisen der Probleme des Patienten. Hier geht es nicht darum, wer hat recht, sondern jede Sichtweise erfaßt einen Teil der Wirklichkeit. Eine möglichst vollständige Erfassung der Wirklichkeit gelingt dann, wenn die verschiedenen Sichtweisen patientenbezogen zusammengefaßt werden und daraus aufeinander abgestimmte Aufgaben für die verschiedenen beteiligten Therapeuten abgeleitet werden. Die Behandlungsarbeit des multiprofessionellen Teams sollte sich nach dem Zirkel strukturieren: gemeinsame Problemdefinition, Zieldefinition, Behandlungsschritte, Erfolgskontrolle. Auch die Dokumentation der Behandlung muß aufeinander abgestimmt sein, um diesen zielgerichteten Behandlungsprozeß zu unterstützen.

Für diese zielgerichtete komplexe Arbeitsform gibt es einige wichtige Voraussetzungen: die *Verkleinerung* der Station auf 18 bis 16 Betten trägt dazu bei, die Patienten als je besondere Person mit besonderer Biografie und be-

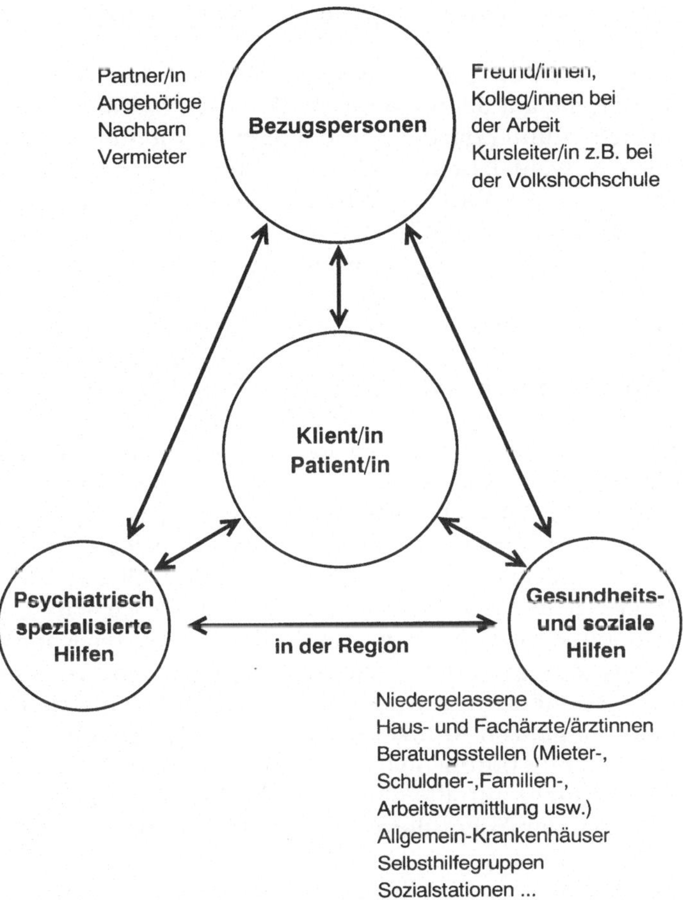

Abb. 1. Behandlung, Rehabilitation und Eingliederung im eigenen Lebensfeld

sonderer Lebenssituation überhaupt wahrnehmen zu können. Außerdem soll durch die Verkleinerung der Anteil von psychischen Störungen, der durch die Zwangsintimgemeinschaft von zusammengewürfelten Menschen auf einer Station erst erzeugt wird, möglichst minimiert werden. Nach der Präambel der Expertengruppe ist eine spezifische Voraussetzung der stationären Behandlung die *Gestaltung des therapeutischen Milieus* auf der Station: die Station als therapeutisch wirksamer Lebensraum unter Berücksichtigung der speziellen Störungen und der Krankheitsdauer.

Das zielgerichtete Handeln des therapeutischen Teams setzt eine entsprechende *Dienstplangestaltung* voraus. Dienstplangestaltung kann nach zentralistisch-bürokratischen Vorgaben oder mitarbeiterzentriert oder patientenzentriert erfolgen. Bei uns war ein entscheidender Fortschritt erreicht, als wir die werktägliche einstündige Therapiekonferenz eingeführt haben, an der alle der Station fest zugeordneten Therapeuten teilnehmen und die mit der Station kooperierenden Therapeuten (z.B. Ergotherapie) zu definierten Zeiten hinzukommen.

Von großer Bedeutung ist ein auf Überzeugung und Motivation ausgerichteter *Führungsstil* auf allen Hierarchie-Ebenen. Denn wenn ein Ziel der Krankenhausbehandlung darin besteht, daß die Patienten davon überzeugt werden, daß die psychiatrische Behandlung für sie gut ist, damit sie diese auch ambulant nach der Entlassung fortführen (*Compliance*), so ist eine entscheidende Voraussetzung dafür, daß die Vorgesetzten der verschiedenen Ebenen im Krankenhaus ihre Mitarbeiter und Mitarbeiterinnen entsprechend motivieren.

Wenn Krankenhausbehandlung ein so komplizierter Prozeß ist wie beschrieben, dann kann dies alles nur gelingen, wenn die Kontakte zwischen drinnen und draußen nicht jedesmal völlig neu sind, weil sie sich über ein so großes Gebiet mit so vielen verschiedenen Instanzen und so vielen Stationen im Krankenhaus verteilen, daß eine Regelmäßigkeit der Zusammenarbeit weder von drinnen nach draußen noch von draußen nach drinnen entstehen kann. *Überschaubarkeit* ist nicht nur eine geografische Perspektive, sondern auch eine Frage der Überschaubarkeit der differenzierten Hilfenetze aus der Sicht der Klinik und eine Frage der Überschaubarkeit der Klinik aus der Sicht der Hilfenetze in einer Region. Präzise Zusammenarbeit zwischen drinnen und draußen setzt eine ausreichende Reduktion der Komplexität der Kontakte voraus. Z.B. geht der Sozialpsychiatrische Dienst des Landkreises auf die Sektorstationen für den Landkreis und muß seine ihm bekannten Patienten nicht im ganzen Krankenhaus suchen. Z.B. gehen die Selbsthilfegruppen und Suchtberatungsstellen auf die für ihre Region zuständige Suchtstation und nicht auf alle Stationen des Krankenhauses. Die Dienste und Einrichtungen der Altenhilfe arbeiten mit bestimmten Stationen zusammen und nicht mit dem ganzen Krankenhaus usw.

In der Diskussion zwischen Psychiatrischen Krankenhäusern und Psychiatrischen Abteilungen gibt es in Deutschland eine Kontroverse um die Strukturprinzipien: *Spezialisierung oder Durchmischung.* Ich denke, das ist eine *falsche Alternative.* Es kommt darauf an, die äußeren Bedingungen, die Entwicklung von zielgruppenspezifischen Hilfenetzen einschließlich Selbsthilfegruppen in der Region zu berücksichtigen, wie auch die Kompetenz und Qualifikation der Mitarbeiter und nicht zuletzt den Standort, der historisch entstanden ist und nicht beliebig verändert werden kann infolge von nicht beliebig vermehrbaren Investitionsmitteln. Wir entwickeln eine pragmatische Kombination von Gesichtspunkten unter Berücksichtigung von spezifischen Verhältnissen. Wir

– spezialisieren nach Zielgruppen (A, S, G) gemäß Psych-PV,
– durchmischen nach Schweregraden einschließlich integriert teilstationär und ambulant innerhalb der Zielgruppen
– bei Berücksichtigung von Sektorisierung eines sonst zu großen Versorgungsbereiches.

Die Psych-PV führt zu einem Klärungsprozeß, welche Patienten sind *Behandlungsfälle* und welche nicht. Dieser Klärungsprozeß hat einen kostentechnischen Aspekt, nämlich, es geht um die Kostenträgerschaft der Krankenkasse oder nicht. Zum anderen geht es aber auch um die Frage, welche Hilfefunktion das Krankenhaus für den Patienten hat: Geht es um Behandlung für einen Menschen, der einen Lebensmittelpunkt außerhalb hat, oder ist das Krankenhaus mangels eines Lebensplatzes, einer Wohnung außerhalb des Krankenhauses zum Lebensort für diesen Menschen geworden (= Pflegefunktion im Sinne der Heil- und Pflegeanstalt)? Nach den Zielsetzungen der Psychiatrie-Reform in Deutschland (Empfehlungen der Expertenkommission (1988) sowie: Zur Lage der Psychiatrie in der ehemaligen DDR, 1991) haben insbesondere auch chronisch kranke und behinderte Menschen ein Recht darauf, die Hilfen zu erhalten, daß sie in ihrem Kreis/ihrer Stadt auf Dauer leben können, Mitbürger bleiben können und nicht ausgegliedert werden, weil sie nur wohnortfern Hilfe finden. Die Psych-PV regelt den Personalbedarf nur für Krankenhausbehandlung. Diese setzt jedoch strukturell ein entwickeltes gemeindepsychiatrisches Hilfenetz voraus, so daß niemand länger im Krankenhaus bleibt, als aus Gründen der Krankenhausbehandlung notwendig. Wenn infolge unzureichender Entwicklung komplementärer Hilfen jemand nicht entlassen werden kann, so hat das Krankenhaus eine *komplementäre Ersatzfunktion* für unzureichende Hilfen in dem Kreis oder der Stadt, aus der der Patient stammt. Dafür wäre aber dann nicht die Krankenkasse kostentechnisch zuständig.

B. Welche Hebel zur Umsetzung der Psych-PV haben die Krankenkassen?

Die Krankenkassen können auf verschiedenen Ebenen ansetzen:

- Die Überprüfung der Notwendigkeit klinisch-stationärer Behandlung ist älter als die Psych-PV. Doch konkretisiert die Psych-PV Kriterien für Krankenhausbehandlung.
- Eine Voraussetzung für die Berechnung des Personals nach der Psych-PV ist die Zuordnung der Patienten nach Behandlungsbereichen (vgl. die mindestens 4 Stichtags-Erhebungen).
- In diesem Zusammenhang ist besonders wichtig der § 4, Abs. 4, Satz 2: Hier geht es um die Prüfung, „ob die Personalausstattung nach dieser Verordnung in ein entsprechendes Behandlungsangebot umgesetzt wurde" (vgl. auch § 137 SGB V).

Mit diesen Prüfungen können die Krankenkassen den Medizinischen Dienst der Krankenversicherung (MDK) beauftragen. Im Medizinischen Dienst sind Fachärzte des jeweiligen Gebietes tätig, also in unserem Zusammenhang Psychiater. Der MDK ist laut Gesetz fachlich unabhängig (vgl. § 275 SGB V). Abweichend von dieser gesetzlich verankerten Unabhängigkeit wird der MDK jedoch häufig anders gesehen, was dann das Verhalten dem MDK gegenüber prägt: Krankenhäuser sehen im MDK den Erfüllungsgehilfen der Kassen, die nur Geld sparen wollen. Krankenkassen befürchten, die MDK-Ärzte seien Komplizen der Krankenhausärzte. Deswegen sind die unterschiedlichen Aktivitäten zur Überprüfung der Qualitätsherstellung und Qualitätssicherung nur sehr unterschiedlich in Gang gekommen. Laut Psych-PV sind die Landesverbände der Krankenkassen und die Krankenhausseite verpflichtet, Rahmenvereinbarungen (gemäß § 16 der Bundespflegesatzverordnung) abzuschließen, die die verschiedenen genannten Überprüfungen ermöglichen.

Die Umsetzung der Psych-PV ist also nicht nur ein quantitatives Problem der richtigen Berechnung der Personalaufstockung, sondern insbesondere ein langwieriger und differenzierter Prozeß der Qualitätsoptimierung und Qualitätssicherung. Dies ist aber nicht nur in der Psychiatrie, sondern in fast allen Gebieten der Medizin Neuland und ein komplizierter Prozeß im schwierigen Dreiecksverhältnis von Krankenhäusern, Krankenkassen und Medizinischen Diensten.

C. Krankenhäuser und Krankenkassen als feindliche Lager oder Partner bei der Umsetzung der Psych-PV?

Wenn die oben genannten wechselseitigen Feindbilder das Verhalten der an der Umsetzung der Psych-PV beteiligten Leistungs*träger* und Leistungs*erbringer* dominieren, so hätte dies destruktive Folgen. Deshalb hat sich letztes Jahr eine Arbeitsgruppe zur *Evaluation der Psych-PV* gebildet, die getragen wird von der Aktion Psychisch Kranke in Bonn und den Spitzenverbänden der Krankenkassen mit den Medizinischen Diensten in Zusammenarbeit mit den Arbeitsgemeinschaften der Leitenden Ärzte und Ärztinnen der Psychiatrischen Krankenhäuser, der Psychiatrischen Abteilungen, der Kliniken für Kinder- und Jugendpsychiatrie sowie den Kaufmännischen Krankenhausdirektoren.

Wir gehen davon aus, daß klinische Psychiatrie nur dann gut ist, wenn sie den Patienten hilft *und* bezahlbar ist, wenn sie patienten- *und* kostenorientiert zugleich ist. Die Maximierung oder Dominanz der einen oder anderen Seite wirkt insgesamt destruktiv. Therapeuten und fürs Geld Verantwortliche (sei es Verwaltung im Krankenhaus oder Krankenkassen) tragen die Verantwortung für die Veranstaltung Krankenhauspsychiatrie gemeinsam, wenn auch mit deutlich verschiedenen inhaltlichen Schwerpunkten. Die Arbeitsgruppe „Evaluation der Psych-PV" bemüht sich um gemeinsam getragene Ergebnisse und Standards auf 2 Ebenen:

a) Es gibt keine brauchbaren *Übersichtsdaten* zur Umsetzung der Psych-PV (ausgenommen die „Kaltenbach-Zahlen": Bundesweiter Vergleich der Patientenstrukturen gemäß Psych-PV). Auf Kassenseite gibt es besorgte Phantasien, die Folgekosten der Umsetzung der Psych-PV lägen weit höher als seinerzeit bei der Verabschiedung der Verordnung kalkuliert. Auf unserer Seite gibt es, gestützt auf die Kaltenbach-Zahlen, Vermutungen, daß die Folgekosten niedriger liegen als seinerzeit vorausberechnet. Ein wichtiges – vertrauenbildendes – Ergebnis der derzeit laufenden Umfrage der Arbeitsgruppe bei allen Psychiatrischen Krankenhäusern, Abteilungen und Universitätskliniken soll sein, verläßliche Übersichtszahlen zu diesen Fragen zu bekommen, die die Krankenkassen selber zusammenzutragen nicht in der Lage sind.

b) Zum anderen geht es darum, gemeinsam Kriterien und Vorgehensweisen zu entwickeln, wie man denn die qualitative Optimierung der Behandlung infolge der Personalverbesserung belegen könnte.

Kontraproduktiv wäre, nichts zu tun, den Krankenkassen allein die Entwicklung von Kriterien und Verfahren zu überlassen. Die Beackerung dieses Neulandes in die gemeinsame Verantwortung zu nehmen, ist eine große Chance für uns, daß auch tatsächlich relevante und realistische Kriterien und Verfahrensweisen entwickelt werden. Wir haben in der Arbeitsgruppe „Evaluation der Psych-PV" auf seiten der Krankenkassen und der Medizinischen Dienste sehr konstruktiv arbeitende Partner gefunden. Die Phantasie der feindlichen Lager, die Informationen wechselseitig immer nur gegen den Feind benutzen usw. trifft so nicht zu. Da ich hier vor einem Kreis von wissenschaftlich geschulten Beziehungsexperten spreche, will ich die Kooperationsstrategie auf einer ganz anderen Ebene verdeutlichen, nämlich mit dem Sprichwort: „Wie man in den Wald hineinruft, so schallt es zurück." Dies gilt sowohl für feindlich-mißtrauische Rufe wie für konstruktiv-kooperative Rufe.

Die erhebliche Verbesserung der Personalsituation in der klinischen Psychiatrie durch die Psych-PV wird nur dann Bestand haben, wenn die Behandlung der Patienten entsprechend verbessert wird. Zu der Überzeugung, daß der finanzielle Mehraufwand sich lohnt, müssen gelangen

- die Patienten und ihre Angehörigen (siehe Lebensfeldbezug von klinischer Behandlung);
- die vor- und nachbehandelnden Ärzte, Krankenhäuser, komplementären Einrichtungen, Beratungsstellen usw. in der Region (vgl. medizinisches und soziales Hilfenetz in der Region);
- die regionale Öffentlichkeit mit ihren unterschiedlichen Repräsentanten und Meinungsführern (über Psychiatrie und Öffentlichkeit habe ich nicht gesprochen);
- und vor allem die Krankenkassen, wobei der Medizinische Dienst eine wichtige Mittlerfunktion hat.

Literatur

Kunze H, Kaltenbach L (Hrsg) (1994) Psychiatrie-Personalverordnung. Textausgabe mit Materialien und Erläuterungen für die Praxis, 2. Aufl. Kohlhammer, Stuttgart

Korrespondenz: Prof. Dr. H. Kunze, Psychiatrisches Krankenhaus Merxhausen, D-34306 Bad Emstal, Bundesrepublik Deutschland.

Ärztliche und psychiatrische Weiterbildung als Mittel und Aufgabe der Qualitätssicherung

E. Klieser, E. Lehmann und **W. H. Strauß**

Psychiatrische Klinik der Heinrich-Heine-Universität, Rheinische Landes- und Hochschulklinik Düsseldorf, Düsseldorf, Bundesrepublik Deutschland

Therapeutisch erfolgreiche, wissenschaftlich begründete, rechtlich zulässige und praktikable ärztliche Tätigkeit setzt eine auf dem Ausbildungsstand gründende, zielorientierte Weiterbildung voraus. Eine entsprechende Weiterbildung kann hinsichtlich des erzielten Niveaus umso effizienter sein, je praxisrelevanter die vorangehende Ausbildung im Medizinstudium war.

Nach erfolgreich abgeschlossener Weiterbildung wird die Güte fachärztlicher, psychiatrischer und psychotherapeutischer Tätigkeit dann durch eine sich anschließende, kontinuierliche, intensive Fortbildung aufrechterhalten werden müssen.

Die Mitarbeiter des Fachbereichs Psychiatrie und Neurologie der Rheinischen Landes- und Hochschulklinik Düsseldorf sind in beträchtlichem Ausmaß an diesen Aus-, Weiterbildungs- und Fortbildungsmaßnahmen in der Region, aber auch in großem Umfang überregional beteiligt. Hierzu wenden sie einen nicht unbeträchtlichen Teil ihrer Arbeitszeit, aber in erheblichem Umfang auch ihre Freizeit auf. Damit konkurrierend müssen im gleichen Ausmaß, meist von denselben Mitarbeitern, umfangreiche Versorgungs- und Forschungsaufgaben geleistet werden. Dieselben Personen sind auch noch an der nicht-ärztlichen Aus- und Fortbildung beteiligt. Dies betrifft nicht nur die ärztlichen Mitarbeiter. Ohne die spezifische Qualifikation nicht-ärztlicher Mitarbeiter, besonders der Psychologen, ist eine adäquate psychiatrische Weiter- und Fortbildung nicht durchführbar. (Dies zeigt auch der vorliegende Beitrag.)

Die enorme zeitliche Belastung für Lehrende und Lernende begründet den verständlichen Wunsch aller am Prozeß Beteiligten nach einer bedarfsgerechten, effektiven, qualitativ hochwertigen und ökonomischen Lehr-, Weiter- und Fortbildungspraxis.

Das umfangreiche Lehrprogramm für Medizinstudenten und Ärzte der Rheinischen Landes- und Hochschulklinik Düsseldorf ist der Abb. 1 zu entnehmen.

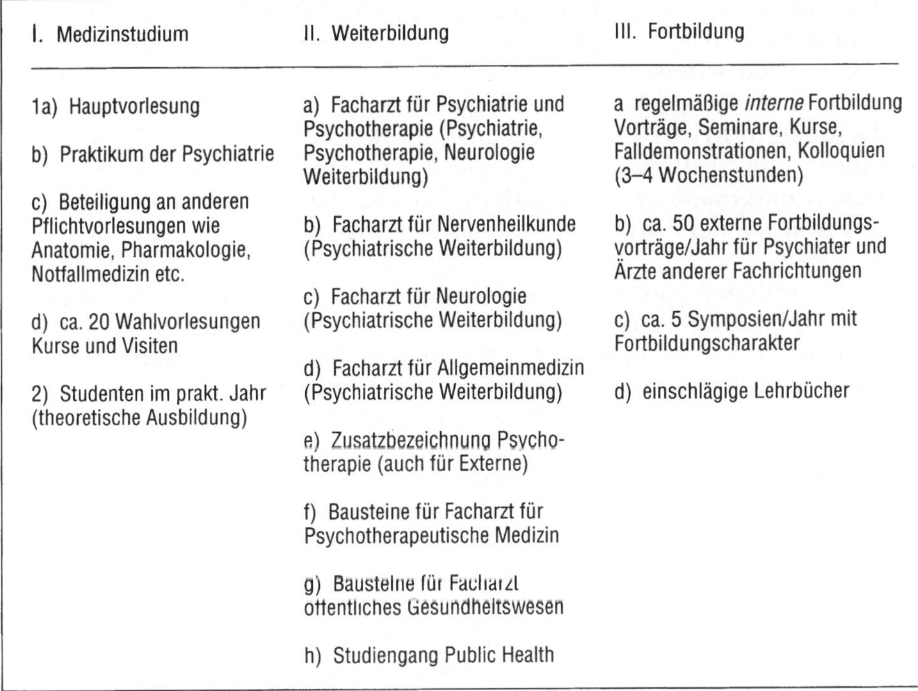

I. Medizinstudium	II. Weiterbildung	III. Fortbildung
1a) Hauptvorlesung	a) Facharzt für Psychiatrie und Psychotherapie (Psychiatrie, Psychotherapie, Neurologie Weiterbildung)	a regelmäßige *interne* Fortbildung Vorträge, Seminare, Kurse, Falldemonstrationen, Kolloquien (3–4 Wochenstunden)
b) Praktikum der Psychiatrie	b) Facharzt für Nervenheilkunde (Psychiatrische Weiterbildung)	b) ca. 50 externe Fortbildungsvorträge/Jahr für Psychiater und Ärzte anderer Fachrichtungen
c) Beteiligung an anderen Pflichtvorlesungen wie Anatomie, Pharmakologie, Notfallmedizin etc.	c) Facharzt für Neurologie (Psychiatrische Weiterbildung)	c) ca. 5 Symposien/Jahr mit Fortbildungscharakter
d) ca. 20 Wahlvorlesungen Kurse und Visiten	d) Facharzt für Allgemeinmedizin (Psychiatrische Weiterbildung)	d) einschlägige Lehrbücher
2) Studenten im prakt. Jahr (theoretische Ausbildung)	e) Zusatzbezeichnung Psychotherapie (auch für Externe)	
	f) Bausteine für Facharzt für Psychotherapeutische Medizin	
	g) Bausteine für Facharzt öffentliches Gesundheitswesen	
	h) Studiengang Public Health	

Abb. 1. Ärztliche Ausbildungs-, Weiterbildungs- und Fortbildungstätigkeit Fachbereich Psychiatrie und Neurologie der Rheinischen Landes- und Hochschulklinik Düsseldorf

Neben den Pflichtlehrveranstaltungen für das Medizinstudium wird ein breitgefächertes Angebot an Wahlvorlesungen und Praktika abgehalten, das neben den Medizinstudenten häufig auch von Psychologiestudenten und anderen im sozialen Bereich Tätigen genutzt wird.

Die Gebietsarztweiterbildung bezieht sich nicht nur auf den Facharzt für Psychiatrie – in Zukunft Facharzt für Psychiatrie und Psychotherapie –, die Weiterbildung erfolgt auch für Ärzte für Nervenheilkunde, Fachärzte für Neurologie und Fachärzte für Allgemeinmedizin.

Gleichzeitig wird eine Ausbildung zum Erwerb der Zusatzbezeichnung „Psychotherapie“ angeboten.

Bausteine des Weiterbildungsganges zur Erlangung der Zusatzbezeichnung „Psychoanalyse“ und der Gebietsarztweiterbildung „Psychotherapeutische Medizin“ sind an unserer Klinik zu erwerben.

Die Klinik beteiligt sich an der Weiterbildung im öffentlichen Gesundheitswesen und am Studiengang Public Health.

Neben einem klinikinternen Fortbildungsprogramm für die Klinikärzte werden regelmäßige Fortbildungsveranstaltungen, Symposien und Seminare für niedergelassene Nervenfachärzte, für Allgemeinmediziner, Internisten und Gynäkologen durchgeführt.

Pro Jahr werden von Klinikmitarbeitern etwa 50 Fortbildungsartikel verfaßt, die in einschlägigen Journalen, Lehr- und Handbüchern publiziert werden. Von Mitarbeitern der Klinik stammen Lehr- und Taschenbücher, die bereits in mehrfacher Auflage vorliegen.

Es sollen in Reduktion des Themas am Beispiel der Weiterbildung zum Arzt für Psychiatrie und Psychotherapie Umfang und Komplexität der Anforderungen dargestellt werden, indem das von der ärztlichen Grundausbildung Erreichte dem durch Weiterbildung Angestrebten gegenübergestellt wird.

In der gültigen Ausbildungs- und Approbationsordnung wurde zwar gegenüber der vorher bestehenden Approbationsordnung der Stellenwert der medizinischen Psychologie in der Psychiatrie, der Psychotherapie und der psychosomatischen Medizin akzentuiert. Dessen ungeachtet verfügt der Absolvent des Studiums der Medizin aber nur über sehr begrenzte Grundkenntnisse in der Psychiatrie und Psychotherapie. Er kann, entgegen der Erwartung seiner Patienten, oft keine adäquate Diagnostik und Therapie psychischer Erkrankungen leisten. Insbesondere wird er durch das Studium nicht über die nötige Erfahrung im Umgang mit den weitverbreiteten Angsterkrankungen, depressiven Erkrankungen und Suchterkrankungen verfügen.

Auch wenn sehr viele Assistenzarztkandidaten in der Psychiatrie sich schon während der Ausbildung durch Selbststudium und Besuch von Wahlveranstaltungen intensiver als der Durchschnitt mit der psychiatrischen Materie befaßt haben und über umfassendere Kenntnisse und Fertigkeiten verfügen, hat der Facharztkandidat ein breitgefächertes theoretisches und praktisches Weiterbildungsprogramm zu absolvieren. Dieses Programm ist den Richtlinien über den Inhalt der Weiterbildung der Bundesärztekammer zur Erlangung des Gebietsarztes Psychiatrie und Psychotherapie zu entnehmen.

Beispielhaft sollen nun in noch weiterer Einengung des Weiterbildungsgegenstandes am Beispiel der Ausbildung in Verhaltenstherapie einige allgemeine Prinzipien der Qualitätsbewertung und Qualitätssteigerung entwikkelt werden.

Wir verfügen dabei über eine mehr als 10 jährige Erfahrung in der systematischen Verhaltenstherapie-Weiterbildung von Ärzten und Psychologen. Begonnen wurde das Weiterbildungsprogramm, um Psychologen und Ärzte zu qualifizieren, erfolgreich Therapiestudien bei Angst- und Zwangsstörungen, depressiven Erkrankungen und Schizophrenien durchführen zu können. Die systematische Unterrichtung dieser Mitarbeiter in Verhaltenstherapie und die anschließende Anwendung in den Therapiestudien führte zu einer Erweiterung des Therapieangebotes unserer Klinik und Poliklinik. Sie führte vor allem im Ambulanzbereich zu einer Veränderung der Patientenstruktur. Es kam zur Errichtung einer Verhaltenstherapeutischen Ambulanz, einer Angst- und Depressionsambulanz sowie einer Sprechstunde für Zwangspatienten. Gleichzeitig wurde das Interesse vieler Ärzte an der Verhaltenstherapie stimuliert, so daß sie diese in ihrer Weiterbildungsplanung berücksichtigten.

Am Beispiel des BMFT-geförderten Programmes „kognitive Verhaltenstherapie bei Depressionen“ konnte gezeigt werden, daß Verhaltenstherapie in Kombination mit einer klinikūblichen, standardisierten Psychopharmakotherapie mit Amitriptylin besonders bei ambulanten und leichter kranken Patienten wirksamer war, als eine alleinige Anwendung von Psychopharmaka mit klinik-üblichen, standardisierten unterstützenden Gesprächen. Nach 3jährigem Follow-up ist festzustellen, daß die mit kognitiver Verhaltenstherapie behandelten Patienten signifikant seltener zur stationären Wiederaufnahme kamen, als die nach vorherigem Klinikstandard behandelten Patienten.

Diese Therapiestudien machten es aus methodischen Gründen erforderlich, daß störungsspezifische, erprobte Therapiemanuale verbindlich angewendet wurden. Im Gefolge werden die Manuale jetzt auch zur Routinebehandlung regelmäßig genutzt.

Das große Interesse an verhaltenstherapeutischer Kompetenz führte dann vor vier Jahren zur Gründung des Instituts für Klinische Verhaltenstherapie in Düsseldorf. Von diesem Institut wird ein Weiterbildungscurriculum angeboten, das sich über jeweils 7 Semester erstreckt. Während dieser Zeit wird eine 600 Stunden umfassende theoretische Ausbildung angeboten. Gleichzeitig müssen die Weiterbildungskandidaten neben umfangreicher Selbsterfahrung 20 Verhaltenstherapien unter Supervision durchführen. Das komplette Curriculum absolvieren überwiegend Diplom-Psychologen, um sich als Verhaltenstherapeuten zu qualifizieren und die Kassenzulassung zu erwerben. Ärztlicherseits werden Bausteine des Ausbildungsprogramms zur Erlangung der Zusatzbezeichnung „Psychotherapie" genutzt. Bisher haben 25 Diplom-Psychologen und 3 Ärzte die verhaltenstherapeutische Weiterbildung im Rahmen des Instituts erfolgreich abgeschlossen.

Die Betrachtung der Weiterbildungsrichtlinien zum Erwerb der Gebietsarztanerkennung Psychiatrie und Psychotherapie macht klar, daß eine starke zeitliche Begrenzung sowohl der theoretischen als auch der praktischen Ausbildung in der Psychotherapie geboten ist. Auch für die Weiterbildungskandidaten, die schwerpunktmäßig in Verhaltenstherapie weitergebildet werden möchten, muß eine Konzentration auf die wesentlichsten Gesichtspunkte der Verhaltenstherapie erfolgen. Auch ohne die Kenntnisse in psychologischen Grundlagen müssen neben der speziellen theoretischen Weiterbildung in Verhaltenstherapie weitere theoretische Grundlagen der Psychotherapie in insgesamt nur 100 Unterrichtsstunden abgehandelt werden. Hierzu gehören fundierte Kenntnisse der allgemeinen und speziellen Neurosenlehre, Entwicklungs- und Persönlichkeitspsychologie, Tiefenpsychologie, der Dynamik der Gruppe und Familie, Psychosomatik, entwicklungsgeschichtliche, lerngeschichtliche und psychodynamische Aspekte von Persönlichkeitsstörungen, Psychosen, Süchten und Alterserkrankungen.

Dies verdeutlicht, daß für die theoretische Ausbildung in Verhaltenstherapie nur ein Teil der 100 Stunden zur Verfügung steht.

Neben Freude, hoher Motivation der Kandidaten sowie didaktischem Geschick der Dozenten und Darstellung des verhaltenstherapeutischen Unterrichtsstoffes in Blockform ist deshalb ein intensives Selbststudium des Weiterbildungskandidaten notwendig, um nicht nur Therapien nach Rezept der Manuale zu erlernen, sondern den grundlagenpsychologischen Bezug zu verstehen, damit dieses Verständnis für individuelle Therapieplanungen genutzt werden kann (Abb. 2).

Die dazu erforderlichen theoretischen Stunden, die von allen Weiterbildungskandidaten erfolgreich abgeleistet werden müssen, werden mit Benennung aller absolvierten Veranstaltungen in einem Studienbuch dokumentiert.

Das Weiterbildungsprogramm wird den Kandidaten mittels eines übersichtlichen Planes thematisch und zeitlich bekanntgegeben. Wir haben gute Erfahrung damit gemacht, wenn die Unterrichtsstunden vom Kandidaten anhand von angegebener, ausgewählter Literatur vorbereitet werden. Jeder Kandidat muß in der Lage sein, mittels eines kurzen Statements in die Thematik der jeweiligen Unterrichtsstunde einzuführen. Diese Statements werden in schriftlicher Form verfaßt und stehen so anschließend allen Teilnehmern als Referat einschließlich der weiterführenden Literatur zur Verfügung. Diese Vorgehensweise mit aktiver Einbeziehung der Kandidaten in den Unterricht erhöht deren Aufmerksamkeit, intensiviert die Diskussion, verbessert den Lerneffekt und schult für eine spätere Dozententätigkeit. Fachwissen und Kritikfähigkeit der Weiterbildungskandidaten motivieren den Dozenten zu guter Vorbereitung und engagierter Unterrichtsgestaltung.

Um die Wissensdefizite der Weiterbildungsgruppe zu ermitteln, hat es sich bewährt, schriftliche, anonyme Leistungskontrollen nach jedem Themenkomplex abzuhalten.

Die wegen der Informationsdichte notwendige, zeitaufwendige, effiziente Vorbereitung der Dozenten bringt es mit sich, daß die gesamte theoretische Weiterbildung nur von mehreren Dozenten vermittelt werden kann. Dies setzt eine wieder zeitaufwendige, gegenseitige Abstimmung voraus. In unserer Klinik sind als Dozenten an der psychotherapeutischen Weiterbildung 8 Ärzte und 11 Psychologen, an der Verhaltenstherapie-Weiterbildung 3 Ärzte und 7 Psychologen beteiligt. Aus Kostengründen wird für einen be-

Die Veranstaltungen der Verhaltenstherapeutischen Grundausbildung enthalten folgende Bausteine:

1. Grundlagenkurse
2. Der therapeutische Prozeß
3. Störungsübergreifende verhaltenstherapeutische Interventionen
4. Therapie in und mit Systemen: Paare-Familien-Gruppen
5. Diagnostik, Differentialdiagnostik, Erklärungsmodelle und Veränderungsinterventionen bei spezifischen Störungen
6. Grundlagen der Verhaltenstherapie bei Kindern und Jugendlichen
7. Kenntnisse und Erfahrungen in den organisch-biologischen Grundlagen von Verhaltensstörungen und Verhaltensänderungen

Abb. 2. Curriculum Verhaltenstherapie (VT) der Rheinischen Landes- und Hochschulklinik Düsseldorf

trächtlichen Teil der Ausbildung auf externe Dozenten verzichtet. Die Verteilung der Themen an die Dozenten erfolgt nach deren Neigungen, Kenntnissen und Erfahrungen. Die Dozenten sollten in der Lehre ausgewiesen sein und über langjährige Lehrerfahrung verfügen und vor allem motiviert sein. Vom Ausbildungsermächtigten wird gemeinsam mit dem wissenschaftlichen Ausschuß des Instituts für Verhaltenstherapie ein Lernzielkatalog für die einzelnen Vorlesungsstunden aufgestellt und Dozenten und Weiterbildungskandidaten zur Verfügung gestellt. Der Lernzielkatalog wird regelmäßig an die aktuellen therapeutischen Bedürfnisse und administrativen Anforderungen angepaßt. Würde den Dozenten, wie es bei uns leider aus Zeitmangel nicht üblich ist, während der Arbeitszeit eine angemessene Vorbereitungszeit für jede Unterrichtsstunde zugestanden, könnte die Qualität sicher noch gesteigert werden. Die Dozentenqualität und die Unterrichtsqualität werden durch Visuell-analog-Skalen von den Auszubildenen beurteilt. Dabei wird regelmäßig nach Verbesserungsvorschlägen für den aktuellen Unterricht gefragt. Die Dozentenqualität ist auch an den Ergebnissen der kontinuierlich stattfindenden Leistungstests abzulesen. Gegebenenfalls müssen vom Ausbildungsleiter dem Dozenten unterrichtsqualitätsverbessernde Maßnahmen vorgeschlagen werden. Hierzu hat sich in der Vergangenheit die Besprechung von zufallsausgewählten Videoaufnahmen des Unterrichts bewährt.

Aus Praktikabilitätsgründen ist es ratsam, die theoretische Weiterbildung möglichst am selben Ort und zum selben Wochenzeitpunkt abzuhalten. Die theoretische Weiterbildung muß in den ersten beiden Facharztjahren erfolgen, um den Weiterbildungskandidaten möglichst frühzeitig in die Lage zu versetzen, unter Supervision Verhaltenstherapie anwenden zu können.

Auch die praktische Anwendung von Verhaltenstherapie ist für Ärzte in ihrem zeitlichen Weiterbildungsrahmen eng begrenzt. Es werden 120 Stunden dokumentiert, die kognitiv-verhaltenstherapeutischer Einzel- und Gruppenbehandlung psychiatrischer Krankheiten unter kontinuierlicher Supervision entstammen. Es müssen dabei 4 Fälle mit mindestens 10 Stunden Therapiedauer und 1 Fall mit 40 Stunden Therapiedauer nachgewiesen werden. Davon muß mindestens eine Therapie ambulant erfolgen. Der Weiterbildungskandidat sollte unseres Erachtens mehrere verhaltenstherapeutische Techniken erlernen und zumindest jeweils einen Angst- und einen Zwangspatienten, sowie einen Patienten mit Depression und mit Schizophrenie behandeln. Alternativ kann auch eine verhaltenstherapeutisch orientierte Entwöhnungsbehandlung erfolgen.

Um durch die gestiegenen Weiterbildungsanforderungen auch die Qualität der Patientenversorgung zu verbessern, sollten die supervidierten Ausbildungsbehandlungen bei Routinepatienten durchgeführt werden. Die Indikation zur Verhaltenstherapie, die vorgesehene Art der Verhaltenstherapie und eine Nutzen/Risikoabwägung der Verhaltenstherapie muß vor Therapiebeginn gemeinsam mit dem Supervisor, der im günstigsten Fall der Oberarzt der entsprechenden Station oder der Poliklinik ist, entschieden werden. Um Verhaltenstherapie betreiben zu können, die den Namen verdient, muß die Behandlung störungsspezifisch durchgeführt werden und zumindest in der Lernphase manual-geleitet sein. Vor Therapiebeginn hat sich der Weiterbildungskandidat anhand des kliniküblichen Manuals die Kenntnisse über die geplante Verhaltenstherapie-Technik zu erarbeiten. Derzeitig nutzen wir bei Angsterkrankungen, speziell bei Panikerkrankungen, das Manual von Margraf und Schneider (1990), zur kognitiven Therapie von Depressionen das Manual von Hautzinger et al. (1989), sowie bei der Schizophreniebehandlung das Manual von Roder et al. (1988). Alle genannten Manuale wurden von uns auch in großen Therapiestudien evaluiert. Derzeitig wird ein Manual zur kognitiv-verhaltenstherapeutischen Entwöhnungsbehandlung von Suchtpatienten an unserer Klinik entwickelt, welches ebenfalls in einer Therapie-Effektivitätsstudie evaluiert wird.

Der Weiterbildungskandidat sollte von allen Therapiestunden zumindest Tonbandaufnahmen, besser Videoaufnahmen fertigen; jede vierte Therapiestunde wird supervidiert. Am Ende der Behandlung wird vom Kandidaten für jeden Patienten ein Fallbericht verfaßt, der neben der eingangs durchgeführten Verhaltensanalyse mit lerntheoretischen Annahmen zur Genese der Störung den Behandlungsverlauf beinhalten muß. Die Supervision kann nur von dafür qualifizierten Fachärzten und Psychologen durchgeführt werden. Die Supervisoren müssen über langjährige, eigene Therapieerfahrung nach Abschluß ihrer eigenen psychotherapeutischen Weiterbildung verfügen. In unserem Fachbereich besitzen 2 Ärzte und 2 Psychologen die Supervisionsbefähigung. Da diese nicht ausschließlich für Supervisionsaufgaben zur Verfügung stehen, wird die Supervision im Regelfall als Gruppensupervision durchgeführt.

Damit solche organisatorischen und ökonomischen Zwänge nicht zu minderer Qualität der Weiterbildung führen, hat sich an unserer Klinik die Beteiligung an einer externen Qualitätssicherung mit der Universität Münster und der Universität Mainz bewährt. Es werden zufällig ausgewählte Videobänder von Therapiesitzungen einem externen Supervisor zugesandt, der die Qualität der Therapie anhand des Videobandes beurteilt. Bei nicht sachgerechter Therapie werden Verbesserungsvorschläge unterbreitet. Außerdem wird ein weiteres Videoband des Therapeuten beurteilt. Zur internen Qualitätssicherung werden diese Bänder dann im Vergleich mit gut beurteilten Bändern in der Gruppe der Therapeuten besprochen. Allerdings ist dieser Service externer Supervisoren nur zu haben, wenn man diesen ebenfalls als externer Supervisor zur Verfügung steht, was wieder zeitliche Belastungen mit sich bringt.

Betont werden muß, daß ein entsprechendes Weiterbildungsprogramm nur durchgeführt werden kann, wenn hierzu qualifiziertes Ausbildungspersonal in ausreichendem zeitlichem Ausmaß zur Verfügung steht. Besonders, wenn eine qualitativ hochwertige Weiterbildung mit kontinuierlicher interner und externer Qualitätskontrolle angeboten werden soll, kann dies unserer Meinung nach nicht von der nach Psych-PV berechneten Mitarbeiterzahl geleistet werden (Gaebel et al. 1993), obwohl dies von anderen Autoren anders gesehen wurde (Hohagen und Berger 1993, Kunze 1993). Berücksichtigt wurden von diesen Autoren teilweise nur die reinen Weiterbildungsstundenzahlen ohne die ebenso aufwendige, gleichwohl notwendige Vorbereitung und ohne qualitätssichernde Maßnahmen einzubeziehen. Nach unserer Erfahrung bedarf eine effektive Unterrichtsstunde oft einer ein- bis dreistündigen Vorbereitungszeit. Interne und externe Qualitätssicherung beanspruchen ebenfalls hohen Zeitaufwand. Ein einstündiges Videoband benötigt eine mindestens zweistündige Beurteilung.

Die Psychotherapie-Weiterbildung erfordert von den Oberärzten und leitenden Ärzten eine besondere Supervisionsqualifikation. Dies macht notwendig, durch entsprechende Anreize qualifizierte Mitarbeiter längerfristig an die Klinik zu binden. Auf die Mitarbeit von geeigneten Psychologen wird nicht verzichtet werden können. Oft wird eine entsprechende Weiterbildung nur im Verbund mit anderen Kliniken angeboten werden können. Durch straffe Organisation muß mit der Weiterbildungszeit ökonomisch umgegangen werden. Hierzu muß an einer größeren Klinik ein Weiterbildungssekretariat eingerichtet sein, das über eine entsprechende personelle Ausstattung verfügt, um den organisatorischen Rahmen zu gewährleisten.

Neben den personellen Voraussetzungen müssen ausreichende Weiterbildungs-Räumlichkeiten und entsprechendes Lehrmaterial vorgehalten werden. In unserer Klinik mangelte es häufig an einer ausreichenden Zahl von mobilen Videokameras und Tonbandgeräten zur Dokumentation der Therapiestunden. Außerdem sollte ein entsprechendes Videostudio mit Aufnahme- und Wiedergabemöglichkeiten vorhanden sein. Ein Archiv mit exemplarischen Video- und Tonbändern erleichtert die Unterrichtstätigkeit, ebenso wie vorgefertigte Dia- und Foliensätze. Solche Hilfsmittel standen bisher nur durch Engagement einiger Mitarbeiter zur Verfügung. Ebenfalls ist eine entsprechend ausgestattete Bibliothek unverzichtbar.

Dieser erhebliche personelle und zeitliche Aufwand ist nur dann vertretbar, wenn sich die Qualitätsverbesserung in der Weiterbildung auch auf die Güte der Patientenversorgung auswirkt. Die Beantwortung dieser Frage ist äußerst schwierig, zuverlässig wäre sie nur durch ein Experiment zu beantworten, in dem Stichproben weniger gut in Verhaltenstherapie ausgebildeter Ärzte mit zufälligen Stichproben gut in Verhaltenstherapie ausgebildeter Ärzte randomisiert routinemäßige Patientenbehandlungen durchführen würden, und die Patienten ausschließlich in bezug auf ihren Krankheitsverlauf langfristig weiterbeobachtet würden, wobei besonders deren Lebensqualität untersucht werden müßte. Eine solche Untersuchung wäre natürlich nicht nur unpraktikabel sondern auch unethisch. In Annäherung an eine solche Fragestellung korrelierten wir die subjektive Besserung von 36 Depressiven, die kognitiv-verhaltenstherapeutisch behandelt wurden, mit der Güte der Therapie, die durch externe Beurteiler anhand einer vorgegebenen Skala beurteilt wurde. Abbildung 3 zeigt anschaulich den Zusammenhang.

Die Effektivität der verbesserten verhaltenstherapeutischen Ausbildung kann auch weniger stringent am Krankheitsverlauf der Routinepatienten, an der Minderung der Zahl von therapieresistenten, nur teilremittierten Patienten abgeschätzt werden. Die Abnahme der Wiederaufnahmehäufigkeit von verhaltenstherapeutisch behandelten Patienten und die Steigerung der Lebensqualität dieser Patienten können Hinweise auf die Effizienz der verbesserten Verhaltenstherapieausbildung geben. Die Analyse zufällig ausgewähl-

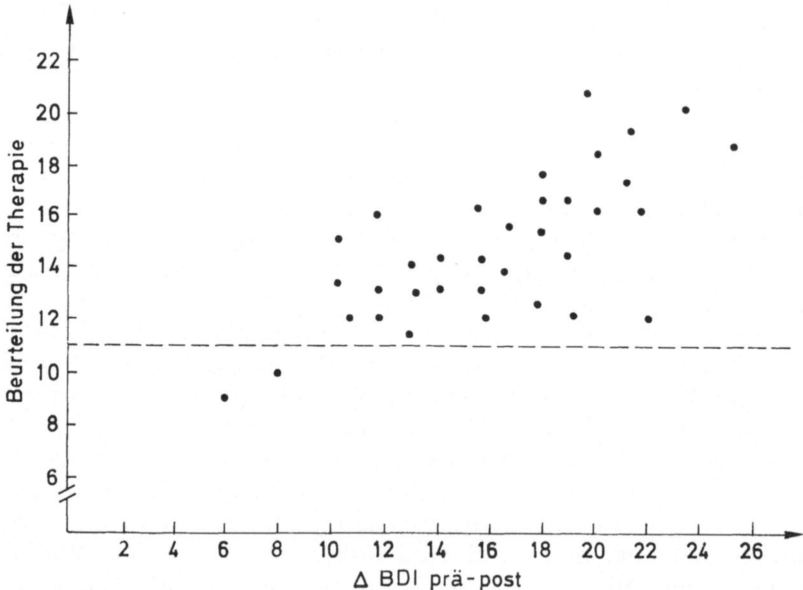

Abb. 3. Zusammenhang zwischen Beurteilung der Kognitiven Verhaltenstherapie (externes Rating) und Reduktion der BDI-Werte (prä-post) bei 36 Depressiven

ter verhaltenstherapeutisch behandelter Patienten und der Vergleich mit Patienten gleicher Diagnose anderer Kliniken könnten ebenfalls als Qualitätshinweis genutzt werden. Genutzt werden sollte auch das Urteil der Patienten und deren Angehörigen über die Kompetenz der Klinik und ihrer Mitarbeiter. Die Anzahl von Zuweisungen im Vergleich zu anderen Kliniken durch Psychiater und Psychotherapeuten von Patienten zur Verhaltenstherapie kann zu Teilen als Ausdruck von therapeutischer Kompetenz gewertet werden.

Die angesprochenen Maßnahmen mit Einfluß auf die Qualität der Verhaltenstherapie sind auch für die anderen Bereiche der Weiterbildung anwendbar.

Bei allen Überlegungen, wie sich die Weiterbildung verbessern läßt, darf nicht vergessen werden, daß deren Qualität den Patienten nutzen muß und sie nur dann erreicht werden kann, wenn eine entsprechende Motivation von Lehrenden und Lernenden vorhanden ist. Dies setzt vor allem Freude und Befriedigung an der Weiterbildung voraus und ist bei Lehrenden und Lernenden gleichermaßen durch entsprechende Aufmerksamkeit und Anerkennung, sowie durch Vorbildfunktion der Weiterbildungsermächtigten günstig zu beeinflussen.

Eine weitere Ausweitung der Arbeitsbelastung durch die Weiterbildung kann nicht wünschenswert sein, da besonders die qualifizierten Mitarbeiter auch jetzt oft schon bis an die Grenzen der Belastbarkeit mit Patientenversorgung, Lehr- und Forschungsaufgaben betraut sind und weitere Anforderungen die Leistungsfähigkeit mindern könnten, Mißmut und Demotivierung zur Folge hätten und somit einer angestrebten Qualitätssicherung und -steigerung zuwiderlaufen würden.

Literatur

Gaebel W, Strauß WH, Klieser E (im Druck) Psychotherapeutische Weiterbildung am Beispiel der Rheinischen Landes- und Hochschulklinik Düsseldorf. In: Gastpar M (Hrsg) Psychotherapeutische Weiterbildung

Hautzinger M, Stark W, Treiber R (1989) Kognitive Verhaltenstherapie bei Depressionen. Psychologie Verlags-Union, München

Hohagen F, Berger M (1993) Personelle Mehrbelastung durch die neue Weiterbildungsordnung zum Arzt für Psychiatrie und Psychotherapie. Spektrum 5: 167–171

Kunze H (1993) Brauchen wir eine Novellierung der Psychiatrie-Personalverordnung? Spektrum 6: 198–202

Margraf J, Schneider S (1990) Panik, Angstanfälle und ihre Behandlung. Springer, Berlin Heidelberg New York Tokyo

Roder V, Brenner HD, Kienzler N, Hodel B (1988) Integriertes Psychologisches Therapieprogramm bei schizophrenen Patienten (IPT). Psychologie Verlags-Union, München

Korrespondenz: Priv.-Doz. Dr. E. Klieser, Psychiatrische Klinik der Heinrich-Heine-Universität, Rheinische Landes- und Hochschulklinik Düsseldorf, Bergische Landstraße 2, D-40629 Düsseldorf, Bundesrepublik Deutschland.

Prozeßqualität

Der ärztliche Standard

E. Buchborn

Medizinische Klinik Innenstadt, Ludwig-Maximilians-Universität München, München, Bundesrepublik Deutschland

Die Ausbildung ärztlicher und medizinischer Standards ist ein zentraler Bestandteil aller Maßnahmen zur Qualitätssicherung in der Medizin. Standards dienen dabei der Optimierung und Vereinheitlichung, aber nicht der Maximierung oder Uniformierung von Leistungen im Gesundheitswesen. Standardisierungen des ärztlichen Vorgehens in Diagnostik und Therapie sind zu unterscheiden von Standardisierungen in der Gesundheitsökonomie, bei denen es um betriebswirtschaftliche Rationalisierung mit der möglichen Folge auch der Rationierung von Leistungen geht. Wegen dieser doppelten Bedeutung ist es für das Thema der Qualitätssicherung notwendig, ärztlichen Handlungsstandard und medizinischen Versorgungsstandard zu unterscheiden (Buchborn 1993).

Ärztliche Standards sind dabei Festlegungen, aus denen sich allgemein anerkannte und praktisch bewährte Richtlinien für ärztliche Entscheidungen und ärztliches Handeln in normierten oder normierbaren Situationen der Diagnostik, Indikationsstellung, Therapie und Nachsorge ergeben. An ihnen kann sich der Arzt der Qualität seiner persönlichen Erfahrung und Kompetenz vergewissern.

Medizinische Standards sind demgegenüber vorwiegend (gesundheits-) politisch determiniert und beinhalten den unterschiedlichen Leistungs- und Qualitätsstandard in den verschiedenen Versorgungsstufen des Gesundheitssystems von der stationären Maximalversorgung bis zur ambulanten Primärversorgung in der Praxis.

Die Unterscheidung zwischen ärztlichem und medizinischem Standard ist wichtig, weil unterschiedliche Zuständigkeiten für ihre Festlegungen und für ihre Einhaltung bestehen und daraus unterschiedliche Verantwortlichkeiten in der Krankenversorgung und in der Qualitätssicherung resultieren. Allerdings überschneiden sich beide vielfach und beeinflussen sich wechselseitig. Auch spielen beide eine wesentliche Rolle für die Kosten im Gesundheitssystem. Daß der ärztliche Standard Vorrang hat für das Behandlungsergebnis gegenüber einem medizinischen Versorgungsstandard, hat die Kriegsmedizin gezeigt. Unter normalen zivilisatorischen Bedingungen ist zwar die volle Wirksamkeit ärztlicher Standards von einem entsprechenden Versorgungsstandard abhängig. Aber Qualität ist zunächst ein entscheidendes Merkmal prozessualen *ärztlichen* Handelns, in das Qualitätsstandards der übrigen medizinischen Versorgung nur teilweise und nicht deterministisch eingehen (Schwartz et al. 1994).

Daß beide auch miteinander konkurrieren können, haben die öffentlichen Diskussionen im Zusammenhang mit dem letzten Bundesärztetag in Köln gezeigt: Dabei wurde den Ärzten vorgeworfen, am medizinischen Standard der gesetzlichen Krankenversicherung durch Streichungen im Leistungskatalog sparen zu wollen, um das Geld z.B. für Zahnersatz oder Hörgeräte und für Kuren an die Ärzte als Leistungserbringer des ärztlichen Standards umzuverteilen.

Ärztlicher Standard

Hiernach ergeben sich für den ärztlichen Handlungsstandard folgende Definitionen (Buchborn 1993):

- Ärztliche Standards werden systematisch entwickelt auf dem gesicherten Boden wissenschaftlicher Erkenntnisse und ärztlicher Erfahrungen, z.B. in Form eines Consensus unter den fachlich zuständigen Experten, der feststellt, was bei einem bestimmten Kenntnisstand jeweils der Fall ist, nicht aber was im Einzelfall sein soll;
- Ärztliche Standards haben die Verbindlichkeit einer Handlungsempfehlung, nicht jedoch einer rigiden Vorschrift oder Rechtsnorm, so daß Alternativen hierzu im Rahmen der Ermessens- und Therapiefreiheit nicht ausgeschlossen werden und die Eigenverantwortlichkeit des einzelnen Arztes erhalten bleibt. Nur wenige Standards, wie z.B. die Kreuzprobe vor Bluttransfusionen, sind absolut verbindlich;
- Ärztliche Standards machen ärztliches Handeln durch Sachverständigenurteil rechtlich überprüfbar und gewährleisten so den Anspruch eines Kranken auf Anwendung wissenschaftlich, d.h.methodisch gesicherter „rationaler" Diagnostik und Therapie, es sei denn, der Patient hat nach entsprechender Aufklärung der Anwendung (noch) nicht gesicherter Methoden zugestimmt, z.B. im Heilversuch, in der Arzneimittelprüfung, bei Außenseitermethoden;
- Ärztliche Standards bedürfen der Überprüfung ihrer Wirksamkeit und der ständigen Anpassung an wissenschaftlichen Fortschritt, damit ein einmal erzielter Consensus nicht Innovationen in Diagnostik und Therapie verhindert. Gleichzeitig erfordern sie eine relative Beständigkeit, um z.B. den Datenvergleich innerhalb von Langzeitstudien zu ermöglichen;
- Ärztliche Standards erfordern, um vertrauensbildend zu wirken, eine Anpassung an das individuelle Wertesystem der Patienten und die Akzeptanz der Gesellschaft.

Medizinische Standards

Die engen Wechselwirkungen zwischen ärztlichen und medizinischen Standards in der Qualitätssicherung lassen sich beispielhaft an den medizinischen Substandards der Struktur-, der Prozeß- und der Ergebnisqualität (Donabedian 1974) aufzeigen:

Die vom Krankenhausträger bereitgestellten *Standards der Strukturqualität* sind wiederum das Resultat aus verschiedenen Teilstandards. Hierzu gehört vor allem die Qualifikation der Ärzte mit den Standards ihrer Ausbildung im Medizinstudium, ihrer Facharztweiterbildung und ihrer Fortbildung. Die Festsetzung der Qualitätskriterien erfolgt dabei durch den Gesetzgeber sowie durch staatliche oder andere Prüfungsinstanzen, wie z.B. Ärztekammern. Weniger oder gar nicht standardisierbar sind dagegen persönliche Eignung und spezielle Erfahrungen einzustellender Ärzte und Chefärzte, obwohl sie den Strukturstandard, wie er im öffentlichen Urteil über die Qualität einer Klinik, ihren „Ruf", zum Ausdruck kommt, maßgeblich mitbestimmen können. Prinzipiell das gleiche gilt für die Qualitätskriterien der Pflegekräfte, technischer Mitarbeiter und des Verwaltungspersonals.

Neben den personellen bestimmen die sachlichen und organisatorischen Ressourcen eines Krankenhauses den Standard der Strukturqualität. Hierzu gehören u.a. die fachliche Gliederung, Stellenpläne und Personalschlüssel, Spezialeinrichtungen und die Medizintechnik. Schließlich wird er in den einzelnen Versorgungsstufen heute und in Zukunft unter den Auswirkungen des Gesundheits*struktur*gesetzes wesentlich vom System der Kostenerstattung mitbestimmt. Die Budgetierung sowie die geplanten Fallkostenpauschalen können auch zu Restriktionen ärztlicher Standards in Diagnostik und Therapie führen, z.B. mit Verschiebung von Operationsterminen, Einschränkung von Routinediagnostik oder Verlegung in höher dotierte Versorgungsstufen. Zusammenfassend zeigen diese Beispiele, daß und wie die Einhaltung ärztlicher Standards vom davon unabhängigen medizinischen Standard der Strukturqualität beeinflußt und limitiert werden kann.

Umgekehrt sind ärztliche Standards der Diagnostik, Indikationsstellung und Behandlung maßgeblich bestimmend für die *Standards der prozessualen Qualität*, d.h. für die alltäglichen Versorgungsabläufe im Krankenhaus, einschließlich der Aktivitäten des Personals im Pflege- und Funktionsbereich. Die Kriterien für den ärztlichen Leistungsstandard werden im einzelnen Krankenhaus vor allem durch die ärztliche Leitungsebene vorgegeben und verantwortet, können aber wiederum durch andere Faktoren wie Pflegekräftemangel, Tarifrechtsbestimmungen (Überstunden!) oder vom Personalrat beeinflußt werden. Aber unabhängig davon werden sie nicht zuletzt erst durch das persönliche Engagement und die Motivation aller Mitarbeiter bestimmt. Dies ist freilich als Maßstab für die Prozeßqualität schwieriger zu objektivieren als die Strukturqualität oder als andere prozessuale Indikatoren wie die Unterbringung, Pflegequalität, Sozialdienstleistungen, Wartezeiten oder die Güte der Krankenblattdokumentation.

Ärztliche Standards der Diagnostik und Therapie sollten schließlich entscheidend sein für die damit erreichten Behandlungsergebnisse, d.h. für einen angestrebten *Ergebnisstandard.* Solche Standards der Ergebnisqualität ließen sich aus ergebnisorientierten Qualitätssicherungsprogrammen in der Peri-/Neonatologie oder für typische Eingriffe in operativen Fächern und als Ringversuche in der Labormedizin und für die Radiologie ableiten. In der inneren Medizin bieten Stoffwechselparameter, Blutdruckwerte oder bildgebende Verfahren leicht objektivierbare Indikatoren für die auf dem ärztlichen Behandlungsstandard basierende Ergebnisqualität.

In der Psychiatrie mag dies noch am ehesten für die Psychopharmakotherapie und deren Ergebnisse zutreffen (Fauman 1989); am wenigsten für die persönlichkeitsverändernden Resultate einer analytischen Psychotherapie (Hine et al. 1982). Die Outcomes bei psychischen Störungen sind zu variabel und zu vielschichtig und hängen zu stark vom Arzt-Patienten-Verhältnis und von psychosozialen Milieufaktoren ab, um aus Ergebnisindikatoren auf ärztliche Leistungsqualität schließen zu können (Mattson 1984, hier ausführliche Literatur; Fauman 1989, Gaebel und Wolpert 1994). Voraussetzung für eine Analyse der Ergebnisqualität ist jedenfalls die Einhaltung vorgegebener ärztlicher Standards oder Leitlinien für Diagnostik, Therapie und Nachsorge auf Grund kontrollierter Studien.

Probleme der Standardisierung in der Praxis

Standardisierungen als Richtlinien für ärztliches Handeln reichen bis an die Anfänge der Heilkunde in der Antike zurück. Die hippokratische Empfehlung des „nil nocere“ ist ein frühes Beispiel für einen freilich noch wenig differenzierten Therapiestandard. Mit dem Beginn der wissenschaftlichen Medizin wurden verschiedene Entwicklungsstufen von der empirisch oder spekulativ begründeten Lehrmeinung und örtlichen Schultraditionen bis zu den Consensuskonferenzen Anfang der 60er Jahre und zur heutigen Standardisierung durchlaufen.

Das umfassendste Beispiel für diagnostische Standardisierung in der Psychiatrie ist die über Jahrzehnte verlaufende Consensusbildung der diagnostischen Klassifizierung in den verschiedenen Entwicklungsstufen der Manuals von ICD und DSM (Dilling et al. 1992). Therapeutische Behandlungsrichtlinien, die ebenfalls auf verschiedenen Consensuskonferenzen erarbeitet wurden, haben noch nicht im gleichen Umfang wie in der Diagnostik zu internationalen Standards geführt. Einem Therapiemanual der American Psychiatric Association ist sogar ausdrücklich der Warnhinweis beigefügt, daß es sich nicht um „Standards“ handele (Gaebel und Wolpert 1994).

Dabei sind ärztliche Standards ihrer Rechtsnatur nach bloße Empfehlungen ohne die Verbindlichkeit von Rechtsnormen. Sie dienen dem Arzt als Startpunkt für die Wahl seiner Maßnahmen und stellen innerhalb der methodischen Rahmenbedingungen der Medizin fest, was ist, nicht aber, was im Einzelfall sein soll, wie dies unzulässigerweise aus dem Begriff der allgemeinen wissenschaftlichen Anerkennung abgeleitet wird (Neuhaus 1980). Mißverständnisse solcher Art erklären, warum „Standard" und „Standardisierung" ärztlichen Handelns oft als Reizwort und als Einengung ärztlicher Berufsfreiheit empfunden wurden.

Diese Gefahr wird eingeschränkt durch die Therapiefreiheit und durch das ärztliche Ermessen (Buchborn 1985). *Therapiefreiheit* heißt, daß der Arzt in seiner Methodenwahl frei ist von äußeren Reglementierungen. Sie ermöglicht ihm, unabhängig von normierenden Standards, im Einzelfall diejenigen Methoden zu wählen, die nach seiner Überzeugung unter den gegebenen Umständen den größtmöglichen Nutzen für seinen Patienten erwarten lassen. Die ärztliche Therapiefreiheit ist also – ebenso wie die Schweigepflicht – kein Privileg des Arztes, sondern ein fremdnütziges Recht zugunsten des Patienten. *Ärztliches Ermessen* beinhaltet dabei die Notwendigkeit zur Entscheidung bei unsicheren Entscheidungsgrundlagen infolge fehlender wissenschaftlicher, empirischer oder rechtlicher Normen und Standards (Buchborn 1987).

Dennoch sind Gefahren der Standardisierung nicht von der Hand zu weisen, z.B. wenn die von der medizinischen Wissenschaft selbst geschaffenen, immer perfektionierter und anspruchsvoller werdenden Standards für die Rechtsprechung zum Maßstab für die Beurteilung von Sorgfaltspflichtsverletzungen herangezogen werden (Weissauer 1986). Die Medizin leistet damit ihrer weiteren Verrechtlichung und immer weiter gehenden Haftpflichtansprüchen selbst Vorschub (Buchborn 1983). Auch beinhalten Standards unvermeidlich reduktionistische Tendenzen, da sie Einflüsse aus der Lebensgeschichte und der Krankheitsdynamik ebensowenig erfassen wie Interaktionen aus der persönlichen Arzt-Patient-Beziehung.

Deshalb ist bei der Anwendung ärztlicher Standards auch zu bedenken, daß die Standards des Patienten oder des Sorgeberechtigten hinsichtlich ihrer persönlichen Rangordnung für die Ziele der Behandlung und für die Bewertung ihrer Risiken mit in die Entscheidung einbezogen werden müssen (Thomasma 1986). Die persönliche Rangordnung des aufgeklärten Patienten kann nämlich von derjenigen des Arztes und seines Standards durchaus abweichen (Gert et al. 1986). So bewerten z.B. die Patienten die Nebenwirkung einer Psychopharmakobehandlung zur Intervallbehandlung und Rezidivprophylaxe von Psychosen oft stärker, während die Ärzte die zu erwartenden Vorteile im Vordergrund sehen. Deshalb sollten ggf. auch berechtigte Forderungen der Gesellschaft an die psychiatrische Betreuung bei der Standardentwicklung mitberücksichtigt werden.

Probleme der Standardisierung in der Qualitätssicherung

So, wie ärztliche Standards sich je nach ihrer Herkunft in implizite und explizite unterscheiden lassen, kann auch eine Qualitätskontrolle nach impliziten und expliziten Kriterien erfolgen. Implizite Standards sind z.B. die sogenannten Regeln der ärztlichen Kunst (salus aegroti suprema lex, Sorgfaltspflicht, Verhaltensnormen des sogenannten Hippokratischen Eides). Sie begegnen uns bei der Behandlung Bewußtloser, Suizidaler, in der Intensivmedizin, bei der Gabe von Plazebos oder beim ärztlichen Gespräch in der Psychotherapie sowie bei der Forschung am Menschen. Es wäre zweifellos wünschenswert, die Qualität ärztlichen Handelns vor allem nach solchen impliziten Standards zu bewerten, doch sind sie – abgesehen von strafrechtlichen Übertretungen – weder quantifizierbar noch objektivierbar.

Die Komplexität und die Eingriffsmöglichkeiten der modernen Medizin mit ihrem für den einzelnen Arzt unüberschaubar gewordenen Wissensstand machen deshalb für viele Fragen und Situationen normaufstellende explizite Standards auf der Grundlage von Consensus und Konvention notwendig. Dazu gehört die Formalisierung von Entscheidungsprozessen für Standardsituationen mittels Entscheidungsbäumen bzw. Algorithmen (Gerbert et al. 1986), in der Psychiatrie vor allem die Manuale operationalisierter Diagnostik nach ICD-9 bzw. DSM-III-R oder die Durchführung und Auswertung standardisierter Interviews. Ferner sind hier die Therapierichtlinien zu nennen, wie sie sich aus Ergebnissen kontrollierter Studien ableiten lassen. Der Umfang, in dem Informationen aus solchen Standards in die Entscheidungsfindung des Einzelfalles eingehen, ist im Unterschied zu optimaler und maximaler Qualität auch als „logische Qualität" ärztlichen Handelns abgrenzbar (Vuori 1980).

Im übrigen hat die Heranziehung expliziter Standards für die Qualitätssicherung Vor- und Nachteile, zumal bei *externer Qualitätskontrolle:* Ein Vorteil ist, daß die zu Prüfenden wissen, nach welchen Kriterien ihre Leistung beurteilt wird, ein Nachteil, daß dies als inadäquate Kontrolle und Uniformierung ärztlichen Handelns mißverstanden werden kann (Donabedian 1981). Beispiel einer *internen Qualitätskontrolle* ist die klinische Supervision durch erfahrene Reviewer, die sich zunächst an deren persönlicher Erfahrung und lokalen Gegebenheiten orientiert. Allerdings können bei Verzicht auf explizite Kriterien die Resultate je nach Ausrichtung der Reviewer subjektiv verschieden ausfallen: So fanden z.B. psychodynamisch orientierte Supervisoren im Vergleich mit Verhaltenstherapeuten und Eklektikern die Patienten stärker gestört und mehr psychotherapiebedürftig und beurteilten die Behandlungsergebnisse insgesamt positiver (Cohen et al. 1981).

Weitere Probleme aus der Interferenz ärztlicher und medizinischer Standards können sich aus den konkurrierenden Zielsetzungen von Qualitätssicherung und Kostendämpfung ergeben. Während ärztliche Standards primär qualitätsorientiert sind, handelt es sich beim Wirtschaftlichkeitsgebot des Kassenarztrechtes und des GSG um einen Teil der politisch vorgegebenen medizinischen Versorgungsstandards. Qualität und Wirtschaftlichkeit einer Behandlung verhalten sich zwar komplementär, aber nicht notwendigerweise symmetrisch zueinander (Schwartz et al. 1994). Das zeigt sich an vielen Mitteilungen der Literatur, wonach nicht wenige ärztlich verordnete diagnostische oder therapeutische Maßnahmen unnötig, ungeeignet, unwirksam oder vermeidbar belastend sind (s. Begley 1987). Aber selbst dort, wo ärztliche Standards es erreichten, unnötige oder unwirksame Maßnahmen zu vermeiden und damit kostendämpfend zu wirken, blieb das Verhältnis zwischen indizierten und unnötigen Maßnahmen unverändert konstant (Lohr et al. 1986).

Mattson (1984) bezweifelt daher für die Psychiatrie, ob Ärzte überhaupt gleichzeitig an Qualitätssicherung und Kostendämpfung teilnehmen sollen. Die Absicht des GSG, leitende Ärzte aus ihren Einkünften finanziell an der Sanierung defizitärer Abteilungsbudgets zu beteiligen, kann jedenfalls durchaus zu ethischen und rechtlichen Konflikten zwischen Qualitätssicherung und Kostendämpfung führen. Nur wenn der Arzt so viel wie möglich von ökonomischen Überlegungen ferngehalten wird, kann er seiner Rolle als Advokat der Patienteninteressen am ehesten gerecht werden und die bestmögliche Behandlung gewährleisten.

Probleme der Standardisierung in der Medizin führen uns so mitten hinein auch in aktuelle gesundheitspolitische Diskussionen, die sich um die Frage drehen, wie und ob bei unvermeidlicher Limitierung der Ressourcen weiterhin ein hoher Standard medizinischer Versorgung gewährleistet werden kann. Prinzipiell dürfte diese Frage zu bejahen sein. Ein wesentlicher Bestandteil dieser Antwort ist davon zu erwarten, ob und wie sich Einführung und Anwendung ärztlicher und medizinischer Standards auf eine Verbesserung der Leistungsqualität auswirkt. Diese Evaluierung hat bisher noch kaum stattgefunden (Audet et al. 1990) und könnte zur wichtigsten Frage der Qualitätssicherung werden.

Literatur

Audet AM, Greenfield S, Field M (1990) Medical practice guidelines. Ann Int Med 113: 709–711

Begley CE (1987) Prospective payment and medical ethics. J Med Philos 12: 107–122

Buchborn E (1983) Zur Verrechtlichung der Medizin. MedR 2: 126–129

Buchborn E (1985) Therapiefreiheit und Neulandbehandlung. In: Kleinsorge H (Hrsg) Forschung am Menschen. Springer, Berlin Heidelberg New York, S 19

Buchborn E (1987) Ärztliches Ermessen. MedR 6: 221–224

Buchborn E (1993) Ärztlicher Standard; Begriff – Entwicklung – Anwendung. MedR 11: 328–333

Cohen L, Oyster-Nelson C (1981) Clinician's evaluations of psychodynamic psychotherapy. J Consult Clin Psychol 49: 583–589

Dilling H, Mombour W, Schmidt HM (1992) Internationale Klassifikation psychischer Störungen (ICD 10). Huber, Bern

Donabedian A (1974) The quality of medical care. Science 200: 856

Donabedian A (1981) Advantages and limitations of explicit criteria for assessing the quality of health care. Milbank Memorial Fund Quarterly: Health and Society 59: 99–106

Fauman MA (1989) Quality assurance monitoring in psychiatry. Am J Psychiat 146: 1121–1129

Gaebel W, Wolpert EM (1994) Qualitätssicherung in der Psychiatrie. Spektrum 23: 4–13

Gerbert B, Greenfield S, Stulbarg M et al. (1983) Clinical algorithms for medical care. Mobius 3: 6–10

Gert B, Clouser KD (1986) Rationality in medicine. J Med Philos 11: 185–205

Hine FR, Werman DS, Simpson DM (1982) Effectiveness of psychotherapy: problems of research on complex phenomena. Am J Psychiat 139: 204–208

Lohr KN, Brook RH, Kamberg CJ et al. (1986) Use of medical care in the RAND health insurance experiment. Med Care [Suppl] 24: 9

Mattson MR (1984) Quality assurance: a literature review of a changing field. Hosp Commun Psychiat 36: 605–616

Neuhaus GA (1980) Der Begriff der allgemeinen wissenschaftlichen Anerkennung. In: Neuhaus GA (Hrsg) Pluralität in der Medizin. Umschau, Frankfurt/M, S 137

Schwartz FW (1994) In: DFG-Denkschrift zur Gesundheitssystemforschung in Deutschland. VCH, Weinheim (im Druck)

Thomasma DC (1986) Philosophical reflections on a rational treatment plan. J Med Phil 11: 157–166

Vuori H (1980) Optimal and logical quality: two neglected aspects of the quality of health services. Med Care 18: 975–985

Weissauer W, zit Laufs A (1986) Arzt und Recht im Wandel der Zeit. MedR 5: 169

Korrespondenz: em. Prof. Dr. E. Buchborn, Medizinische Universitätsklinik Innenstadt, Ziemssenstraße 1, D-80336 München, Bundesrepublik Deutschland.

Qualitätssicherung diagnostischer und therapeutischer Maßnahmen im psychiatrischen Krankenhaus

W. Gaebel

Psychiatrische Klinik der Heinrich-Heine-Universität, Rheinische Landes- und Hochschulklinik Düsseldorf, Düsseldorf, Bundesrepublik Deutschland

Qualitätssicherung in der Medizin soll der Behandlungsoptimierung in allen Bereichen und auf allen Ebenen der Versorgung dienen. Sie ist Bestandteil der Berufs- und Weiterbildungsordnung sowie des Gesundheitsstrukturgesetzes. Gemäß § 137 SGBV – Art. 1 GStruktG – sind die Krankenhäuser verpflichtet,

„sich an Maßnahmen zur Qualitätssicherung zu beteiligen. Die Maßnahmen sind auf die Qualität der Behandlung, der Versorgungsabläufe und der Behandlungsergebnisse zu erstrecken. Sie sind so zu gestalten, daß vergleichende Prüfungen ermöglicht werden."

Praktisch bedeutet dies, daß das diagnostische und therapeutische Handeln künftig mit den Methoden der externen Qualitätssicherung evaluiert werden soll. Selbstverständlich hat die Ärzteschaft auch bisher Maßnahmen zur internen und externen Qualitätssicherung eigenständig und auf freiwilliger Basis durchgeführt. Klinische Institutionen unterliegen einer ganzen Reihe von Monitoringprozessen. Diese Aktivitäten werden künftig stärker systematisiert und ihre Ergebnisse vergleichend evaluiert werden müssen. Dabei darf das Augenmaß für das Sinnvolle und Machbare nicht verlorengehen.

Die folgenden Überlegungen und Materialzusammenstellungen stellen eine Auswahl vorläufiger Arbeitsergebnisse einer Arbeitsgruppe „Qualitätssicherung diagnostischer und therapeutischer Maßnahmen im psychiatrischen Krankenhaus" im Rahmen des Referats „Qualitätssicherung" der Deutschen Gesellschaft für Psychiatrie, Psychotherapie und Nervenheilkunde (DGPPN) dar (Gaebel und Wolpert 1994). Zielsetzung des Referats ist die Entwicklung und Bereitstellung des erforderlichen konzeptuellen und instrumentellen Rüstzeugs für die Einführung qualitätssichernder Maßnahmen in verschiedenen Bereichen der psychiatrischen Versorgung. Einen Überblick über die weiteren Arbeitsgruppen des Referats gibt Abb. 1.

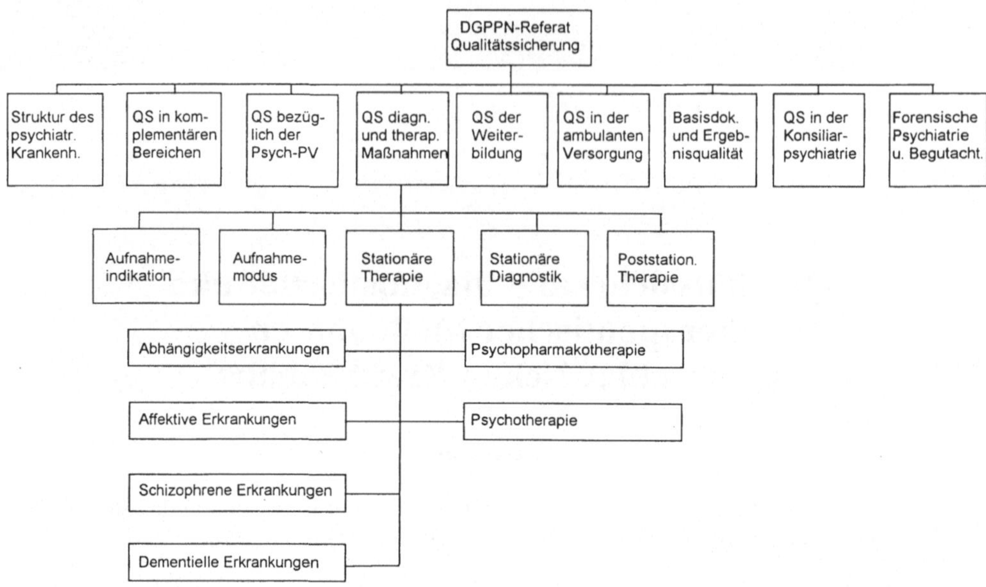

Abb. 1. Arbeitsgruppen des DGPPN-Referats „Qualitätssicherung in der Psychiatrie"

Kontext klinischer Qualitätssicherungsmaßnahmen

Versorgungskonzept

Psychiatrischer Versorgungsbedarf ergibt sich aus der Morbidität in einer definierten Region (Wing et al. 1992). Das darauf abgestimmte Versorgungsangebot ist an den Versorgungszielen ausgerichtet und entfaltet sich in einem gegliederten Versorgungssystem. Neben koordinativen Aufgaben zwecks angemessener Plazierung der Inanspruchnahmeklientel umfaßt das Versorgungsangebot eines psychiatrischen Krankenhauses vorrangig Diagnostik und (Akut-)Therapie psychischer Erkrankungen einschließlich Rehabilitation und Rückfall-/Chronifizierungs-Prophylaxe. Es orientiert sich an den übergeordneten Prinzipien der psychiatrischen Pflicht-/Vollversorgung, der Gemeindenähe sowie der Enthospitalisierung chronisch kranker Patienten (BAG der Träger Psychiatrischer Krankenhäuser 1990).

Gewährleistung und gegebenenfalls Optimierung der Quantität und Qualität des psychiatrischen Leistungsangebots stellen demnach ein übergeordnetes Versorgungskonzept dar. Für den einzelnen Patienten bedeutet dies die Garantie einer seiner Erkrankung und seinen Lebensumständen nach heutigem Kenntnisstand des Faches angemessenen Diagnostik, Behandlung und Nachsorge innerhalb und außerhalb der Klinik. Dieses Ziel ist nur durch konsequente Umsetzung expliziter Behandlungsleitlinien innerhalb adäquater Versorgungsstrukturen zu erreichen.

Klinische Versorgungsstrukturen

Unter *Struktur* wird das quantitative und qualitative Gesamt an organisatorischen, finanziellen, baulich-räumlichen, apparativen und personellen Ressourcen verstanden, die den gezielten Einsatz medizinischer Maßnahmen ermöglichen. In der Bundesrepublik Deutschland hat die Psychiatrie-Enquete (1975) entscheidende Anstöße zu einer Qualitätsverbesserung der psychiatrischen Versorgungsstrukturen gegeben. Speziell zur Struktur des psychiatrischen Krankenhauses liegen beispielsweise Zielsetzungen und Orientierungsdaten seitens der BAG der Träger psychiatrischer Krankenhäuser (1990) vor, die derzeit von der AG „Strukturqualität" des DGPPN-Referats „Qualitätssicherung" überarbeitet werden (Mühlig 1994).

Der Erlaß der Psychiatrie-Personalverordnung (Psych-PV) im Jahre 1991 war ein weiterer wesentlicher Schritt zur Optimierung der Prozeß- und Ergebnisqualität durch Verbesserung der Personalstruktur psychiatrischer Kliniken. Eine qualitätsspezifische Evaluation dieser Zusammenhänge ist spätestens ab 1996 in § 4(4,2) der Verordnung (BGBl. 1990) gefordert. Erste Überlegungen hierzu wurden vom Medizinischen Dienst der Krankenversicherer (MDK) Nordrhein (1993) vorgelegt (vgl. Kunze in diesem Band). Weitere jüngste Beispiele zur Verbesserung der Strukturqualität sind die Neuordnung der gebietsärztlichen Weiterbildung mit Entwicklung von Weiterbildungsrichtlinien für Psychiatrie und Psychotherapie (Berger 1993) sowie der Entwurf eines Lernzielkatalogs zur Psychopharmakologie für Gebietsärzte im Rahmen der AGNP (Müller-Oerlinghausen 1993a, b).

Prozeßqualität

Unter Prozeßqualität wird die Gesamtheit diagnostischer und therapeutisch-rehabilitativer Maßnahmen hinsichtlich ihrer Kongruenz zwischen expliziten Leitlinien/Standards und konkreten Durchführungsmodalitäten verstanden.

Struktur- und Prozeßqualität sind nicht immer scharf abgrenzbar. Die WHO (1991), der Landeswohlfahrtsverband (LWV) Hessen (1991), v. Cranach in einem Leitfaden für „Krankenhausbegeher" sowie der MDK Nordrhein (1993) haben Papiere vorgelegt, mit denen Struktur- und Aspekte der Prozeßqualität im psychiatrischen Krankenhaus erfaßt und problematisiert werden können. In den USA wurden im Auftrag der Health Care Financing Administration sog. „generic quality screens" entwickelt (Mattson 1992), mit denen sich Bereiche der Versorgungsqualität eines psychiatrischen Krankenhauses als Voraussetzung seiner Akkreditierung erfassen lassen.

Bereits jetzt finden eine ganze Reihe von Aktivitäten zur Sicherung der Prozeßqualität im psychiatrischen Krankenhaus statt (Böhme et al. 1994).

Ohne diese Aktivitäten in Zweifel zu ziehen ist grundsätzlich kritisch anzumerken, daß in der Psychiatrie eine funktionale, d.h. an bio-psycho-sozialen Funktionsstörungen orientierte Diagnostik und Therapie noch nicht ausreichend entwickelt ist (Gaebel 1994). Erst bei Vorliegen einer empirisch begründeten Krankheits- und Therapie-Prozeßtheorie wäre die Entwicklung von Behandlungs-Standards möglich, deren verbindliche Umsetzung prädizierbare Behandlungsergebnisse erwarten ließe. Andererseits wäre in Anbetracht der Fülle potentieller Verlaufsdeterminanten selbst dann nicht mit einer deterministischen Therapieverlaufsprognose zu rechnen (Gaebel und Awad 1994). Abgesehen davon verbleiben dem Arzt und dem Patienten immer die Freiheit der Behandlung bzw. der Arztwahl. Zur Qualitätssicherung aufgestellte „Standards" haben daher den Status von Leitlinien, aus denen am Einzelfall zu modifizierende rationale Handlungsempfehlungen abzuleiten sind.

Im folgenden wird das Spektrum stationärer Diagnostik und Therapie im Hinblick auf explizierbare Leitlinien näher betrachtet.

Aufnahmeindikation, prästationäre Diagnostik und Therapie

Der Zugang zur stationär-psychiatrischen Behandlung sollte rationalen Kriterien unterliegen. Der Operationalisierung stationärer Aufnahmekriterien kommt demnach besondere Bedeutung zu (Prunier und Buongiorno 1989). „Stationär" definiert sich z.B. nach einem Urteil des OLG Hamm (Az 20 U 327/85) „wenn der Patient ununterbrochen Tag und Nacht im Krankenhaus bleibt" und sich „der Lebensmittelpunkt des Patienten für die Dauer der Behandlung aus seiner privaten Umgebung in das Krankenhaus, das er nicht verläßt" verlagert. Krankenhausbehandlung ist schwerpunktmäßig durch ärztliche gegenüber nicht-ärztlicher Behandlung definiert (vgl. Wölk 1994).

Gemäß §112 SGBV regeln zweiseitige Verträge u.a. „Aufnahme und Entlassung der Versicherten" sowie „die Überprüfung der Notwendigkeit und Dauer der Krankenhausbehandlung". So wurde beispielsweise zwischen Kassen und Landschaftsverband Rheinland eine Vereinbarung getroffen, nach der „bis zum 3. Arbeitstag nach der Aufnahme" der zuständigen Krankenkasse vom Krankenhaus eine Aufnahmeanzeige zugeleitet werden muß, die nach entsprechender Prüfung zur Kostenzusage für zunächst maximal 8 Wochen führt. Erforderliche Inhalte der Aufnahmeanzeige sind in §301 SGBV geregelt und umfassen u.a. Aufnahmegrund, Einweisungs- und Aufnahmediagnose.

Strukturell erfüllt eine zentrale Aufnahme/Vorschaltambulanz am ehesten die Funktion einer Nahtstelle im ambulant/stationären Übergangsbereich. Ein möglichst konstantes, erfahrenes Behandlungsteam ermöglicht eine kompetente Prüfung der Aufnahmeindikation sowie ggf. eine gezielte (teil-)stationäre Plazierung bzw. – bei nicht gegebener Aufnahmeindikation – ein ambulantes Beratungs/Therapieangebot oder sachkundige Weitervermittlung an andere Einrichtungen der Region.

In Anlehnung an Kriterien der APA (Mattson 1992) lassen sich für eine stationäre *Akut*behandlung folgende *Aufnahmeindikationen* formulieren (Tabelle 1).

Die beiden an erster Stelle aufgeführten Kriterien sind die in den länderspezifischen Psych-KGs gültigen Bedingungen einer zwangsweisen gerichtlichen Unterbringung. Das Kriterium der Selbstgefährdung ist allerdings im Einzelfall weiter zu fassen und auf *krankheitsbedingte erhebliche Interferenzen mit einer selbstbestimmten Lebensführung*, d.h. einen *aktuellen* und potentiell reversiblen Verlust sozialer Kompetenz (z.B. erfaßt mit der Global Assessment of Functioning (GAF) Scale, Achse V des DSM-IV, APA 1994) auszudehnen, sofern dieser nur mit stationären Behandlungsmöglichkeiten aufgefangen werden kann. Diese Definition wird vor allem durch Befunde einer ungünsti-

Tabelle 1. Indikationskriterien stationärer Behandlung (Mattson 1992)

- Selbstgefährdung
- Fremdgefährdung
- Gerichtliche Unterbringung
- Erfolglosigkeit ambulanter Behandlung
- Psychiatrische/internistische Begleiterkrankung

geren Verlaufsprognose bei verspätet einsetzender (somatischer) Behandlung schizophrener Psychosen gedeckt (Wyatt 1991). Das Vorliegen einer Krankheitsdiagnose allein ist in der Regel als Aufnahmegrund nicht ausreichend. Immer ist entsprechend dem Prinzip der Nachrangigkeit stationärer Behandlung (§39 SGBV) zu prüfen, ob andere Behandlungsmöglichkeiten besser geeignet wären und gegebenenfalls zur Verfügung stehen („ambulant vor stationär"). Dies umfaßt auch die Berücksichtigung des zur Verfügung stehenden sozialen „Support"-Systems.

Bei eher protrahiert *subakutem* Krankheitsverlauf ist die erwiesene Erfolglosigkeit adäquater ambulanter Vorbehandlung ein entscheidendes Aufnahmekriterium – beispielsweise in einer Spezialstation für therapieresistente Verläufe –, aber auch die Notwendigkeit einer nur stationär gewährleisteten intensiven Therapiemöglichkeit. In derartigen Fällen ist auch eine prästationäre Diagnostikphase denkbar. Bei gesichertem *chronischem* Verlauf wird die Indikation zur Aufnahme in einer mittel- bis langfristig rehabilitativ ausgerichteten Einrichtung zu prüfen sein. Andernfalls kommt das Spektrum teilstationärer, komplementärer und ambulanter Einrichtungen in Betracht. Subakute und chronische Verläufe sollten möglichst eindeutig operationalisiert sein. Im Zweifel sollten die intensiven stationären Diagnostik- und Behandlungsmöglichkeiten allen Patienten mit problematischen Verläufen offenstehen, sofern nicht Kontraindikationen dem entgegenstehen.

§ 115a SGBV regelt die vor- und nachstationäre Behandlung im Krankenhaus. Vorstationäre Behandlung dient danach der Abklärung der Erforderlichkeit oder Vorbereitung einer vollstationären Behandlung. Sie ist zeitlich auf maximal drei Tage innerhalb von fünf Tagen begrenzt. In der Psychiatrie sind prästationäre Diagnostik und Therapie auf Ausnahmefälle beschränkt.

Eine wesentliche Aufgabe im Vorfeld der indizierten Klinikaufnahme ist die Entscheidung über die patienten- und krankheitsgerechte Plazierung im Krankenhaus, insbesondere bei vorhandener Gliederung in Fachabteilungen und Spezialstationen. Bei einer sog. inneren Sektorisierung der Klinik ergibt sich eine Plazierung nach regionalem Wohnbezirk. Ein formales Entscheidungskriterium für die innerklinische Plazierung ist ansonsten zunächst der jeweilige Aufnahmemodus (freiwillig oder gerichtlich). In den Fällen gerichtlicher Unterbringung kommen in der Regel geschlossene Stationen (gegebenenfalls eine forensische Abteilung) in Frage. Weitere Kriterien sind das Vorhandensein von bzw. freie Bettenkapazität in Spezialabteilungen/-stationen der Klinik (s.u.).

Die genannten Aufgaben können beispielsweise durch eine *Patientenleitstelle* wahrgenommen werden. Ihr kommt eine Schlüsselfunktion bei der Koordination von intra- und extramuralen Therapiemaßnahmen vor allem bei längerfristig auf Hilfestellung im psychiatrischen Versorgungssystem angewiesenen Patienten zu.

Stationstypen und Stationskonzepte

Die Frage der Anwendung eines Durchmischungsprinzips bzw. einer innerklinischen Spezialisierung wird kontrovers diskutiert (Hole 1994); die Entscheidung für ein bestimmtes Prinzip hängt nicht zuletzt von der Größe der Klinik/Abteilung ab. Verschiedene Modelle spezialisierter Versorgung können unterschieden werden:

- Notfallaufnahme/Intensivstation
- Kriseninterventionsstation
- Geschlossene vs offene Stationen
- Spezialstationen

Spezialstationen/-abteilungen können nach den Gesichtspunkten altersspezifischer (z.B. Gerontopsychiatrie), diagnosenspezifischer (z.B. Depressionsstation) und therapiespezifischer Indikation (z.B. Psychotherapiestation) weiter unterteilt werden. Die Entscheidung für oder gegen derartige Spezialisierungen entbehrt in der Regel einer empirisch ausreichend belegten Grundlage. Es erscheint allerdings plausibel, daß – zumal in Großkliniken – eine Aufgabenteilung und wechselseitige Ergänzung therapeutischer Angebote ein sinnvolles Prinzip darstellt.

Qualitätskriterium einer diagnostisch-therapeutisch nach expliziten Kriterien arbeitenden Abteilung/Station ist das Vorliegen eines alle Mitarbeiter einbeziehenden Behandlungskonzepts (z.B. WHO 1991) beispielsweise zu folgenden Aspekten:

- Zielklientel
- Behandlungsziele
- Behandlungsvoraussetzungen
- Behandlungsangebote
- Therapeutisches Milieu
- Tagesstruktur/Wochenplan
- Gesamtbehandlungsplan

Charakteristika des „Stationsklimas" entscheiden mit über die Qualität eines stationären Behandlungsresultats (Collins et al. 1984). Hierzu rechnen auch die Aufnahmemodalitäten, d.h. Art und Umstände der Aufnahme im Krankenhaus und speziell auf der Station, die vermutlich auf die Motivation des Patienten und seiner Angehörigen zur therapeutischen Kooperation Einfluß haben. Es ist daher erforderlich, daß dem Patienten *Informationen* in einer seinen momentanen Auffassungsmöglichkeiten gemäßen Art vermittelt werden (Tabelle 2).

Tabelle 2. Patienteninformationen bei stationärer Aufnahme

- Gegebenenfalls juristische Einspruchsmöglichkeiten
- Zimmer und Privatbereich
- Sanitäre und Gemeinschaftsräumlichkeiten
- Ausgangsregelung
- Besuchszeiten
- Stationsordnung
- Tagesablauf einschließlich Therapieangebote
- Zuständiges ärztliches Personal
- Pflegerisches Bezugspersonal
- Mitpatienten

Stationäre Diagnostik und Therapie

Aufgrund der Komplexität psychischer Erkrankungen hinsichtlich dispositioneller, auslösender, unterhaltender und chronifizierender Bedingungen sind psychiatrische Diagnostik und Therapie *mehrdimensional* orientiert. In allen Versorgungsangeboten sind demnach biologische, psychologische und soziale Aspekte gleichermaßen zu berücksichtigen und individuell zu gewichten. Ein heuristisches dignostisch-therapeutisches Konzept in der Psychiatrie stellt derzeit das sog. Vulnerabilitäts-Streß-Modell dar (Nuechterlein 1987).

Die Einbettung psychischer Erkrankungen in die individuelle Lebensgeschichte mit dementsprechend individuellen Verläufen erfordert streng individualisierte Behandlungspläne, die die Anwendung pauschalierter Abrechnungskonzepte/Fallpauschalen ausschließen (Crome und Kruckenberg 1994).

Die genannten Aufgaben sind unter klinischen Bedingungen nur *multiprofessionell* und partizipativ im Rahmen eines Gesamtbehandlungsplans zu bewältigen. Stationäre Einrichtungen mit einem differenzierten Leistungsangebot und entsprechend qualifiziertem Personal ermöglichen es, daß je nach Versorgungsbedarf – d.h. je nach Art, Verlaufsstadium und Behandlungsprognose einer Erkrankung, ihrer individuellen Bewältigungsmöglichkeiten sowie der Verfügbarkeit und Adäquatheit extramuraler psycho-sozialer Supportsysteme – diagnostisch-therapeutische und/oder rehabilitative Schwerpunkte gesetzt werden können.

Klinische Diagnostik

Psychiatrische Erkrankungen werden durch psychopathologische Merkmale – Störungen des Erlebens, Befindens und Verhaltens – und deren zeitlichen Verlauf definiert. Eine Abweichung psychischer Funktionen im Sinne eines *psychopathologischen Befundes* wird aus der direkten *Verhaltensbeobachtung* sowie durch gezielte *Exploration* aus den Äußerungen des Patienten anhand inhaltlicher und formaler Beurteilungskriterien unter Berücksichtigung eigen-

und fremdanamnestischer Angaben abgeleitet. Inhalte und Technik der Exploration sind Bestandteil der ärztlichen Aus- und Weiterbildung. Der *klinische Befund* umfaßt neben dem psychopathologischen auch den körperlich-neurologischen Befund. (Bezüglich weiterer Einzelheiten sei auf die psychiatrische Standardliteratur verwiesen.)

Beurteilungsskalen werden in der Routineversorgung üblicherweise nicht eingesetzt. Zur Objektivierung des Schweregrads und der psychopathologischen Struktur des Aufnahme- und Entlassungsbefundes sowie des klinischen Therapieverlaufs ist deren Einsatz allerdings sinnvoll und notwendig. Auch für die Indikationsstellung und Durchführung verhaltenstherapeutischer Maßnahmen ist die protokollierte Selbst- und Fremdbeobachtung von Verhaltensbesonderheiten erforderlich.

Vor allem in der Postakut- und Langzeitbehandlungsphase spielen auch andere als psychopathologische Zielkriterien eine Rolle, z.B. Arbeitsfähigkeit, Sozialkontakte, Rückfallgefährdung, Behinderungen, Lebensqualität und unerwünschte Therapieeffekte (vgl. Möller in diesem Band). Entsprechend der Mehrdimensionalität der Ursachen, Bedingungen und Therapiemöglichkeiten psychiatrischer Erkrankungen ist eine *Zusatzdiagnostik* erforderlich, die dem fortschreitenden ätiopathogenetischen Kenntnisstand und der Entwicklung moderner Diagnostik entspricht. Neben testpsychologischen Methoden, z.B. zur Persönlichkeits-, Intelligenz- oder neuropsychologischen Diagnostik, ist hier vor allem eine differenzierte Somatodiagnostik zu erwähnen, die beispielsweise bei schizophrenen Ersterkrankungen voll zum Einsatz kommt (Tabelle 3).

Für die abschließende diagnostische Zuordnung stehen operationale *Diagnosesysteme* wie z.B. ICD-10 (Dilling et al. 1992) oder DSM-IV (APA 1994) zur Verfügung. Zur Qualitätssicherung der Diagnostik dienen z.B. Supervision durch Oberarzt- und Chefvisiten, Weiterbildungs- und Fallkonferenzen sowie regelmäßige Ratertrainings.

Auch an operationalen Diagnosen bleibt die *prognostische* und *differentialtherapeutische Validität* problematisch, da eine ätiopathogenetisch validierte Nosologie und daran orientierte Therapie-Theorie psychischer Erkrankungen fehlt. Therapeutische *Indikationsstellungen* basieren dementsprechend eher auf „Zielsyndromen" als auf Diagnosen. Ein wesentliches Qualitätskriterium ist, daß Behandlungsindikationen unter sorg-

Tabelle 3. Methoden psychiatrischer Somatodiagnostik

- Körperlich-neurologische Untersuchung
- Klinisches Labor
- Liquordiagnostik
- Dopplersonographie
- Elektroencephalographie (EEG)
- Ereigniskorrelierte Potentiale (EKP)
- Craniale Computer-Tomographie (CCT)
- Magnet-Resonanz-Tomographie (MRT)

fältiger Nutzen/Risiko-Abwägung gestellt werden. Dies setzt Kenntnisse der spontanen und therapeutischen Verlaufsprognose voraus. Entsprechende Prädiktoren sind allerdings bisher unzureichend validiert und bedürfen dringend weiterer Aufmerksamkeit in der Forschung (Gaebel und Awad 1994).

Klinische Therapie

Alle therapeutischen Maßnahmen sind grundsätzlich in einem *Gesamtbehandlungsplan* (Munich 1990, Munich et al. 1990) aufeinander abzustimmen. Dieser strukturiert das therapeutische Vorgehen inhaltlich und zeitlich unter Berücksichtigung der Behandlungsprognose. Als Dokument dieses Planungsprozesses kommt der psychiatrischen Krankengeschichte zentrale Bedeutung zu (Van Vort und Mattson 1989). Zunächst sind die innerhalb eines zeitlichen Rahmens angestrebten *Therapieziele* anhand therapeutischer *Zielgrößen* – möglichst im Konsens zwischen Behandler und Patient – festzulegen, wie z.B. Symptomatik, Suizidalität, soziale Kompetenz oder aber die temporäre Akzeptanz unvermeidlicher Behandlungsnebenwirkungen.

Therapieziele sind anhand der definierten Zielgrößen fortlaufend zu überprüfen und veränderten Gegebenheiten anzupassen, die rigide und zeitlich unbefristete Durchführung eines einmal aufgestellten Behandlungsplans ist nicht angemessen – eine Forderung, die die Therapieevaluationsforschung allerdings vor ungelöste Methodenprobleme stellt. Zur methodischen Erfassung der Zielgrößen und ihrer quantitativen Bewertung sind *Zielkriterien* festzulegen, anhand derer die therapeutische Ergebnisqualität (s.u.) beurteilt werden kann, z.B.:

Meßinstrumente

- global (z.B. Arzturteil, CGI)
- spezifisch (z.B. Depressionsskalen, Angstskalen)
- Fremdbeurteilung (z.B. AMDP-System)
- Selbstbeurteilung (z.B. PDS, SCL-90)

Therapie-Responsekriterien

- Besserungsquotient
- Remissionsgrad
- Rückfallrate

Psychiatrische Therapie umfaßt ein Spektrum verschiedener *Therapieformen* (Tabelle 4), deren korrekter – isolierter, kombinierter oder sequentieller – Einsatz durch qualitätskontrollierende Maßnahmen zu sichern ist.

Neben empirisch nachweislich hochwirksamen Therapiemethoden finden allerdings auch eine Reihe unzureichend evaluierter Methoden klinische Anwendung (vgl. Grawe et al. 1994). Hier ist die Entwicklung einer empirischen Qualitätsbasis eine wichtige Zukunftsaufgabe.

Behandlungsstandards und Möglichkeiten der Qualitätskontrolle sind bisher in der psychiatrischen Pharmakotherapie am weitesten entwickelt. Sie hat somit Vorbildcharakter für die Entwicklung psychiatrischer Behandlungsstandards und wissenschaftlicher Methoden der Therapieevaluation. Die American Psychiatric Association (Kane et al. 1992) hat beispielsweise zur Qualitätskontrolle stationärer Psychopharmakotherapie orientierende Beurteilungskriterien vorgeschlagen (Tabelle 5).

Tabelle 4. Psychiatrische Therapieverfahren

Somatotherapie	Pharmakotherapie Schlafentzugsbehandlung EKT Lichttherapie Internistische Begleitbehandlung
Psychotherapie (Einzel-/Gruppenverfahren)	Therapeutisches Basisverhalten Kognitive und Verhaltenstherapie Tiefenpsychologische Verfahren Interpersonale Therapie Andere empirisch belegte Verfahren
Entspannungsverfahren	Autogenes Training Progressive Relaxation
Soziotherapie	
Sozialarbeiterische Beratung	
Andere Begleittherapien	Psychiatrische Pflege BT/AT Psychologische Trainingsprogramme Training lebenspraktischer Kompetenz Angehörigenarbeit Kreativtherapien Freizeit- und Kommunikationsangebote Laienhilfe Bewegungstherapie Physiotherapie
Kombinationstherapien	

Zur Qualitätssicherung bedarf es u.a. der Vermittlung entsprechender Behandlungsleitlinien im Rahmen der Weiterbildung zum Gebietsarzt für Psychiatrie und Psychotherapie (Berger 1993, Müller-Oerlinghausen 1993a,b).

Unter *Indikationsstellung* wird die syndrom-/diagnose- und prognosebezogene Auswahl an Therapieformen und deren Abstimmung aufeinander anhand folgender Kriterien verstanden:

Differentialindikation

- Anamnese
- Syndromaler bzw. diagnostischer Subtyp
- Suizidalität
- Therapeutisches Wirkprofil
- Nebenwirkungsprofil
- Alter
- Komorbidität
- Patientenpräferenz

Absolute/relative Kontraindikationen
Risiko/Nutzenanalyse

Tabelle 5. Qualitätskriterien psychiatrischer Pharmakotherapie (Kane et al. 1992)

- Behandlungsindikation
- Dokumentation
- Dosisrange
- Behandlungsdauer
- Begleitmedikation
- Unerwünschte Arzneimittelwirkungen
- Relative Kontraindikationen

Behandlungsleitlinien (Guidelines) legen die Durchführungsmodalitäten einer indizierten Behandlung bei einem bestimmten Krankheitsbild unter Berücksichtigung individuell erforderlicher Varianten fest. Sie müssen darüberhinaus nach der jeweiligen Krankheitsphase und den entsprechenden Behandlungszielen modifiziert werden:

- Akutbehandlung (Wochen – Monate)
- Remissionsstabilisierung (Monate)
- Symptomsuppression (Jahre)
- Rückfallprophylaxe (Jahre)

Diese Durchführungsrichtlinien lassen sich weiter differenzieren (Tabelle 6).

Tabelle 6. Durchführungsrichtlinien psychiatrischer Therapie

Patientenaufklärung	
Applikationsmodus	z.B. Psychotherapie: liegend/sitzend, Einzel-/Gruppentherapie z.B. Pharmakotherapie: oral/i.v./i.m. (Depot)
Dosisrichtlinien	z.B. Psychotherapie: Frequenz/Dauer z.B. Pharmakotherapie: Tagesdosis/Dosisverteilung/Serumspiegel
Therapieprozeßmerkmale	
Begleitdiagnostik	
Nebenwirkungsmonitoring	
Kombinationsregeln/Wechselwirkungen	
Sequenzierungsregeln	
Compliancemonitoring	
Behandlungsdauer	

Therapieresistenz unter einer lege artis durchgeführten Behandlung stellt schließlich hinsichtlich ihrer Identifizierung und Überwindung besondere Anforderungen an die therapeutische Qualitätskontrolle. Hierzu sind in den letzten Jahren z.B. für depressive Erkrankungen Leitlinien für gestufte therapeutische Vorgehensweisen empfohlen worden (z.B. Helmchen 1990). Der Erfolg einer Probebehandlung kann möglicherweise das Ansprechen auf ein bestimmtes Therapieverfahren frühzeitig prädizieren (Gaebel 1993).

Aus Gründen der Praktikabilität sollte Prozeßqualität krankheitsartenorientiert an einer repräsentativen Zufallsstichprobe und bei entsprechenden Dokumentationsmöglichkeiten fortlaufend prospektiv evaluiert werden (Eichhorn 1987). Als sogenannte *Tracerdiagnosen* sollten diejenigen ausgewählt werden, die beispielsweise im Klinikkrankengut prävalieren oder besondere Behandlungsanforderungen stellen (s. u.).

Behandlungsleitlinien liegen für verschiedene – z.B. schizophrene und depressive – Erkrankungen vor (Andrews et al. 1986, Armstrong und Andrews 1986, APA 1989, Kissling 1991, Rush 1993, Möller 1993). Sie beruhen auf Konsensbildung, in die neben dem Ergebnis von Literaturrecherchen Expertenmeinungen und die Behandlungserfahrungen von Praktikern eingehen. Ein entsprechender Konsensbildungsprozeß wurde derzeit auch seitens der DGPPN initiiert (vgl. Abb. 1).

Poststationäre Therapie

Qualitätsmerkmal stationärer Behandlung ist u.a. eine adäquate *Entlassungsplanung*, die bereits mit der Aufnahme eines Patienten beginnt. Die entsprechenden Maßnahmen umfassen ggf. *Kooperation mit extramuralen Diensten*, die Ausformulierung von *Weiterbehandlungsempfehlungen* mit entsprechender Erstellung eines *Entlassungsbriefs* an nachbehandelnde Kollegen/Institutionen. Zu entscheiden ist dabei auch über die Nutzung von *Weiterbehandlungsmöglichkeiten im Krankenhausumfeld* (z.B. andere Station/Abteilung, Tages-/Nachtklinik oder Ambulanz/Poliklinik).

§ 115a SGBV regelt speziell die Möglichkeit einer nachstationären Krankenhausbehandlung, die der Sicherung oder Festigung des Behandlungserfolges dient und zeitlich auf längstens sieben Tage innerhalb von 14 Tagen begrenzt ist. Es wird zu prüfen sein, inwieweit dieses vor allem für die operativen Fächer sinnvolle Modell auch in der Psychiatrie praktikabel ist.

Ergebnisqualität

Ergebnisqualität kann als das Ausmaß an Kongruenz zwischen Behandlungziel (Soll) und Behandlungsergebnis (Ist) definiert werden. Sie ist zweifellos die wichtigste Größe in der Qualitätssicherung, aufgrund der Komplexität psychiatrischer Krankheitsverläufe aber am schwierigsten zu erfassen. Selbst unter optimalen Behandlungsbedingungen (Strukturqualität) und lege artis durchgeführter Therapie (Prozeßqualität) steht das Behandlungsergebnis nicht notwendigerweise in linear-funktionaler Abhängigkeit zu diesen Eingangsgrößen. Grimshaw und Russell (1993) kommen anhand einer Literaturübersicht zu der Schlußfolgerung, daß der Einsatz klinischer „Guidelines" desto effektiver, d.h. ergebnisrelevanter ist, je mehr es sich um interne, direkt patientenbezogene und spezifisch edukative Programme handelt. Ein Beispiel hierfür ist die sinnvolle Verbindung eines klinischen Qualitätsreviews mit Weiterbildungsmaßnahmen, z.B. in klinischer Psychopharmakologie (Awad 1987). Häufig wird allerdings ein suboptimales Therapieergebnis erst dann zur vertieften Analyse der Behandlungsbedingungen führen, wenn es nicht mehr in einem definierten Toleranzbereich liegt.

Ein globales Effizienzmaß stationärer Behandlung ist die *Verweildauer*. § 112 SGBV regelt speziell diesen Aspekt der stationären Behandlung, wobei den MDK eine Kontrollfunktion zukommt (Wölk 1994). Naturgemäß ist diese einfach zu erfassende Meßgröße mehrfach determiniert und somit kein eindeutiger Indikator der Ergebnisqualität. Kurze Verweildauern reflektieren nicht notwendig eine erfolgreichere Behandlung als lange Verweildauern – und umgekehrt. Patientenstruktur und regionale Versorgungsbesonderheiten spielen eine konfundierende Rolle, ohne deren Berücksichtigung Fehlschlüsse unvermeidlich sind (vgl. Böhme et al. 1994). Als relativ einfach zu erhebende Meßgröße kann dieser Indikator aber in einem internen Qualitätssicherungsprozeß als Ausgangspunkt eines „auditing" mit Klärung der Bedingungen sehr langer Verweildauern bei definierten Diagnosegruppen dienen (Mai et al. 1993).

Eine differenzierte Erfassung von Ergebnisqualität in der Psychiatrie hat die Mehrdimensionalität des *„Outcome"* psychischer Erkrankungen zu berücksichtigen (Tabelle 7).

Zu unterscheiden ist ferner zwischen stationärem (Kurzzeit-) und poststationärem (Langzeit-) Outcome, der nur durch *katamnestische* Erhebungen zugänglich ist. Die verschiedenen Outcome-Merkmale stellen nichtredundante Beurteilungskriterien dar, die auf partiell korrelierte, relativ stabile longitudinale Funktionssysteme verweisen („Open linked systems", Strauss und Carpenter 1977), deren Erhebungsnotwendigkeit verlaufsstadienspezifisch variiert. Konzeptualisierungen zur *„Lebensqualität"* (z.B. Awad 1992) berücksichtigen vor allem auch das subjektive Patientenurteil in der Ergebnisqualität. Die Konsumentenorientierung spielt eine zunehmende Rolle in der Qualitätssicherung. Allerdings werden hierbei diagnostische Interaktionen beobachtet, deren Ursache noch unklar ist (Kelstrup et al. 1993).

Die genannten Beispiele verdeutlichen, wie komplex die Erfassung der Ergebnisqualität sein kann. Aus diesem Grunde wird häufig ein Risikomanagement bevorzugt, das sich auf unerwünschte *„Patientenereignisse"* wie sta-

Tabelle 7. Outcome-Merkmale psychiatrischer Therapie

- Psychopathologische Symptome/Syndrome
- Kognitive Defizite
- Rückfallgefährdung
- Psychosoziale Beeinträchtigung
- Bewältigungsverhalten
- Subjektives Wohlbefinden
- „Lebensqualität"
- Therapienebenwirkungen

Tabelle 8. Auswahl psychiatrischer Risikoindikatoren (besondere Vorkommnisse/Komplikationen)

- Todesfälle
- Unfälle
- Suizide/Suizidversuche
- Therapiekomplikationen
- Aggressivität/Tätlichkeiten
- Ausgangsbeschränkung/Isolierung
- Fixierung

tionäre Zwischenfälle und Behandlungskomplikationen (Way et al. 1985, Liptzin 1991) mit dem Ziel ihrer Prävention (Kibbee 1988, Clements et al. 1985) bezieht (Tabelle 8).

Selbstverständlich erlauben derartige Indikatoren nur eine relativ globale Abschätzung der Versorgungsqualität, die bei retrospektiver Analyse unter Umständen erst nach erheblicher Latenz zu Qualitätsverbesserungen führt. Dies gilt auch für das Drug Monitoring (Molnar und Feeney 1985, Helmchen et al. 1985, Cole und Katz 1988), sofern es nicht „on-line" durchgeführt wird und unmittelbare Konsequenzen nach sich zieht.

Rahmenbedingungen qualitätssichernder Maßnahmen

Die psychiatrische Krankengeschichte ist – neben der Pflegedokumentation – das zentrale *Dokumentationsinstrument* für alle am Patienten durchgeführten Erhebungen, Beobachtungen, therapeutischen Maßnahmen und Behandlungsresultate, dem neben klinischen (Behandlungsplanung, Qualitätskontrolle, Edukation, Forschung) nicht zuletzt auch juristische Funktionen zukommt. Informationen, die enthalten sein sollten (vgl. LWV Hessen 1991), zeigt Tabelle 9.

Als Dokument von Therapieprozessen und Behandlungsergebnissen und somit als Quelle für Qualitätsanalysen („Medical audit") ist sie aufgrund ungenügender Standardisierung dennoch nur bedingt zu gebrauchen. Dies gilt z.B. dann, wenn im Gesamtbehandlungsplan Behandlungsziele nicht explizit formuliert sind, was Voraussetzung für einen individuell normierten Ist/Soll-Vergleich ist. Deshalb wird als Minimalkatalog eine EDV-kompatible psychiatrische Basisdokumentation (BADO, Dilling et al. 1983) empfohlen. Für weiterführende Zwecke der Qualitätssicherung ist sie allerdings ebenfalls unzureichend, da sie keine Prozeß- und Ergebnisvariablen mitführt. Aber auch eine reine Leistungsdokumentation gibt noch keine Garantie für die Qualität diagnostischer und therapeutischer Maßnahmen. Eine für die Zwekke einer Qualitätssicherung geeignete Erweiterung der Basisdokumentation sollte folgende Module umfassen (vgl. Cording in diesem Band):

Tabelle 9. Inhalte stationär-psychiatrischer Dokumentation

Aufnahmeformalitäten	Patientenidentifikation Aufnahmemodus Juristischer Status Einverständniserklärung
Vorgeschichte	
Aufnahmebefunde	
Ggf. Beurteilungsskalen	
Zusatzdiagnostik	
Konsiliarbefunde	
Diagnostische Erörterung	Syndromatisch Nosologisch Syndromgenetisch Differentialdiagnostisch
Prognostische Erörterung	Kurzfristig Langfristig
Vorläufige Diagnosen	
Therapieziele	Medizinisch-psychiatrisch Pflegerisch Soziotherapeutisch Psychotherapeutisch AT/BT
Behandlungsplan	Medizinisch-psychiatrisch Pflegerisch Soziotherapeutisch Psychotherapeutisch AT/BT
Therapieverlauf und Behandlungsergebnisse	Medizinisch-psychiatrisch Pflegerisch: Verlaufskurve, Pflegebericht Psychotherapeutisch Soziotherapeutisch AT/BT
Spezialdokumentation	Patientenaufklärung Regelmäßige Einschätzungen zur Suizidalität Besondere Vorkommnisse Fixierungen Therapiekomplikationen
Dokumentationsfrequenz/ Behandlungsbereich	Regelbehandlung Intensivbehandlung Behandlung Schwer- und Mehrfachkranker Psychotherapie Rehabilitative Behandlung
Dokumentationsinstanz	Arzt Pflegepersonal AT/BT Andere therapeutische Dienste

- Diagnostik
- Therapieprozeß
- Verlauf
- Outcome

Unter bestimmten Voraussetzungen (z.B. vergleichbare Patientenstruktur) erlaubt ein solches Instrument begrenzte externe Qualitätsvergleiche zwischen verschiedenen Kliniken. Erst auf der Basis einer prozeß- und ergebnisbezogenen Dokumentation aus verschiedenen Institutionen einer Region wäre eine Gesundheitsberichterstattung möglich, die eine gezielte Versorgungsplanung erlaubt. Strukturdaten allein sind dazu nicht in der Lage. Voraussetzung externer Qualitätssicherung sind weiterhin adäquate Methoden der Datenverarbeitung im Rahmen eines qualifizierten *Informationsmanagement* (Craig und Mehta 1984, Schröder 1993).

Interne und externe Qualitätssicherung sind nur bei entsprechend vorhandener *Organisation* möglich. Hier sind entsprechende innerbetriebliche Strukturen zu schaffen. In der Literatur zur Qualitätssicherung im Krankenhaus wird Qalitätssicherung folgerichtig als Teil eines umfassenden Qualitätsmanagements (z.B. Eichhorn 1987, Kaltenbach 1991) aufgefaßt, wobei spezielle Organisationsformen, z.B. die Einführung von Qualitätsbeauftragten und -kommissionen sowie die (in Japan entwickelten) Qualitätszirkel als Modell partizipativer Gruppenarbeit (Antoni 1990) beschrieben werden. Einige allgemeine Grundsätze zur innerklinischen Organisation qualitätssichernder Maßnahmen zeigt Tabelle 10 (Eichhorn 1994).

Maßnahmen zur internen Qualitätssicherung müssen schließlich als selbstverständliche Verpflichtung aller Beteiligten begriffen werden. Für die

Tabelle 10. Organisationsprinzipien zur Qualitätssicherung im Krankenhaus (modifiziert nach Eichhorn 1994)

- Interne eigenverantwortliche Qualitätssicherung
- Fakultative externe Beratung
- Infrastrukturelle Voraussetzungen
  - Psychiatrische Basisdokumentation
  - Pflegedokumentation
  - Qualitätssicherungskommission
  - (Über-) regionale Dokumentationsauswertung
- Einzelfallanalyse bei statistischer Abweichung festgesetzter Qualitätsmerkmale
- Inhaltliche Strukturierung
  - Auswahl der Leitprobleme (Indikatoren)
  - Beurteilungsansatz (Struktur, Prozeß, Ergebnis)
  - Beurteilungsmethoden
  - Beeinflussungsstrategien
- Methodenvielfalt
  - Überbetriebliches Routineprogramm
  - Innerbetriebliches Spezialprogramm

entsprechenden Aufgaben müssen die Mitarbeiter angemessen sensibilisiert werden. Die Entwicklung einer notwendigen Infrastruktur und Kultur sollte schrittweise erfolgen, die gewählten Schwerpunkte sollten möglichst klar eingegrenzt werden, neben überbetrieblichen externen sollten innerbetriebliche interne Programme aufgebaut werden. Für die Entwicklung einer überbetrieblichen regionalen QS erscheint zunächst ein Verbundmodell einzelner Kliniken sinnvoll, bevor an einen flächendeckenden Programmeinsatz mit Unterstützung der jeweiligen LÄK gedacht wird.

Voraussetzung für qualitätssichernde Maßnahmen ist eine empirisch-wissenschaftliche Basis mit entsprechendem *Forschungsbedarf*. Dessen Umsetzung erfordert die Etablierung einer forschungsspezifischen Infrastruktur auch in nichtuniversitären Einrichtungen (Böhme et al. 1994). Diese Entwicklung geht mit einer rationaleren Durchdringung des therapeutischen Prozesses einher und fördert ihrerseits dessen Optimierung. Voraussetzung ist ein über die Fachorganisationen vermittelter Konsens therapeutischer Leitlinien.

Maßnahmen zur Qualitätssicherung bedürfen nicht zuletzt einer gesicherten *Finanzierung*. Bereits der 96. Deutsche Ärztetag hatte gefordert, daß neueingeführte Qualitätssicherungsmaßnahmen außerhalb der mit dem GSG eingeführten Budgetierung bestritten werden müssen. Der Referentenentwurf 2/1994 des BMG zur Bundespflegesatzverordnung 1995 eröffnet prinzipiell die Möglichkeit einer pflegesatzrelevanten Finanzierung qualitätssichernder Maßnahmen im Krankenhaus. Im gesundheitspolitischen Programm der deutschen Ärzteschaft („Blaues Papier", 97. Deutscher Ärztetag 1994) wird allerdings zu Recht darauf hingewiesen, daß Qualität „ihren Preis" hat, der über eine Verankerung von Verpflichtungen im Sozialgesetzbuch hinaus angemessen berücksichtigt werden muß.

Ausblick

Die praktische Umsetzung der vorgenannten skizzenhaften Ausführungen erfordert ein mehrgleisiges Vorgehen mit unterschiedlicher Zeitstruktur.

Auf der Ebene der Fachorganisationen:

- Ausformulierung von und Konsensbildung über Leitlinien (mittelfristig):
  a zur Diagnostik und Therapie spezieller Erkrankungen
  b zur Durchführung spezieller Behandlungsformen
  c zur Indikation des Behandlungssetting
- Entwicklung eines minimalen Dokumentationskatalogs zur externen Qualitätssicherung (kurzfristig):
  a für ausgewählte Tracerdiagnosen
  b für besondere Vorkommnisse und Komplikationen

Auf der Ebene der Kliniken:

- Kurzfristige Einführung interner qualitätssichernder Strukturen (z.B. Qualitätszirkel, Qualitätskonferenz etc.)

Am Beispiel der Tracerdiagnose „Schizophrenie" sei abschließend zur Diskussion gestellt, aus welchem Datenpool für eine Qualitätssicherung der stationären Diagnostik und Behandlung ausgewählt werden könnte (s. Anhang). Bei einer derart aufwendigen, weit über den Merkmalskatalog der BADO hinausgehenden Dokumentation, wäre wohl nur eine modulare, d.h. Teilaspekte optional ergänzende Dokumentation praktikabel. Damit wäre eine Eingrenzung auf spezielle Fragestellungen (z.B. Komorbidität Psychose und Sucht) und z.B. die vergleichende Ergebnisevaluation verschiedener Einrichtungen verläßlicher möglich. Im Falle des Abweichens der Ergebnisqualität einer Einrichtung vom Durchschnitt der Vergleichskliniken oder einer anderweitig definierten Norm kann überprüft werden, ob dies in Unterschieden der Patienten-, Struktur- oder Prozeßmerkmale begründet liegt. Vor allem liefern diese Daten den Ausgangspunkt für eine interne Analyse struktureller und therapeutischer Besonderheiten bei der Behandlung einer definierten Inanspruchnahmeklientel mit entsprechenden Optimierungsmöglichkeiten.

Zur künftigen Bewältigung der genannten Aufgaben ist der intensive Diskurs zwischen allen Beteiligten vonnöten, nicht zuletzt, um Fehlentwicklungen zu vermeiden. Das in Düsseldorf organisierte Symposium diente wesentlich diesem Ziel.

Literatur

American Psychiatric Association (APA) (1989) Treatments of psychiatric disorders. A task force report of the APA, vol 1–3. APA, Washington, DC

American Psychiatric Association (APA) (1994) Diagnostic and statistical manual of mental disorders, 4th edn (DSM-IV). APA, Washington, DC

Andrews S, Vaughan K, Harvey R et al. (1986) A survey of practising psychiatrists' views on the treatment of schizophrenia. Br J Psychiatry 149: 357–364

Antoni CH (1990) Qualitätszirkel als Modell partizipativer Gruppenarbeit. Huber, Bern

Armstrong MS, Andrews G (1986) A survey of practising psychiatrists' views on treatment of the depressions. Br J Psychiatry 149: 742–750

Awad A (1987) Integrating a clinical review process with postgraduate training in clinical psychopharmacology. QRB 13: 279–282

Awad A (1992) Quality of life of schizophrenic patients on medications and implications for new drug trials. Hosp Commun Psychiat 43: 262–265

Berger M (1993) Der neue Facharzt für Psychiatrie und Psychotherapie. Spektrum 22: 4–9

Böhme K, Cording C, Ritzel G, Spengler A, Trenckmann U (1994) Thesen zur Qualitätssicherung (QS). Spekt Psychiatrie Nervenheilk 23: 58–62

Bundesarbeitsgemeinschaft (BAG) der Träger Psychiatrischer Krankenhäuser (1990) Zielsetzungen und Orientierungsdaten eines psychiatrischen Krankenhauses. Tagung im Westfälischen Zentrum für Psychiatrie, Bochum, 7.–9. 5. 1990

Bundesgesetzblatt (BGBl) Verordnung über Maßstäbe und Grundsätze für den Personalbedarf in der stationären Psychiatrie (Psychiatrie-Personalverordnung – Psych-PV). Bundesgesetzblatt, Jahrgang 1990 I, S 2930–2939

Clements CD, Bonacci D, Yerevanian B et al. (1985) Assessment of suicide risk in patients with personality disorder and major affective diagnosis. QRB 11: 150–154

Cole JO, Katz DL (1988) Drug therapy monitoring in a private psychiatric hospital: a consideration of its risks and benefits. McLean Hosp J 13: 114–157

Collins JF, Ellsworth RB, Casey NA et al. (1984) Treatment characteristics of effective psychiatric programs. Hosp Commun Psychiat 35: 601–605

Craig TJ, Mehta RM (1984) Clinician-computer interaction: automated review of psychotropic drugs. Am J Psychiatry 141: 267–270

Crome A, Kruckenberg P (1994) Zukünftige Gestaltung der Pflegesätze im Bereich stationärer psychiatrischer Einrichtungen. Spektrum 23: 13–16

Deutscher Ärztetag (1994) Gesundheitspolitisches Programm der deutschen Ärzteschaft (Blaues Papier). Deutsches Ärzteblatt [Suppl] 24: 1–42

Dilling H, Balck F, Bosch G, Christiansen U, Eckmann F, Kaiser KH, Kunze H, Seelheim H, Spangenberg H (1983) Zur psychiatrischen Basisdokumentation. Nervenarzt 54: 262–267

Dilling H, Mombour W, Schmidt MH (1992) Internationale Klassifikation psychischer Störungen (ICD-10). Huber, Bern

Eichhorn S (1994) Qualitätssicherung im Krankenhaus heute – ordnungspolitische und betriebspolitische Aspekte. In: Hauke E (Hrsg) Qualitätssicherung im Krankenhaus. Ansätze zur Evaluation und Verbesserung der Krankenhausversorgung, 2. Aufl. Wirtschaftsverlag Ueberreuter, Wien, S 31–61

Gaebel W (1993) Die prädiktorische Bedeutung einer Neuroleptika-Testdosis. In: Möller HJ (Hrsg) Therapieresistenz unter Neuroleptika-Behandlung. Springer, Wien New York, S 13–23

Gaebel W (1994) Objektivierende Psychopathologie in der biologisch-psychiatrischen Forschung. In: Saß H (Hrsg) Psychopathologie und psychiatrische Forschung (in Vorbereitung)

Gaebel W, Wolpert E (1994) Qualitätssicherung in der Psychiatrie. Spektrum 23: 4–13

Gaebel W, Awad AG (eds) (1994) Prediction of neuroleptic treatment outcome in schizophrenia – concepts and methods. Springer, Wien New York

Grawe K, Donati R, Bernauer F (1994) Psychotherapie im Wandel – von der Konfession zur Profession. Hogrefe, Göttingen

Grimshaw JM, Russell IT (1993) Effect of clinical guidelines on medical practice: a systematic review of rigorous evaluations. Lancet 342: 1317–1322

Helmchen H (1990) Gestuftes Vorgehen bei Resistenz gegen Antidepressiva-Therapie. In: Möller HJ (Hrsg) Therapieresistenz unter Antidepressiva-Behandlung. Springer, Berlin Heidelberg, S 237–250

Helmchen H, Hippius H, Müller-Oerlinghausen B, Rüther E (1985) Arzneimittel-Überwachung in der Psychiatrie. Nervenarzt 56: 12–18

Hole G (1994) Spezialisierung in der Psychiatrie. Psycho 20: 3

Kaltenbach T (1991) Qualitätsmanagement im Krankenhaus. Bibliomed, Melsungen

Kane JM, Evans DL, Fiester SJ, Mirin SM, Pincus HA, Schatzberg AF, Cole JO, Popper CW (1992) Psychopharmacological screening criteria. In: Mattson MR (eds) Manual of Psychiatric Quality Assurance. A report of the American Psychiatric Association Committee on quality assurance. APA, Washington DC, pp 189–205

Kelstrup A, Lund K, Lauritsen B, Bech P (1993) Satisfaction with care reported by psychiatric inpatients. Acta Psychiatr Scand 87: 374–379

Kibbee P (1988) The suicidal patient – an issue for quality assurance and risk management. J Nurs Qual Assur 3: 63–71

Kissling W (ed) (1991) Guidelines for neuroleptic relapse prevention in schizophrenia. Springer, Berlin Heidelberg New York Tokyo

Landeswohlfahrtsverband (LWV) Hessen (1991) Qualitätssicherung im Psychiatrischen Krankenhaus

Liptzin B (1991) Quality assurance and treatment outcome: a medical perspective. In: Mirin SM, Gossett JT, Grob MC (eds) Psychiatric treatment: advances in outcome research. American Psychiatric Press Inc, Washington, pp 265–278

Mai FM, Gosselin JY, Varan L, Bourgon L, Navarro JR (1993) Effects of treatment and alternative care on length of stay on a general hospital psychiatric unit – results of an audit. Can J Psychiat 38: 39–45

Mattson MR (1992) Generic Quality Screens – Psychiatric. Developed by the Health Care Financing Administration for use by peer review organizations. In: Mattson MR (ed) Manual of psychiatric quality assurance. A report of the American Psychiatric Association Committee on quality assurance. APA, Washington, DC, pp 207–213

Medizinischer Dienst der Krankenversicherer (MDK) Nordrhein (1993) Qualitätssicherung gemäß § 4 Abs 4 Satz 2 der Psychiatrie-Personalverordnung. MDK Nordrhein

Möller HJ (Hrsg) (1993) Therapie psychiatrischer Erkrankungen. Enke, Stuttgart

Molnar G, Feeney MG (1985) Computer-assisted review of antipsychotics on acute care units. QRB 11: 271–274

Mühlig WG (1994) Die Struktur des psychiatrischen Krankenhauses (unveröffentlichtes Manuskript)

Müller-Oerlinghausen B (1993a) Entwurf eines Lernzielkatalogs der Psychopharmakologie für Ärzte mit der Fachbezeichnung „Psychiatrie". Teil I. Spektrum 22: 146–150

Müller-Oerlinghausen B (1993b) Entwurf eines Lernzielkatalogs der Psychopharmakologie für Ärzte mit der Fachbezeichnung „Psychiatrie". Teil II. Spektrum 22: 177–181

Munich RL (1990) Quality assurance and quality of care. I. Finding the linkages. The Psychiatric Hospital 21: 13–24

Munich RL, Hurley B, Delaney J (1990) Quality assurance and quality of care. II. Monitoring treatment. The Psychiatric Hospital 21: 71–77

Nuechterlein KH (1987) Vulnerability models for schizophrenia: state of the art. In: Häfner H, Gattaz WF, Janzarik W (eds) Search for the causes of schizophrenia. Springer, Berlin Heidelberg New York Tokyo, pp 297–316

Prunier P, Buongiorno PA (1989) Guidelines for acute inpatient psychiatric treatment review. Gen Hosp Psychiat 11: 278–281

Rush AJ (1993) Clinical practice guidelines. Good news, bad news, or no news? Arch Gen Psychiatry 50: 483–490

Schröder M (1993) Auswirkungen des GSG auf das Informationsmanagement und die Krankenhausinformatik. Das Krankenhaus 10: 460–470

Strauss JS, Carpenter WT (1977) Prediction of outcome in schizophrenia. III. Five-year outcome and its predictors. Arch Gen Psychiatry 34: 159–163

Van Vort W, Mattson MR (1989) A strategy for enhancing the clinical utility of the psychiatric record. Hosp Commun Psychiat 40: 407–409

von Cranach M (undatiert) Leitfaden für „Krankenhausbegeher"

Way BB, Braff J, Steadman HJ (1985) Constructing an efficient inpatient incident reporting system. Psychiatry Q 57: 147–152

WHO (1991) Quality assurance in mental health. Division of mental health, World Health Organization, Geneva

Wölk W (1994) Zur Beurteilung der Notwendigkeit von psychiatrischer Krankenhausbehandlung durch den Medizinischen Dienst. Spekt Psychiatrie Nervenheilk 23: 92–99

Wing J, Brewin CR, Thornicroft G (1992) Defining mental health needs. In: Thornicroft G, Brewin CR, Wing J (eds) Measuring mental health needs. Royal College of Psychiatrists, Gaskell, London, pp 1–17

Wyatt RJ (1991) Neuroleptics and the natural course of schizophrenia. Schizophr Bull 17: 325–351

Anhang

Qualitätssicherung stationärer Diagnostik und Therapie am Beispiel schizophrener Erkrankungen

Tracerdiagnose

Schizophrenie (ICD-9 295, ICD-10 F20)

Identifikation

Patienten-Nr.
Klinik-Nr.
Aufnahmedatum
Alter
Geschlecht
Familienstand

Strukturdaten

Einzugsgebiet
Regionale Versorgungsstruktur
Pflichtversorgung
Krankenhaustyp
Krankenhausgröße
Abteilungstyp
Stationstyp
- offen/geschlossen
- Spezialstation
- Charakterisierung nach Psych-PV

Prozeßdaten

Diagnostik

Einweisungsdiagnose
Aufnahmegrund
Aufnahmemodus (Psych-KG, BtG)
Prästationäre Diagnostik/Therapie
Diagnosewechsel (Einweisung/Aufnahme/Entlassung)
Diagnostischer Subtyp (295.0–295.9, F20.0–20.9)
Komorbidität (z.B. Substanzmißbrauch)
Intelligenz

Verlaufstyp (F20.x0–20.x9)
Ersterkrankungsalter
Krankheitsdauer
Erst-/Mehrfacherkrankung
Anzahl stationärer Voraufenthalte

Prämorbide Persönlichkeit
Soziale Anpassung
Berufliche Anpassung
Sozioökonomischer Status

Psychopathologischer Aufnahmebefund
Testpsychologie
Somatodiagnostik
Früheres Therapieansprechen
Verlaufsprognose

Therapie

Therapieziele
Gesamtbehandlungsplan

Therapeutische Leistungen (kumulativ zum Entlassungszeitpunkt oder sequentiell im Verlauf dokumentiert):

Visiten
Einzelgespräche

Somatotherapie
- Pharmakotherapie
- Schlafentzug
- EKT
- Lichttherapie
- Internistische/andere Begleitbehandlung

Psychotherapie (Einzel-/Gruppenverfahren)
- Kognitive und Verhaltenstherapie
- Tiefenpsychologische Verfahren
- Interpersonale Therapie
- Andere empirisch belegte Verfahren

Entspannungsverfahren
- Autogenes Training
- Progressive Relaxation

Sozialarbeiterische Beratung

Andere Begleittherapien
- Psychiatrische Pflege
- BT/AT
- Psychologische Trainingsprogramme
- Training lebenspraktischer Kompetenz
- Angehörigenarbeit
- Kreativtherapien
- Freizeit- und Kommunikationsangebote
- Laienhilfe
- Bewegungstherapie
- Physiotherapie

Ergebnisdaten

Stationäre besondere Vorkommnisse/ Komplikationen
Fixierung
Suizidversuch (SV)
Suizid
Tod anderer Ursache
Schwere Therapie-Nebenwirkungen
Einrichtung einer Unterbringung/ Betreuung

Poststationäre besondere Vorkommnisse
Wiederaufnahme z.B. innerhalb von 14 Tagen
SV/Suizid z.B. innerhalb von 14 Tagen

Kurzzeit-Outcome
Aufenthaltsdauer
Entlassung
- nach Hause
- in andere Einrichtung (stationär, teilstationär, komplementär)

Verlegung innerhalb der Klinik

Verlaufstyp
Therapieansprechen
Therapiecompliance
Entlassungsbefund (objektiv, subjektiv)

Weiterbehandlungsempfehlung
Poststationäre Behandlung

Langzeit-Outcome (definierte Katamnese-intervalle)
Weiterbehandlungsinstitution
Psychopathologischer Befund
Soziale Integration
Lebensqualität
Rückfall
Wiederaufnahme
Therapiecompliance
Besondere Vorkommnisse

Korrespondenz: Prof. Dr. W. Gaebel, Direktor der Psychiatrischen Klinik der Heinrich-Heine-Universität, Rheinische Landes- und Hochschulklinik Düsseldorf, Bergische Landstraße 2, D-40629 Düsseldorf, Bundesrepublik Deutschland.

Qualitätssicherung in der Psychopharmakotherapie

J. Tegeler

Psychiatrische Klinik der Heinrich-Heine-Universität, Rheinische Landes- und Hochschulklinik Düsseldorf, Düsseldorf, Bundesrepublik Deutschland

Einleitung

Für die Psychopharmakotherapie sind in den letzten Jahren Behandlungsrichtlinien und Möglichkeiten der Qualitätssicherung besonders weit entwikkelt worden. Nach Gaebel (1994) haben diese einen Vorbildcharakter für psychiatrische Behandlungsstandards. Im folgenden soll eine Übersicht wesentlicher Aspekte der Qualitätssicherung in der Psychopharmakotherapie gegeben werden. Untersuchungen zur Qualitätssicherung lassen sich den folgenden drei Bereichen, die miteinander in Beziehung stehen, zuordnen:

1. Untersuchungen zur Feststellung des Ist-Zustandes
2. Entwicklung von Behandlungsstandards für die Psychopharmakotherapie (Soll-Zustand)
3. Analyse der Differenzen zwischen dem Ist-Zustand und den Behandlungsstandards (Soll-Zustand).

1. Untersuchungen zur Feststellung des Ist-Zustandes

Dazu zählen u.a. Untersuchungen der Pharmakoepidemiologie und der Phase-IV-Forschung. Die ersten systematischen Arzneiverbrauchsstudien wurden in den siebziger Jahren von skandinavischen Arbeitsgruppen durchgeführt (Bergmann et al. 1979). In der Bundesrepublik haben Schwabe und Paffrath seit 1985 jährlich einen Arzneiverordnungs-Report veröffentlicht. Müller-Oerlinghausen und Günther (1989) haben das Verordnungsverhalten von 485 niedergelassenen Ärzten aus der Region Dortmund über zwei Jahre ausgewertet. Dabei zeigten sich bei der Verordnung von Neuroleptika, aber weniger von Antidepressiva und Tranquilizern, Unterschiede zwischen Allgemeinmedizinern und Internisten gegenüber Nervenärzten. Glaeske (1989) stellte in den letzten Jahren einen Rückgang der Verschreibungshäufigkeit von Arzneimitteln mit Abhängigkeitspotential (Benzodiazepine) fest.

Zahlreiche Autoren haben die Verordnungsgewohnheiten von Psychopharmaka in Kliniken analysiert. Grohmann et al. (1980) publizierten eine retrospektive Untersuchung von 2.100 Patienten der Psychiatrischen Universitätsklinik München (Tabelle 1). Die Autoren betonen, daß im klinischen Alltag sehr viel häufiger Kombinationen von Psychopharmaka eingesetzt werden, als es nach den allgemeinen Grundsätzen der Psychopharmakotherapie zu erwarten gewesen wäre. Die Zusammensetzung der Kombinationen wurde häufig geändert und sedierende Substanzen wurden besonders häufig eingesetzt.

Schmidt et al. (1988) berechneten Veränderungen im Verschreibungsmuster von Psychopharmaka der Berliner Universitätsklinik zwischen 1981 und 1984. Es ergab sich eine leichte Abnahme der durchschnittlichen Anzahl von Verordnungen pro Patient. Während für Neuroleptika eine Zunahme der Verschreibungshäufigkeit festzustellen war, fand sich für Benzodiazepine eine deutliche Abnahme. Weiterhin ergab sich ein Trend, weniger hochpotente, aber mehr niedrig- bzw. mittelpotente Neuroleptika einzusetzen. 1981 lag der Anteil der Kombinationstherapien noch bei 45,5%, 1984 aber nur noch bei 32,7%.

Es wird empfohlen, Kombinationen mehrerer Psychopharmaka mit ähnlichem Wirkungsprofil zu vermeiden und Kombinationen verschiedener psychotroper Substanzen nur bei gezielter Indikation einzusetzen. Wie aus empirischen Untersuchungen aus der Klinik (Grohmann et al. 1980, Schmidt et al. 1988) und aus der Nervenarztpraxis (Schüssler et al. 1982) hervorgeht, bestehen zwischen diesen Empfehlungen und den tatsächlichen Verordnungsgewohnheiten erhebliche Diskrepanzen. Dabei sollte aber bedacht werden, daß eine pauschale Kritik an einer Mehrfachmedikation nicht berechtigt ist, da es im Einzelfall, vor allem bei Therapieresistenz und Ko-

Tabelle 1. Verordnungsgewohnheiten in psychiatrischen Kliniken; pro Patient im Mittel 2,7 Psychopharmaka (nach Grohmann et al. 1980, n = 2100)

Neuroleptika	37,4%
Antidepressiva	17,7%
Hypnotika	16,7%
Tranquilizer	9,8%
Antiparkinsonmittel	5,9%
Monotherapie	37,3%
Kombinationstherapie	62,7%
Zweier-Kombinationen	55,1%
Dreier-Kombinationen	30,1%
Neuroleptika und Antidepressiva	22,8%
Mehrere Neuroleptika	19,2%
Mehrere Antidepressiva	7,7%

morbidität, sinnvoll und notwendig sein kann, mehrere Arzneimittel gleichzeitig zu verordnen (Tegeler 1985, Geiselmann 1989, Klein et al. 1992).

Die Richtlinien für die Verordnung von Clozapin empfehlen eine Monotherapie. Entgegen diesen Empfehlungen wird Clozapin häufig in Kombination mit anderen Psychopharmaka verordnet (Naber et al. 1992, Müller-Spahn et al. 1992 sowie Gaebel et al. 1994) (Tabelle 2).

Nach Gaebel et al. (1994) betrug die Häufigkeit unerwünschter Arzneimittelwirkungen unter einer Clozapin-Monotherapie 35,2% und unter einer Clozapin-Kombinationstherapie 32,6%. Einzelne UAW wie Obstipation, Hypersalivation, Akkommodationsstörungen, Tachykardie, Delir sowie Hyperthermie waren unter der Kombinationstherapie etwas häufiger. Ein vorzeitiger Behandlungsabbruch infolge unerwünschter Arzneimittelwirkungen erfolgte bei 8% der Patienten. Naber et al. (1992) kamen mit 8,6% Behandlungsabbrüchen zu einem vergleichbaren Ergebnis. Die Gründe für die verschiedenen Clozapin-Kombinationstherapien können hier nicht im einzelnen diskutiert werden. Dabei sollte bedacht werden, daß in

Tabelle 2. Kombination von Clozapin mit anderen Psychopharmaka

Müller-Spahn et al. (1992)		
Art der Begleitmedikation mindestens 1 Tag		(n = 419)
– Neuroleptika	259	(61,8%)
– Benzodiazepine	224	(53,5%)
– Biperiden	96	(22,9%)
– Antidepressiva	32	(7,6%)
– Lithium	32	(7,6%)
Vorzeitiger Behandlungsabbruch		8,6%
Gaebel et al. (1994)		
Art der Begleitmedikation mindestens 1 Woche		(n = 197 = 72,2%)
– Benzodiazepine	146	(74,1%)
– Anticholinergika (Biperiden)	27	(13,7%)
– Depotneuroleptika	27	(13,7%)
– Antidepressiva	23	(11,7%)
– Niederpotente Neuroleptika	22	(11,2%)
– Hochpotente Neuroleptika	19	(9,6%)
– Carbamazepin	17	(8,6%)
– Lithium	6	(3,0%)
UAW bei Clozapin-Monotherapie		35,2%
UAW bei Clozapin-Kombinationstherapie		32,6%
UAW: Obstipation, Hypersalivation, Akkomodationsstörungen, Tachykardie, Delir, Hyperthermie		
Vorzeitiger Behandlungsabbruch		7,6%

erster Linie Patienten mit einer Therapieresistenz oder ausgeprägten extrapyramidal-motorischen Begleitwirkungen auf Clozapin umgestellt werden. Die einschleichende Dosierung von Clozapin macht dann häufig eine Kombinationstherapie notwendig. Im Einzelfall sollten Nutzen und Risiken einer Clozapin-Kombinationstherapie gegeneinander abgewogen werden.

Die Phase-IV-Forschung untersucht die Psychopharmakotherapie in der Praxis niedergelassener Ärzte und ermöglicht damit einen Vergleich mit therapeutischen Standards. Linden (1987) hat die Patientenverteilung und die Behandlungsmodalitäten, wie Dosierung, Applikationsdauer, Verträglichkeit und Compliance von Antidepressiva systematisch untersucht. Danach sind depressive Syndrome die größte Gruppe nervenärztlich behandelter Erkrankungen. Die Dosierungen der Antidepressiva sind im allgemeinen sehr niedrig (Amitriptylin im Mittel 47,7 mg/die).

Eine Kombinationstherapie mit verschiedenen Psychopharmaka wird bei ca. 40% der Patienten durchgeführt. Eine Langzeitbehandlung mit Antidepressiva wird bei der Mehrzahl der Patienten nicht durchgeführt. 47,6% der Kranken werden bis zu einem Vierteljahr, 26,6% länger als ein Jahr und 11,9% länger als drei Jahre thymoleptisch behandelt. Unerwünschte Arzneimittelwirkungen treten vor allem zu Beginn der Therapie auf und führen dann häufig zu einem vorzeitigen Abbruch. Bei 50% der Patienten kommt es nicht zu einem Abbruch der Therapie, aber nur die Hälfte dieser Kranken führt die Behandlung wie verordnet durch. Diese Ergebnisse weisen auf erhebliche Diskrepanzen zwischen Theorie und Praxis hin. Nach Linden (1987) ist es erforderlich, aus der Praxis für die Praxis des niedergelassenen Nervenarztes situations- und sachgemäße Therapierichtlinien zu entwickeln.

Untersuchungen zur Arzneimittel-Überwachung sind von besonderer Bedeutung für die Qualitätssicherung in der Psychopharmakotherapie. Seit 1979 untersucht die Arbeitsgruppe „Arzneimittelüberwachung in der Psychiatrie" (AMÜP) systematisch und standardisiert die Häufigkeiten von UAW sowie deren therapeutische Relevanz bei stationären und ambulanten Patienten (Rüther et al. 1980, Helmchen et al. 1985). Es wurden zwei verschiedene Erfassungssysteme angewandt:

1. Intensive Drug Monitoring (IDM): In einer Zufallstichprobe (n = 1107) wurden während des gesamten stationären Aufenthalts alle UAW wöchentlich erfaßt.
2. Organisierte Spontanerfassung (OSE): Bei allen Patienten wurden nur die UAW erfaßt, die zum Absetzen der Medikation geführt hatten.

Alle UAW wurden in drei Schweregrade eingeteilt: Grad 1: Keine Änderung der Therapie nach UAW, Grad 2: Dosisänderung und/oder Zusatzmedikation wegen UAW, Grad 3: Absetzen der Medikation wegen UAW. Die Wahrscheinlichkeit eines ursächlichen Zusammenhangs zwischen Medikation und UAW wurde als möglich, wahrscheinlich oder sicher beurteilt. Diese Kriterien besaßen in einer Interrater-Reliabilitätsstudie eine ausreichende Zuverlässigkeit. Alle Absetz-UAW wurden in einer Fallkonferenz diskutiert. Dabei wurde entschieden, ob ein einzelnes Medikament oder die Kombination verschiedener Arzneimittel als verantwortlich für die Absetz-UAW anzusehen waren. Darüber hinaus wurde festgelegt, inwieweit eine UAW bedrohlich war, z.B. Kreislaufkollaps, Delir, Krampfanfall, malignes neuroleptisches Syndrom, Suizidhandlung. Alle UAW wurden 11 Organsystemen zugeordnet. Es wurden die UAW-Raten insgesamt und nach Psychopharmakagruppen getrennt ermittelt und für einzelne Substanzen UAW-Profile berechnet (Schmidt und Grohmann 1990, Schmidt et al. 1994, Grohmann et al. 1994). UAW aller Schweregrade fanden sich bei 58,8% der mit Neuroleptika behandelten Patienten, bei 41,5% hatten diese therapeutische Konsequenzen und bei 9,0% führten sie zum Absetzen des Medikaments. Als bedrohlich wurden UAW bei 1,4% der mit Neuroleptika behandelten Kranken beurteilt. Die globalen UAW-Raten waren unter Haloperidol höher als unter Perazin. Unter Haloperidol dominierten extrapyramidal-motorische Symptome, die bei 50% aller Patienten als therapierelevante UAW registriert wurden, dagegen unter Perazin nur bei 10%. Unter Perazin waren Delir und Leberwerterhöhung die wesentlichen Absetz-UAW. Für Clozapin fand sich die höchste Absetz-UAW-Rate, vor allem Delirien.

UAW aller Schweregrade wurden bei 52,5% der mit Antidepressiva behandelten Kranken registriert, bei 21,5% hatten diese UAW therapeutische Konsequenzen und führten bei 7,8% der Patienten zum Absetzen der Medikation. Als bedrohlich wurden UAW bei 1,9% der mit Antidepressiva behandelten Kranken beurteilt. Aktivierende Antidepressiva wie Clomipramin und Imipramin, führten zu höheren Absetzraten wegen UAW als sedierende Substanzen wie Amitriptylin, Maprotilin, Doxepin und Mianserin. Unterschiede in der Verträglichkeit betrafen vor allem die Symptome Unruhe, Hypotonie, Übelkeit und Schwitzen. Kardiale Nebenwirkungen und Hypotonien waren insgesamt selten und dann am ehesten bei älteren Patienten. Im Vergleich zu Neuroleptika und Antidepressiva waren die Raten der Absetz-UAW und der bedrohlichen UAW für Lithiumsalze mit 0,8% bzw. 0,1%, für Antiparkinsonmittel mit 0,2% bzw. 0,2% und für Benzodiazepine mit 0,3% bzw. 0,1% deutlich niedriger (Grohmann et al. 1990). Die UAW-Profile der verschiedenen Neuroleptika und Antidepressiva können zu einer Differentialindikation einzelner Substanzen beitragen.

Nachdem in den letzten Jahren eine ganze Reihe neuer Substanzen auf den Markt gekommen sind und neuartige Kombinationstherapien bei Therapieresistenz erprobt worden sind, wurde ein weiteres Forschungsprojekt zur Arzneimittelsicherheit in der Psychiatrie (AMSP) begonnen.

2. Formulierung von Behandlungsstandards für die Psychopharmakotherapie

Auf der mittlerweile sehr breiten Grundlage von Ergebnissen aus kontrollierten Studien, von klinischen Erfahrungen, von Lehrbuchempfehlungen und von Literaturrecherchen haben Experten sehr differenzierte Behandlungsrichtlinien für unterschiedliche Krankheitsbilder formuliert. Als Beispiele dafür sind die Task Force Reports der APA (1980, 1985, 1989), der WHO

(1991), des CINP (1993) und der AGNP sowie die Ergebnisse aus Konsensus-Konferenzen, z.B. zur neuroleptischen Rezidivprophylaxe Schizophrener (Kissling 1991), zur Akut- und Langzeitbehandlung von Depressionen (Consensus Development Panel 1985, Baldessarini 1989) und zur Therapieresistenz unter Neuroleptika-Behandlung (May et al. 1988) zu nennen.

Kissling (1992, 1994) befragte 213 Psychiater aus Kliniken und Praxen hinsichtlich ihrer Einstellungen zur neuroleptischen Rezidiv-Prophylaxe schizophrener Erkrankungen. Bei Ersterkrankten wird von 31% der Psychiater keine Indikation zu einer Rezidiv-Prophylaxe gestellt, 34% der Ärzte würden eine Rezidiv-Prophylaxe von 3–6 Monaten und 27% von 7–12 Monaten durchführen. Bei Mehrfacherkrankten sehen immerhin 10% der Psychiater keine Indikation zu einer Rezidiv-Prophylaxe, 14% würden 3–6 Monate, 37% 7–12 Monate und 32% der Befragten 13–24 Monate nach der Remission der Psychose Neuroleptika verordnen. Dem gegenüber haben sowohl die APA (1989) als auch die Experten einer internationalen Konsensus-Konferenz (Kissling et al. 1991) aufgrund der Befunde zahlreicher prospektiver, placebo-kontrollierter Doppelblindstudien sowie kontrollierter Absetzstudien remittierter Patienten empfohlen, bei Ersterkrankten eine Rezidiv-Prophylaxe von mindestens 2 Jahren und bei Mehrfacherkrankten eine Rezidiv-Prophylaxe von mindestens 5 Jahren durchzuführen. Die Befragung von Kissling (1992, 1994) ergab außerdem, daß diese seltene Indikationsstellung und die frühe Beendigung der Rezidiv-Prophylaxe mit einer erheblichen Unterschätzung des Rezidiv-Risikos bei einer erheblichen Überschätzung des Spätdyskinesie-Risikos zusammenhing. So konnten 30–40% der befragten Psychiater das Rückfallrisiko Schizophrener überhaupt nicht quantifizieren und weitere 30–40% der Befragten unterschätzten die Gefahr eines Rezidivs erheblich. Demgegenüber wurde das potentielle Risiko von Spätdyskinesien von 50% der Befragten erheblich überschätzt.

Meise et al. (1994) führten mit mehr als 400 Psychiatern und Neurologen aus Österreich eine vergleichbare Befragung durch. Danach wurde bei einer schizophrenen Ersterkrankung eine Rezidiv-Prophylaxe von im Mittel 7,3 Monaten und bei Mehrfacherkrankten von im Mittel 20,1 Monaten empfohlen. Die Mehrzahl der Befragten äußerten die Ansicht, daß der aktuelle Kenntnisstand über Nutzen und Risiken einer neuroleptischen Rezidiv-Prophylaxe zu wenig bekannt sei. Aufgrund der Befunde aus zahlreichen Doppelblindstudien hat die Konsensus-Konferenz (Kissling et al. 1991) Empfehlungen für minimale rezidiv-prophylaktische Dosierungen ausgesprochen: Fluphenazin-Decanoat 6,25–12,5 mg alle 2 Wochen, Flupenthixol-Decanoat 20 mg alle 2 Wochen, Haloperidol-Decanoat 50-60 mg alle 4 Wochen, Haloperidol 2,5 mg täglich, Fluphenazindihydrochlorid 2,5 mg täglich.

May et al. (1988) und Dencker et al. (1988) haben einen systematischen Ansatz zur Diagnostik und Behandlung therapieresistenter schizophrener Erkrankungen entwickelt. Tegeler (1993) hat eine Sequenz von Behandlungsschritten (Medikament, Dosierung, Applikationsform, Behandlungsdauer) für Neuroleptika-Non-Responder vorgestellt. Möller und Pelzer (1990) sowie Müller-Spahn et al. (1992) haben den aktuellen Kenntnisstand zur Diagnostik und Behandlung von Negativ-Symptomen schizophrener Erkrankungen zusammengefaßt. Helmchen (1990) hat ein Stufenschema bei Resistenz gegen Antidepressiva-Therapie empfohlen, in dem Ein- und Ausschlußkriterien definiert und die Kriterien jeder Stufe explizit begründet werden. Möller (1991) hat den aktuellen Kenntnisstand von Risikofaktoren und Behandlungsmöglichkeiten bei Therapieresistenz auf Antidepressiva zusammengefaßt.

Die APA hat für alle Psychopharmakagruppen, getrennt nach stationärer und ambulanter Therapie, Beurteilungskriterien entwickelt, mit denen von nicht-ärztlichen Qualitätssicherungsbeauftragten eine statistisch abweichende Praxis erfaßt werden kann. Es wird betont, daß aber nur ärztliche Monitore entscheiden können, inwieweit im Einzelfall eine medikamentöse Behandlung angemessen oder notwendig war. Eine statistisch abweichende Praxis bedeute nicht, daß es sich damit um eine falsche Behandlung handele. Im weiteren wird hervorgehoben, daß diese Beurteilungskriterien keine Behandlungsrichtlinien sein sollen. Die Beurteilungskriterien der APA umfassen folgende Bereiche:

1. Allgemein akzeptierte Indikation für eine spezifische Psychopharmakotherapie.
2. Dokumentation (Anamnese, psychischer Befund, körperliche Untersuchung, Diagnose, Behandlungsplan, schriftliche Einverständniserklärung, z.B. zur neuroleptischen Langzeitmedikation hinsichtlich des potentiellen Risikos für Spätdyskinesien, Verlaufsdokumentation, Arztbrief).
3. Allgemein akzeptierter Dosisbereich.
4. Behandlungsdauer, wobei besonders beachtet werden soll, ob Benzodiazepine oder Neuroleptika bei nicht-psychotischen Erkrankungen oder Antiparkinsonmittel länger als 3 Monate verabreicht worden sind und mehr als zwei Medikamentenumstellungen innerhalb von 7 Tagen vorgenommen wurden.
5. Begleitmedikation, wobei eine Kombination von mehr als zwei Psychopharmaka besonders beachtet werden soll.
6. Unerwünschte Arzneimittelwirkungen, die eine Untersuchung auf Spätdyskinesien alle 3 bis 6 Monate einschließt.
7. Routinediagnostik, z.B. Blutbildkontrollen nach Gabe von Clozapin.
8. Relative Kontraindikationen.

Diese Beurteilungskriterien sind ein geeignetes Instrument, um eine Qualitätssicherung der Psychopharmakotherapie durchführen zu können.

3. Analyse der Differenzen zwischen dem Ist-Zustand und den Behandlungsstandards (Soll-Zustand)

Kass et al. (1983) und Craig und Mehta (1984) entwickelten ein computergestütztes Datenerfassungssystem für die genannten Beurteilungskriterien der APA. Kass et al. (1983) führten bei 180 Patienten eine Datenerfassung der verordneten Psychopharmaka durch. Danach wurden die behandelnden Ärzte intensiv über die Beurteilungskriterien der APA unterrichtet. Drei

Monate später erfolgte eine erneute Datenerfassung der verordneten Psychopharmaka, und es wurde dann ein Vergleich der verordneten Psychopharmaka mit den Beurteilungskriterien der APA vorgenommen. Abweichende bzw. umstrittene Verordnungen wurden dann mit Experten diskutiert. Bei 26% der Patienten gab es keine von den Beurteilungskriterien der APA abweichende Behandlungsmaßnahme, bei 45% der Kranken fanden sich eine, bei 21% zwei und bei 7% drei bis vier Abweichungen. Am häufigsten waren die langfristige Verordnung von Benzodiazepinen oder von Neuroleptika bei nicht-psychotischen Erkrankungen, eine Kombination von mehr als zwei Psychopharmaka und zu hohe Dosierungen von Neuroleptika. In den drei Monaten nach der Unterrichtung über die Beurteilungskriterien der APA hatten die abweichenden Verordnungen um 10% abgenommen. Craig und Mehta (1984) erfaßten von 1.050 Patienten Daten der Psychopharmakotherapie und verglichen diese mit Behandlungsrichtlinien. Abweichende Behandlungsmaßnahmen wurden mit Experten diskutiert.

Die häufigsten abweichenden Behandlungsmaßnahmen waren: Kombination von mehreren Neuroleptika, Kombination von Neuroleptikum und Hypnotikum, Kombination von Neuroleptikum, Antiparkinsonmittel und Antidepressivum und Hochdosierung. 60% dieser umstrittenen Behandlungsmaßnahmen waren aber nach Meinung der Experten berechtigt und nur 25% hatten einen Wechsel der Medikation zur Folge.

Für eine Optimierung der Psychopharmakotherapie sind Lernzielkataloge für Ärzte in der Weiterbildung sowie Fortbildungsveranstaltungen und Trainingsseminare von wesentlicher Bedeutung. So hat die Arbeitsgemeinschaft für Neuropsychopharmakologie und Pharmakopsychiatrie einen Entwurf eines Lernzielkatalogs der Psychopharmakologie für Ärzte mit der Fachbezeichnung „Psychiatrie" (1993) erarbeitet. Das Komitee zur Prävention und Therapie der Depression (PTD) sieht seit vielen Jahren seine Aufgabe darin, nicht primär psychiatrisch tätigen niedergelassenen Ärzten Wissen zu vermitteln, um Depressionen und andere psychische Erkrankungen rechtzeitig zu erkennen und adäquate Behandlungsmaßnahmen einleiten zu können. Seit 1988 führt das NIMH ein umfangreiches Fortbildungsprogramm für niedergelassene Nicht-Psychiater durch, um Depressionen frühzeitiger erkennen und adäquater behandeln zu können (Regier et al. 1988). Rush (1993) sowie Klein (1993) haben umfangreiche Behandlungsrichtlinien der Psychopharmakotherapie für Allgemeinärzte formuliert.

Literatur

American Psychiatric Association (1980) Task force on the late neurological effects of antipsychotic drugs: tardive dyskinesia. Am J Psychiatry 137: 1163–1172

American Psychiatric Association (1985) Tricyclic antidepressants – blood level measurements and clinical outcome. Am J Psychiatry 142: 155–162

American Psychiatric Association (1989) Treatments of psychiatric disorders, vols 1–3. APA, Washington

Baldessarini R J (1989) Current status of antidepressants: clinical pharmacology and therapy. J Clin Psychiatry 50: 117–126

Bergmann U, Grimsson A, Wahba AHW, Westerholm B (eds) (1979) Studies in drug utilization: methods and applications. WHO Regional Publications European Series No 8, Copenhagen

Collegium Internationale Neuro-Psychopharmacologicum (CINP) (1993) Impact of neuropharmacology in the 1990s – strategies for the therapy of depressive illness. Eur Neuropsychopharmacol 3: 153–156

Consensus development panel (1985) Mood disorders: pharmacologic prevention of recurrences NIMH Consensus development conference statement. Am J Psychiatry 142: 469–476

Craig TJ, Metha RM (1984) Clinical-computer interaction: automated review of psychotropic drugs. Am J Psychiatry 141: 267–270

Dencker SJ, Freeman H, Goldstein MJ, Hogarty GE, Hubbard JW, Krüger G, Kulhanek F, Malm U, May PRA, Midha KK, Simpson GM (1988) Therapieresistenz bei Schizophrenie: eine Standortbestimmung. In: Bender W, Dencker SJ, Kulhanek F (Hrsg) Schizophrene Erkrankungen: Therapie, Therapieresistenz – eine Standortbestimmung. Vieweg, Braunschweig

Gaebel W (1994) Qualitätssicherung diagnostischer und therapeutischer Maßnahmen im psychiatrischen Krankenhaus – eine Übersicht (unveröffentlichtes Manuskript)

Gaebel W, Klimke A, Klieser E (1994) Kombination von Clozapin mit anderen Psychopharmaka. In: Naber D, Müller-Spahn F (Hrsg) Clozapin: Pharmakologie und Klinik eines atypischen Neuroleptikums. Springer, Berlin Heidelberg New York Tokyo

Geiselmann B (1989) Multimorbidität und Mehrfachmedikation. In: Heinrich K, Linden M, Müller-Oerlinghausen B (Hrsg) Werden zuviele Psychopharmaka verbraucht? Thieme, Stuttgart

Glaeske G (1989) Zur Verschreibungshäufigkeit und zum Mißbrauch von Arzneimitteln mit Abhängigkeitspotential. In: Heinrich K, Linden M, Müller-Oerlinghausen B (Hrsg) Werden zuviele Psychopharmaka verbraucht? Thieme, Stuttgart

Grohmann R, Strauss A, Gehr CH, Rüther E, Hippius H (1980) Zur Praxis der klinischen Therapie mit Psychopharmaka. Retrospektive Untersuchung der Verordnungsgewohnheiten in einer Psychiatrischen Universitätsklinik. Pharmakopsychiatrie 13: 1–19

Grohmann R, Schmidt L G, Antretter K, Rüther E (1990) Unerwünschte Wirkungen von Psychopharmaka – ausgewählte Ergebnisse aus dem multizentrischen Zehnjahresprojekt AMÜP. Internist 31: 468–474

Grohmann R, Rüther E, Schmidt LG (1994) Unerwünschte Wirkungen von Neuroleptika in der Routinebehandlung. Erfahrungen aus dem AMÜP-Projekt. Psychopharmakotherapie 1: 40–49

Helmchen H (1990) Gestuftes Vorgehen bei Resistenz gegen Antidepressiva-Therapie. In: Möller HJ (Hrsg) Therapieresistenz unter Antidepressiva-Behandlung. Springer, Berlin Heidelberg New York Tokyo

Helmchen H, Hippius H, Müller-Oerlinghausen B, Rüther E (1985) Arzneimittel-Überwachung in der Psychiatrie. Nervenarzt 56: 12–18

Kane JM, Evans DL, Fiester SJ, Mirin SM, Pincus HA, Schatzberg AF, Cole JO, Popper ChW (1992) Psychopharmacologial screening criteria. APA committee on research on psychiatric treatments. J Clin Psychiatry 53: 184–196

Kass F, Charles E, Walsh T, Barsa J (1983) Quality review of outpatient psychopharmacological practice with APA task force criteria. Am J Psychiatry 140: 221–224

Kissling W (1991) (ed) Guidelines for neuroleptic relapse prevention in schizophrenia. Springer, Berlin Heidelberg New York Tokyo

Kissling W (1992) Neuroleptische Rezidivprophylaxe – eine verpaßte Chance? In: Rifkin A, Osterheider M (Hrsg) Schizophrenie – aktuelle Trends und Behandlungsstrategien. Springer, Berlin Heidelberg New York Tokyo

Kissling W (1994) Compliance, quality assurance and standards for relapse prevention in schizophrenia. Acta Psychiatr Scand 89 [Suppl] 382: 16–24

Kissling W, Kane JM, Barnes TRE, Dencker SJ, Fleischhacker W, Goldstein MJ, Johnson DAW, Marder SR, Müller-Spahn F, Tegeler J, Wistedt B, Woggon B (1991) Guidelines for neuroleptic relapse prevention in schizophrenia: towards a consensus view. In: Kissling W (ed) Guidelines for neuroleptic relapse prevention in schizophrenia. Springer, Berlin Heidelberg New York Tokyo

Klein DF (1993) Clinical psychopharmacologic practice: the need for developing a research base. Arch Gen Psychiatry 50: 491–494

Klein HE, Rüther E, Staedt J (1992) Kombinierte Psychopharmakotherapie einschließlich Behandlung chronischer Schmerzsyndrome. In: Riederer P, Laux G, Pöldinger W (Hrsg) Neuro-Psychopharmaka, Bd 1. Springer, Wien New York

Linden M (1987) Phase-IV-Forschung Antidepressiva in der Nervenarztpraxis. Springer, Berlin Heidelberg New York

May PRA, Dencker SJ, Hubbard JW, Midha KK, Liberman RP (1988) Ein systematischer Ansatz zur Therapieresistenz schizophrener Erkrankungen. In: Bender W, Dencker SJ, Kulhanek F (Hrsg) Schizophrene Erkrankungen: Therapie, Therapieresistenz – eine Standortbestimmung. Vieweg, Braunschweig

Meise U, Kurz M, Fleischhacker WW (1994) Antipsychotic maintenance treatment of schizophrenia patients: is there a consensus? Schizophr Bull 20: 215–225

Möller HJ (1991) Therapieresistenz auf Antidepressiva: Risikofaktoren und Behandlungsmöglichkeiten. Nervenarzt 62: 658–669

Möller, HJ, Pelzer E (1990) Neuere Ansätze zur Diagnostik und Therapie schizophrener Minussymptomatik. Springer, Berlin Heidelberg New York Tokyo

Müller-Oerlinghausen B (1993) Entwurf eines Lernzielkatalogs der Psychopharmakologie für Ärzte mit der Fachbezeichnung „Psychiatrie". Spektrum 22: 146–150, 177–181

Müller-Oerlinghausen B, Günther K (1989) Wege zu verbesserter Transparenz auf dem Psychopharmaka-Markt im Lichte des Modellversuchs „Arzneimitteltransparenz und -beratung in der Region Dortmund". In: Heinrich K, Linden M, Müller-Oerlinghausen B (Hrsg) Werden zuviele Psychopharmaka verbraucht? Thieme, Stuttgart

Müller-Spahn F, Modell S, Thomma M (1992) Neue Aspekte in der Diagnostik, Pathogenese und Therapie schizophrener Minussymptomatik. Nervenarzt 63: 383–400

Müller-Spahn F, Grohmann R, Modell S, Naber D (1992) Kombinationstherapie mit Clozapin (Leponex®) – Wirkungen und Risiken. In: Naber D, Müller-Spahn F (Hrsg) Clozapin – Pharmakologie und Klinik eines atypischen Neuroleptikums. Schattauer, Stuttgart

Naber D, Holzbach R, Perro C, Hippius H (1992) Clinical management of clozapine patients in relation to efficacy and side-effects. Br J Psychiatry 160 [Suppl] 17: 54–59

Regier DA, Hirschfeld RMA, Goodwin FK, Burke JD, Lazar JB, Judd LL (1988) The NIMH depression awareness, recognition and treatment program: structure, aims and scientific basis. Am J Psychiatry 145: 1351–1357

Rush AJ (1993) Clinical practice guidelines: good news, bad news or no news? Arch Gen Psychiatry 50: 483–490

Rüther E, Benkert O, Eckmann F, Eckmann I, Grohmann R, Helmchen H, Hippius H, Müller-Oerlinghausen B, Poser W, Schmidt L, Stille G, Strauss A, Überla K (1980) Drug monitoring in psychiatrischen Kliniken. Arzneimittelforschung/Drug Res 30: 1181–1183

Schmidt LG, Grohmann R (1990) Neuroleptikanebenwirkungen – ein Überblick. In: Heinrich K (Hrsg) Leitlinien neuroleptischer Therapie. Springer, Berlin Heidelberg New York Tokyo

Schmidt LG, Grohmann R, Rüther E (1994) Unerwünschte Wirkungen von Antidepressiva in der Routinebehandlung. Erfahrungen aus dem AMÜP-Projekt. Psychopharmakotherapie 1: 6–15

Schmidt LG, Lammers V, Stöckel M, Müller-Oerlinghausen B (1988) Recent trends in prescribing psychotropic drugs at a psychiatric university hospital (1981–84). Pharmacopsychiatry 21: 126–130

Schüssler G, Linden M, Otten I (1982) Patienten in der nervenärztlichen Praxis. Nervenarzt 53: 537–543

Schwabe U, Paffrath D (Hrsg) (1985–1988) Arzneiverordnungs-Report 85–88. Fischer, Stuttgart

Tegeler J (1985) Psychopharmaka-Kombinationen: Polypragmasie oder Notwendigkeit? Münch Med Wochenschr 127: 539–541

Tegeler J (1993) Vorgehen bei Neuroleptika-Non-Respondern. In: Möller HJ (Hrsg) Therapie psychiatrischer Erkrankungen. Enke, Stuttgart

WHO (1991) Quality assurance in mental health. Divison of Mental Health, World Health Organization, Geneva

Korrespondenz: Priv.-Doz. Dr. J. Tegeler, Psychiatrische Klinik der Heinrich-Heine-Universität, Rheinische Landes- und Hochschulklinik, Düsseldorf, Bergische Landstraße 2, D-40629 Düsseldorf, Bundesrepublik Deutschland.

Qualitätssicherung und Routinesupervision in der stationären Psychotherapie

M. Linden

Psychiatrische Klinik und Poliklinik, Freie Universität Berlin, Bundesrepublik Deutschland

Psychotherapie, Supervision und Qualitätssicherung

Wenn man über Psychotherapie reden will, dann ist zunächst eine Begriffsbestimmung erforderlich. Unabhängig von der jeweiligen Schule kann man bei der Analyse und Beschreibung von Psychotherapie vier Ebenen unterscheiden, die getrennt zu beschreiben, zu lernen und zu beurteilen sind. Es sind dies das therapeutische Basisverhalten, die therapeutische Technik, die Strategie-Ebene und die Heuristik-Ebene (Linden und Hautzinger 1993). Zum besseren Verständnis ist in Tabelle 1 die Analogie aus der Musik hinzugefügt. Wenn man fragt, was wichtig ist, um gute Musik oder gute Psychotherapie zu machen, dann hat jeder der genannten Aspekte seine eigene Bedeutung. Es können auch therapeutische Fehler mit unterschiedlichen Konsequenzen auf jeder dieser Ebenen gemacht werden. Eine hohe Kompetenz auf jeder Ebene ist nicht selbstverständlich, sondern muß erworben werden. Reden mit dem Patienten bedeutet noch nicht automatisch Psychotherapie, obwohl dies gelegentlich gerade in ärztlichen Kreisen so anklingt.

Qualitätssicherung in der Psychotherapie hat unter dem Stichwort „Supervision" eine lange Tradition. Es sollte deshalb bei diesem Thema auch nicht versucht werden, das Rad neu zu erfinden. Statt dessen geht es darum, Erfahrungen der Medizin mit Qualitätssicherung und Supervision zusammenfassend darzustellen und auf ihre Einsatzmöglichkeiten hin zu untersuchen. Zunächst einmal ist dabei zwischen Routinesupervision und spezieller Supervision zu unterscheiden (Tabelle 2). Unter Routinesupervision fällt die Intervision durch ärztliche Kollegen auf den Stationen oder auch durch das Stationsteam, Supervision im Rahmen von Stationsbesprechungen in Anwesenheit ausgewiesener Supervisoren wie z.B. Oberärzten oder Diplom-Psychologen und schließlich Oberarzt- oder Chefarzt-Visiten. Zu den Maßnahmen der speziellen Supervision, die auch mit mehr oder weniger Aufwand in

Tabelle 1. Ebenen psychotherapeutischen Verhaltens (nach Linden und Hautzinger 1993)

Ebene	Beispiel	Musik-Analogie
Basisverhalten	Empathie Echtheit Wärme	Musikalität
Therapeutische Technik	Ratschlag Reizkonfrontation Deutung	Fingerläufigkeit
Therapeutische Strategie	Aktivierung Assertiveness-Training Trauerarbeit	Partitur
Therapeutische Heuristik	Psychopathologie Lerntheorie Psychoanalyse	Musiktheorie

Tabelle 2. Psychotherapeutische Supervision unter stationären Bedingungen

Routine Supervision	Intervision durch ärztliche Kollegen Intervision durch Stationsteam Stationsbesprechungen mit Supervisor OA und CA Visiten
Spezielle Supervision	externe Teamsupervision Gruppensupervision Co-Therapien Videosupervision Balintgruppe gezielte Ausbildungssupervision

die Routine implementierbar sind, gehören die externe Teamsupervision, Gruppensupervision, Balintgruppen oder gezielte Ausbildungssupervisionen. Im folgenden soll nur am Rande über diese speziellen Supervisionen gesprochen werden und vorrangig über das, was in der ärztlichen Supervisionstradition angelegt ist, was zur täglichen Praxis in den Kliniken gehört und möglicherweise unter dem Stichwort Qualitätssicherung neu bedacht und ernst genommen werden sollte.

Wenn es um Qualitätssicherung oder Supervision geht, dann ist das vorrangig zu klärende Problem das sog. „Monitoring", d.h. woher die Informationen über den Ist-Zustand genommen werden. Im stationären Setting gibt es eine Reihe von Möglichkeiten, Informationen über das zu erhalten, was mit den Patienten geschieht (Tabelle 3). Zu nennen sind die direkte Beobachtung des Patienten, der unmittelbare Bericht des Patienten, über das, was er erlebt hat oder wie es ihm geht, der mündliche Bericht des Therapeuten

Tabelle 3. Informationsquellen als Basis für die psychotherapeutische Routinesupervision unter stationären Arbeitsbedingungen

- Beobachtung des Patienten
- Bericht des Patienten
- Bericht des Therapeuten
- Eintragungen auf der Kurve
- Eintragungen in der Krankengeschichte
- Eintragungen im Pflegebericht
- Spezielle Therapieberichte

über das, was er meint getan zu haben, die Eintragungen in der Kurve, die Eintragungen in der Krankengeschichte, die Eintragungen im Pflegebericht und auch noch spezielle Therapieberichte. Im folgenden soll auf diese Informationsquellen näher eingegangen werden und versucht werden zu zeigen, was davon für die Psychotherapiesupervision oder die Supervision der Interaktion zwischen Therapeuten und Patienten in der Routine nutzbar ist.

Supervision anhand der Kurve

Die Kurve ist traditionellerweise das eigentliche Instrument, mit dem routinemäßig unter stationären Bedingungen Therapie dokumentiert und überwacht wird. Der inhaltliche Schwerpunkt der Kurven ist die Pharmakotherapie mit Aufzeichnungen über die Art der Medikation, die Dosierung und den Verordnungszeitpunkt. In ähnlicher Weise läßt sich die Kurve auch zur Dokumentation psychotherapeutischer Interventionen und Prozesse nutzen. Voraussetzung ist allerdings, daß sie nach einer bestimmten Art geführt wird, so wie es beispielsweise an der Psychiatrischen Klinik der FU Berlin geschieht (Abb. 1). Die Kurve wurde so konzipiert, daß Platz zum Eintragen aktueller Befunde oder von Gesprächsinhalten ist. Am Beispielsausschnitt aus einer beliebigen Kurve sieht man, daß am 22. 4. über die Patientin festgehalten wird: „Wieder sehr depressiv, weint, kann keinen Grund angeben, Antisuizidpakt, möchte dennoch in Nachturlaub gehen, aber nur in Begleitung des Ehemannes erlaubt." Am 25. 4. ist notiert: „Wochenende sei gut gewesen, habe beide Tage im Garten verbracht, die Kinder seien gekommen, lächelt, schwingungsfähig, soll etwas machen was ihr Spaß macht, Bummeln." Diese Aufforderung ist die einfachste Form einer psychotherapeutischen Intervention, über deren Zweckmäßigkeit im Rahmen der Visiten zu sprechen ist. Am 28. 4. wird festgestellt: „Sehr belastet durch Erwartungshaltung der Kinder; besprochen wie diesem begegnet werden kann. Außerdem habe sie Probleme mit ihrer Mutter, will von dieser nicht berührt werden." Am 29. 4. schließlich findet sich die Eintragung: „Unverändert, Krise in Bolk-Gruppe." Mit „Bolk-Gruppe" ist eine stationsübergreifende tiefenpsychologisch orientierte Psychotherapiegruppe gemeint.

Wie der abgebildete Kurvenausschnitt zeigt, sind auf diese Art Frequenz und Inhalt ärztlich-psychotherapeutischer Interventionen zu dokumentieren. Dabei kommt der Häufigkeit und Regelmäßigkeit noch vor den Inhalten eine besondere Bedeutung zu. Auf der Kurve ist festzuhalten, wie oft der Arzt überhaupt mit seinem Patienten gesprochen hat. Das ist eine ganz wichtige Größe, denn bevor man anfangen kann, über Qualität zu reden, muß erst einmal sichergestellt werden, daß psychotherapeutische Kontakte überhaupt stattfinden. Dies ist keineswegs selbstverständlich (Linden und Albrecht 1981). Betrachtet man die Zeitstruktur der Arbeit von Stationsärzten, dann ist etwa die Hälfte der Arbeitszeit belegt durch feste Termine wie Visiten, Konferenzen, Stationsbesprechungen. In der restlichen Zeit von weniger als 20 Arbeitsstunden sind Aufnahmen, Notfälle, Abstimmungen mit dem Pflegepersonal, Gespräche mit Angehörigen, Dokumentation, Schreiben von Krankengeschichten, Arztbriefen und schlußendlich auch Patientengespräche durchzuführen. Wenn man davon ausgeht, daß ein Patient in stationärer Behandlung wenigstens einmal pro Woche die Möglichkeit haben sollte, mit seinem Arzt in Ruhe hinter verschlossener Tür von Angesicht zu Angesicht zu sprechen, dann ist dies nach der eben angestellten Rechnung pro Arzt bei etwa zehn Patienten möglich. Selbst dann finden bei einem stationären Aufenthalt von einem Monat nur vier psychotherapeutische Kontakte im engeren Sinne statt. Wenn ein Stationsarzt 20 oder 30 Patienten zu betreuen hat, dann erübrigt sich jede weitere Diskussion um die psychiatrische Psychotherapie. Aber auch dann, wenn ein Stationsarzt prinzipiell die Zeit für regelmäßige Patientengespräche hat, muß dennoch sichergestellt werden, daß diese Zeit auch genutzt wird, um mit dem Patienten zu reden. Es darf nicht vergessen werden, daß es attraktiver sein kann, mit den Schwestern zu reden als mit dem Patienten, und daß es viele andere Dinge gibt, die auch noch

Freie Universität Berlin
Psychiatrische Klinik und Poliklinik

Name: Stat. Arzt: [illegible] Res. Med: [illegible]
Alter: [illegible] Größe: 165 cm Amb. Arzt: [illegible] Bes. Hinweise:

Datum Aufenthaltstag	20.4.94	21 128	22	23 130	24	25 132	26	27 134	28	29 136
Arztgespräche (A) Befunde (Bf) Bemerkungen (Bm)	[illegible]	[illegible]	[illegible]			[illegible]			[illegible]	[illegible]
Untersuchungen	[illegible]	MES 17	[illegible]			[illegible]			[illegible]	
Aktivitäten									[illegible]	
Beurlaubungen	[illegible]	[illegible]	[illegible]	N-UR	AUB	[illegible]	[illegible]	[illegible]		[illegible]
Medikation									[illegible]	
[illegible]	[illegible]	=	=	=	=	=	=	=	=	=
[illegible]	[illegible]	=	=	=	=	=	=	=	=	=

Abb. 1. Psychotherapeutische Informationen im Krankenblatt (s. Text)

wichtig und zu tun sind. Der Patient ist sozusagen das schwächste Glied in dieser Konkurrenz, d.h. Gespräche mit Patienten können am leichtesten verschoben oder ganz unterlassen werden. Es ist deshalb eine vordringliche Aufgabe der Supervision, dem entgegenzusteuern. Oberärzte und Chefärzte können aus der Kurve ablesen, ob mit dem Patienten gesprochen wurde oder nicht und ggf. nachfragen, wenn in der Kurve nichts vermerkt ist. Im Kurvenausschnitt der Abb. 1 sieht man noch weiteres. Auf dieser Station finden Montag, Dienstag und Freitag sog. große Visiten statt. Die Eintragungen am 22., 25. und 29. basieren auf diesen Visitenkontakten. Darüber hinaus stattfindende Gespräche im Arztzimmer werden mit einem (A) gekennzeichnet. In den zehn Tagen des Kurvenausschnitts haben Arzt und Patient also einmal hinter verschlossener Tür miteinander gesprochen. Die Frage bei der Chefvisite könnte sein, warum nur einmal.

Die Eintragungen können aber auch Anlaß sein zu fragen, worüber geredet wird. Machen beispielsweise Empfehlungen, wie sie am 25. 4. ausgesprochen wurden, psychotherapeutisch Sinn oder ist das eine Überforderung der Patienten und unter Berücksichtigung des in der Kurve wiedergegebenen sehr wechselhaften Verlaufs möglicherweise sogar kontraindiziert. In der Chefvisite kann nach dem hinter der Empfehlung „Bummeln" stehenden therapeutischen Rational gefragt werden und evtl. Alternativen und übergeordnete Behandlungspläne besprochen werden.

Schließlich ist auch noch auf den Eintrag am 29. 4. wegen der stationsübergreifenden tiefenpsychologisch orientierten Gruppe hinzuweisen. Ein Kennzeichen moderner psychiatrischer Kliniken ist die Vielfalt der Therapieangebote und beteiligten Therapeuten. Es ist die Aufgabe des Stationsarztes, sich über den Fortgang der verschiedenen parallel durchgeführten Behandlungen zu informieren, ggf. unerwünschte Entwicklungen frühzeitig zu erkennen und ihnen gegenzusteuern. Dieses Monitoring von speziellen psychotherapeutischen Behandlungen, wie z.B. Musiktherapie, Ergotherapie oder Trainingsgruppen, sollte ebenfalls auf der Kurve vermerkt werden und kann in den Chefvisiten Anlaß zur Abstimmung eines übergeordneten und integrierenden Gesamtbehandlungsplans werden.

Zusammenfassend kann aus der Kurve also eine Fülle präziser Informationen über die psychotherapeutische Behandlung auf der Station entnommen werden. Diese sollten Anlaß geben nachzufragen und auch eine kontinuierliche Supervision und Ausbildung durchzuführen. Wie zu zeigen war, sollten die traditionellen Krankenblätter auch unter psychotherapeutischen Gesichtspunkten nicht gering geschätzt werden. Sie können in der täglichen Routine wichtige Monitoring- und Supervisionsinstrumente sein. Sie müssen allerdings konsequent geführt und genutzt werden.

Supervision anhand der Krankengeschichte

Krankengeschichten enthalten neben Verlaufsdokumentationen auch Informationen über die psychotherapeutische Behandlung von Patienten. Im Gegensatz zur Kurve, in der vorrangig aktuelle Tagesereignisse in kurzer

Form notiert werden, sollten dort übergeordnete Behandlungspläne i.S. der oben angesprochenen therapeutischen Strategien dargelegt und begründet werden. Was letztlich in der Krankengeschichte steht und wie aktuell diese geführt wird, hängt allerdings auch von den mitunterzeichnenden Ober- oder Chefärzten ab.

Tabelle 4 gibt einen Ausschnitt aus einer Krankengeschichte wieder. Wie zu sehen, finden sich zum Teil sehr konkrete Informationen über das, was mit dem Patienten besprochen wurde. Reibereien mit Mitpatienten werden mit der Psychopathologie in Verbindung gebracht. Therapeutisch werden Selbstkontrollverfahren eingesetzt. Aus der eher globalen Schilderung ergibt sich die Frage, inwieweit die angesprochenen therapeutischen Interventionen technisch optimal durchgeführt wurden. Es finden sich auch Hinweise auf Probleme in der Arzt-Patient-Beziehung. Die Patientin wird als dysphorisch und gereizt geschildert. Sie behauptet, kein Vertrauen mehr zu ihrem Arzt zu haben. Die hier anklingende Störung in der Arzt-Patienten-Beziehung sollte in jedem Fall die Aufmerksamkeit der Supervisoren erregen, da der Kollege vielleicht Hilfe und Unterstützung braucht. Es wird schließlich auch berichtet, daß über die Kindheit der Patientin gesprochen wurde. Faßt man alle Informationen zusammen, dann sind eine Reihe therapeutischer Interventionen zu erkennen. Es stellt sich allerdings die Frage, was der dahinterstehende Therapieplan, bzw. die psychotherapeutische Strategie ist, die dieses Vorgehen lenkt. An dieser Stelle kann supervidierend eingegriffen werden, um dem Kollegen zu helfen, einen strukturierten Therapieprozeß einzuleiten und durchzuhalten.

Tabelle 4. Psychotherapeutische Informationen in der Krankengeschichte (Ausschnitt aus einer Routinedokumentation)

15. 1.	Mit der Pat. wird besprochen, daß einige Reibereien mit Mitpat. teilweise durch ihr aggressives Verhalten bedingt sind. Der Ref. empfiehlt ihr, den Versuch zu unternehmen, ihr Verhalten besser zu kontrollieren und entstandene Zwistigkeiten durch offene Gespräche beizulegen. Die Pat. ist diesbezüglich einsichtig und möchte versuchen, in den nächsten Tagen diese Prinzipien anzuwenden.
17. 1.	In der Visite ist die Pat. stark dysphorisch-gereizt, sie schreit herum und behauptet, kein Vertrauen mehr zum Ref. zu haben. Sie habe die vor 2 Tagen durch den Ref. gemachten Empfehlungen als Kritik verstanden, und sie könne diese Kritik nicht ertragen. Sie möchte eine Erhöhung der Taxilan-Med. und droht, sich umzubringen, wenn dem nicht nachgekommen werde. Nachmittags hat sich die Pat. vollständig beruhigt und schämt sich wegen ihres aggressiven Durchbruchs. Sie gesteht, daß sie immer schon starke Schwierigkeiten mit Kritik gehabt habe. Ebensowenig sei es ihr möglich, ein Lob zu ertragen. Li-Spiegel 0,70 mmol/l.
18. 1.	Im Zweiergespräch anfangs gute Stimmung. Es wird über ihre Kindheit gesprochen. Sie beklagt die wenigen Erinnerungen, die sie an diese Zeit habe. In diesem Gespräch wird die Stimmung schnell schlechter. Sie möchte nicht mehr zum anschließenden KT, da sie Angst habe, hier zu versagen. Nachdem das KT gut verlaufen ist, ist Frau H. wieder deutlich besserer Stimmung. Frau H. gesteht, daß sie eigentlich überhaupt kein Selbstvertrauen habe.

Tabelle 5. Psychotherapeutische Informationen in den Pflegeberichten (Ausschnitt aus einer Routinedokumentation)

17. 5. 9–11 Uhr	Ergotherapie: Sie sollte auf einem Bild das gestalten, was ihr wichtig ist. Sie zeichnete das Haus ihres Ex-Mannes und vieles, was mit dieser Vergangenheit zu tun hat. In der Nachbesprechung sagte sie dazu entgegengesetzt, daß ihr ihre jetzige Wohnung viel wichtiger sei und ihr Ex-Mann keine Bedeutung mehr habe. Fühlte sich matt nach dem SE, aber nicht so eingebunden.
17. 5. 14–15 Uhr	Musiktherapie: mutiger, spricht noch sehr viel, scheint in der Musik offener zu sein.

Supervision anhand der Pflegeberichte

Eine weitere Quelle zur Dokumentation und Supervision psychotherapeutischer Interventionen sind die Pflegeberichte. Schwestern und Pfleger dokumentieren schriftlich nach jeder Schicht, was zu jedem Patienten aufgefallen ist bzw. mit ihm getan wurde. Gleiches gilt auch für Musiktherapeuten, Ergotherapeuten und andere in die Behandlung eingeschaltete Berufsgruppen. Die vordringlichste Aufgabe in der Supervision ist, auf der Basis dieser Berichte die verschiedenen therapeutischen Aktivitäten zu koordinieren. Je mehr Therapeuten, desto eher ist es möglich, daß in einander widersprechende Richtungen gearbeitet wird. Neben der Kurve eignen sich auch die Pflegeberichte als Basis für eine Koordinierung der verschiedenen therapeutischen Aktivitäten. Tabelle 5 zeigt einen Bericht aus der Ergotherapie und der Musiktherapie. Jede dieser Mitteilungen kann Anlaß sein zur Frage, was genau gemacht wurde, unter welchen Zielvorstellungen, mit welchem Therapieauftrag, wie es gelaufen ist und was am Ende das Resultat war.

Supervision im Rahmen therapeutischer Stationsgruppen

Die bislang dargestellten Supervisionsansätze bezogen sich ausschließlich auf Beispiele aus der Stationsroutine. Mit etwas Konsequenz und Kontinuität können, wie gezeigt werden sollte, ohne zusätzlichen Zeit- und Mitteleinsatz nicht nur die Pharmakotherapie sondern auch die Psychotherapie supervidiert werden. Daneben gibt es aber auch spezielle Supervisionsformen, die ebenfalls ohne großen Zusatzaufwand in die Routine einzufügen sind. Dazu gehört die Supervisions-Nachbesprechung im Anschluß an die regelmäßigen Stationsgruppen. Auf vielen Stationen finden zwei- oder dreimal wöchentlich offene, themenzentrierte therapeutische Gruppen statt, an denen alle anwesenden Patienten teilnehmen. Leiter der Gruppen sind Ärzte, Diplom-Psychologen oder andere Mitarbeiter aus dem therapeutischen Team. In der Regel sind mehrere Therapeuten anwesend. Im Anschluß findet typischerweise eine Nachbesprechung statt, zu der auch ein Supervisor, z.B. Oberarzt oder Psychologe hinzukommen kann.

Datum:.............. Gr.-Leiter ja ☐ nein ☐

Name:............... Arzt ☐
Schwester/Pfleger ☐
BT, MT ☐
Schw.-Schüler ☐
Famulus, PJ ☐

1. Wem hat die Gruppe geschadet?
....
....
....

2. Wem hat die Gruppe genützt?
....
....
....

3. Globalurteil über Gruppenablauf:......................

4. Meine Grundstimmung war heute:.........................

5. Welches war das bedeutendste Thema und warum?
....
....
....

6. Therapeutische Ziele?
....
....
....

7. Besonderheiten der Therapiedurchführung:
....
....
....

8. Beurteilung des Gruppenleiters:

redete gar nicht 0 |————————————| 100 redete alleine
(verbale Präsenz)

hielt sich emot. zurück |————————————| gab viel emot. Sicherheit
(emotionale Präsenz)

ließ die Gruppe laufen |————————————| steuerte den Gruppenablauf
(Gruppensteuerung)

machte keine emp. Äußerung |————————————| machte viele emp. Äußerungen
(Empathie)

Abb. 2. Formblatt zur strukturierten Supervision der regelmäßig stattfindenen offenen, interaktionellen und themenzentrierten Stationsgruppen

Zur Strukturierung dieser Nachbesprechung haben wir einen Bogen erarbeitet, der zu Beginn von allen Anwesenden ausgefüllt wird (Abb. 2). Er dient zur Einübung psychotherapeutischen Basisverhaltens und zur Besprechung therapeutischer Techniken. Es ist für alle Beteiligten lehrreich zu sehen, wie der Gruppenleiter sich selbst erlebt hat und wie er von den Kotherapeuten wahrgenommen wurde. Er selbst dachte möglicherweise, daß er heute ganz empathisch war, während alle anderen sagen, er habe nur geredet und alle an die Wand gedrückt. Es ist dies eine der seltenen Möglichkeiten in der Stationsarbeit, eine direkte Rückmeldung über das eigene Therapieverhalten geben zu können. Es kann dann auch über die therapeutischen Ziele und vor allem über deren technische Umsetzung geredet werden. Wenn man als Supervisor fragt, was heute in der Gruppe therapeutisch geschehen ist, dann werden nicht selten nur Anekdoten über die Patienten erzählt. Relevant ist aber, was die Therapeuten gemacht haben, also das, was wir Therapie nennen. Es ist deshalb ein wichtiger Schulungsprozeß, die Aufmerksamkeit vom Patienten weg auf das eigene Verhalten zu richten und zu besprechen, was an therapeutischen Interventionen eingesetzt wurde, warum es getan wurde, was das Konzept bzw. die Strategie war, und wie diese umgesetzt wurde. Über die Kotherapeuten kann dann abgefragt werden, was sie davon gesehen haben und inwieweit die Zielvorstellung des Gruppenleiters mit der Realisierung übereinstimmt.

Supervision mittels Bandaufzeichnungen

Alle soweit angesprochenen Formen der Supervision von psychotherapeutischen Interventionen basieren auf mittelbaren Berichten und Informationen, mit allen damit verbundenen Irrtumsmöglichkeiten. Eine Form der direkten Beobachtung von Therapeutenverhalten sind Bandaufnahmen, die auch unter den Bedingungen eines normalen Krankenhausbetriebs möglich sind. Jeder Mensch hat einen sehr individuellen Gesprächs- oder Interaktionsstil, und es ist schwer, diesen zu verändern. In einer eigenen Untersuchung (Linden und Janssen 1986) haben wir zwei Phasen der Anamneseerhebung beobachtet. In der Eingangsphase, soll der Patient berichten, wie es ihm geht. Der Arzt sollte deshalb vor allem offene Fragen oder bestenfalls Sondierungsfragen stellen. In der Phase der biographischen Anamnese geht es statt dessen um konkrete Informationen, wie z.B. den Zeitpunkt der ersten Eheschließung. Dazu sollten vorrangig direkte Fragen gestellt werden. In Abb. 3 sind für eine Gruppe von Ärzten die relativen Häufigkeiten verschiedener Fragetypen für beide Anamnesephasen aufgetragen. Wie zu erkennen, ist das Profil nahezu phasenunabhängig, d.h. die Ärzte setzen stets den gleichen Fragentyp ein. Statt aufgaben- ist der Gesprächsstil eher persönlichkeitsabhängig. Auf der Basis solcher Beobachtungen kann dann sehr konkret, supervidierend eingegriffen werden.

Bandaufzeichnungen ermöglichen auch, therapeutisches Basisverhalten zu beurteilen (Finke 1994). Eine der häufigsten Fehleinschätzungen von Therapeuten ist zu meinen, daß man seinen Patienten verstanden habe. Wenn statt dessen anhand einer Empathieskala (Tabelle 6) die tatsächliche Realisierung dieser Therapeutenvariable gemessen wird, dann kann dies zu wesentlich anderen Einschätzungen führen. Ärzte neigen aufgrund ihrer Ausbildung zu Ratschlägen, Gegenantworten oder Empfehlungen, aber nicht unbedingt zur Empathie. Diese muß erst gelernt werden. Wie die Em-

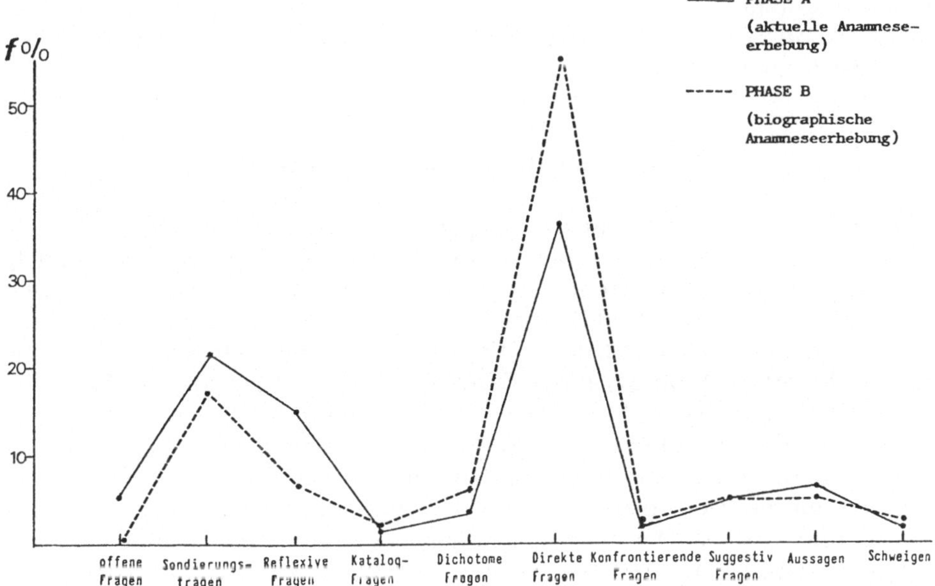

Abb. 3. Stabilität des individuellell Sprachstils trotz unterschiedlicher Interaktionserfordernisse am Beispiel der prozentualen Häufigkeit zehn verschiedener Fragetypen in zwei unterschiedlichen Phasen der Anamneserhebung (nach Linden und Janssen 1986)

Tabelle 6. Skala zur Beurteilung der Empathie des Therapeuten

Stufe 1:	Der Arzt geht in seinen Äußerungen so gut wie nicht auf das ein, was der Patient vorgebracht hat. Statt dessen redet er über anderes oder gibt Ratschläge oder Belehrungen.
Stufe 2:	Der Arzt geht auf äußere Sachverhalte und Themen ein, die vom Patienten angesprochen wurden. Er greift aber nicht die dabei mitschwingenden emotinalen Erlebnisinhalte auf.
Stufe 3:	Der Arzt geht vereinzelt auf emotionale Erlebnisinhalte des Patienten ein, ohne damit aber das zentrale Anliegen des Patienten zu erfassen.
Stufe 4:	Der Arzt greift einen wesentlichen Teil der vom Patienten ausgedrückten emotionalen Erlebensinhalte auf und vermittelt den Eindruck, sich um ein Verstehen des Patienten zu bemühen.
Stufe 5:	Der Arzt ist in der Lage, sich in die Perspektive des Patienten hineinzuversetzen und dessen emotionales Erleben nachzuvollziehen. Dieses Verstehen wird durch die Art der Arztäußerungen fiir den Patienten erkennbar.

pathieskala zeigt, gibt es ein Mehr oder Weniger an Empathie, die deshalb gelernt werden muß und nur selten angeboren ist.

Soweit Videoaufnahmen möglich sind, kann auch das averbale Verhalten beobachtet und geschult werden (Ahrens und Linden 1989). Körperhaltung und Ausdrucksverhalten sind wichtige Aspekte der sozialen und therapeutischen Interaktion. Von daher ist es wünschenswert, die eigene Wirkung auf andere kennenzulernen und ggf. einzelne Aspekte der Körperhaltung oder des Ausdrucks zu modifizieren.

Beurteilung des Therapieergebnisses

Bislang wurden Möglichkeiten zur Supervision der Prozeßqualität in der stationären Routinepsychotherapie dargestellt. Darüber hinaus sollte aber auch die Ergebnisqualität beurteilt werden. Eine einfache Möglichkeit, die über den allgemeinen klinischen Eindruck hinausgeht, ist der routinemäßige Einsatz von standardisierten Skalen (CIPS 1986). So findet sich auf dem Kurvenausschnitt (Abb. 1) am 21. 4. der Eintrag „MES: 17“. Damit ist der Wert auf der Montgomery-Asberg-Melancholie-Skala gemeint. Mit solchen Depressivitäts-Skalen, die sowohl in der Selbst- wie der Fremdbeurteilung benutzt werden können, ist der Therapieverlauf anhand ausgewählter Zielvariablen zu dokumentieren. Der Vorteil ist, daß z.B. Depressivität das letztgültige Therapieziel und -maß ist. Der Nachteil ist, daß es sich um ein sehr globales Maß handelt, dessen Veränderungen außer von Psychotherapie auch von vielen anderen Einflußgrößen abhängen.

Ein vergleichsweise spezifisches Ergebnismaß ist das sog. „Goal Attainment Scaling“ (Bolm 1994). Ungeachtet technischer Varianten handelt es sich hierbei um eine Selbst- oder Fremdbeurteilung hinsichtlich individuell formulierter Ziele, die am Beginn der Behandlung festgelegt werden. Dies kann ein psychopathologisches Symptom sein, wie z.B. „depressive Verstimmung“, oder eine psychologische Dimension, wie z.B. „Selbstsicherheit“, oder auch ein soziales Ereignis wie „Beginn einer neuen Arbeit“. Solche Ziel-

	Problem 1 Haushalt	Problem 2 Symptome	Problem 3 eigenständige Freizeitgestaltung	Problem 4 Zeit ohne Ehemann	Problem 5 Krankheitsverhalten Beiträge zur selbständigen Problemlösung
Ergebnis viel geringer als erwartet	völlig inaktiv	wegen Zuspitzung der Symptomatik vollstationäre Verlegung nötig	Traut sich gar nichts zu, lehnt Vorschläge heftigst ab -->	durchgängig mit dem Mann zusammen	Problemlösungen nur unter Zwang
Ergebnis etwas geringer als erwartet	zieht sich nur an, wenn der Mann die Kleider bringt, Mann muß sie ins Bad schieben -->	kommt morgens nicht aus dem Bett, jammert viel, voll Insuffizienzgefühlen -->			sorgt selbst für Vorgespräch in der Tagesklinik, sonst fast gar keine eigenen Beiträge -->
erwartetes oder wahrscheinlichstes Ergebnis	allein aufstehen, einzelne Dinge im Haushalt selbst zu tun beginnen *	Antriebssteigerung, so daß sie z.B. regelmäßig allein morgens zur Tagesklinik kommt *	ambivalente Einstellung zur eigenen Freizeitgestaltung, kein Schritt in die Richtung	während der Tagesklinik-Öffnungszeit ohne Mann auskommen -->	etwas häufiger eigene Beiträge
Ergebnis etwas besser als erwartet			akzeptiert die Idee		
Ergebnis viel besser als erwartet	vollständig den Haushalt selber bewältigen	deutliche Milderung des paranoid-depressiven Syndroms	nach einem halben Jahr erste praktische Schritte getan *	zusätzlich fünf Stunden pro Woche ohne den Mann ausgekommen *	läßt unser Programm nicht nur über sich ergehen, sondern beginnt selbst eigene Probleme einzubringen *

Abb. 4. Goal Attainment Scaling (nach Bolm 1994)

vorgaben am Anfang der Behandlung haben über den diagnostischen Aspekt hinaus unmittelbare therapeutische Konsequenzen. Sie zwingen zunächst zu der Überlegung, was innerhalb von sechs Wochen einer stationären Therapie realistischerweise überhaupt therapeutisch erreicht werden kann. Des weiteren ist zu beantworten, was therapeutisch getan werden muß, um das gesteckte Ziel erreichen zu können, d.h. welche therapeutische Strategie eingeschlagen werden soll. Nach der eigenen Beobachtung ist eines der größten Probleme auf dem Weg zu einer wirksamen Psychotherapie, daß die Befassung mit ständig wechselnden Tagesproblemen die Entwicklung eines kohärenten therapeutischen Prozesses verhindert. Die Auswahl und Konzentration auf vorrangige Ziele kann helfen dem entgegenzuwirken, so daß überhaupt die Voraussetzungen für einen Lern- oder Entwicklungsprozeß beim Patienten gegeben sind. Schließlich kann auch sehr genau auf den Punkt gebracht werden, was erreicht wurde von dem, was angestrebt worden war. Wie war das Ausmaß an Depressivität, die Frequenz an Selbstverletzungen, die Qualität der Interaktion mit Mitpatienten oder Angehörigen zu Beginn und am Ende der Therapie und zwar sowohl absolut als auch relativ zu dem, was initial für notwendig und machbar gehalten wurde. Eine Präzisierung der Ergebnisqualität hat über die Präzisierung des Behandlungsplans somit auch eine unmittelbare Rückwirkung auf die Prozeßqualität. Die verschiedenen Aspekte der Qualitätssicherung sind damit im Bereich der Psychotherapie untrennbar miteinander verbunden.

Literatur

Ahrens B, Linden M (1989) Videofeedback zur Schulung der ärztlichen Gesprächsführung in der psychiatrischen Weiterbildung. In: Kügelgen B (Hrsg) Video in Psychiatrie und Psychotherapie. Springer, Berlin Heidelberg New York Toyo

Bolm W (1994) Goal Attainment Scaling: Gütemaß und praktische Erfahrungen bei 397 psychiatrischen Behandlungsverläufen. Z Klin Psychol Psychopathol Psychother 42: 128–138

CIPS, Collegium Internationale Psychiatriae Scalarum (Hrsg) (1986) Internationale Skalen für Psychiatrie. Beltz, Weinheim

Finke J (1994) Empathie und Interaktion. Methodik und Praxis der Gesprächspsychotherapie. Thieme, Stuttgart

Linden M, Albrecht J (1981) Individueller Arzt-Patient-Kontakt auf einer psychiatrischen Akutstation. Psychother Psychosom Med Psychol 31: 87–90

Linden M, Janssen T (1986) Einübung psychotherapeutischer Kompetenzen durch videounterstützte Supervision der Anamneseerhebung in der Psychiatrie. Z personenzentr Psychol Psychother 5: 333–345

Linden M, Hautzinger H (Hrsg) (1993) Verhaltenstherapie. Springer, Berlin Heidelberg New York Tokyo

Korrespondenz: Prof. Dr. M. Linden, Psychiatrische Klink und Poliklinik der Freien Universität Berlin, Eschenallee 3, D-14050 Berlin, Bundesrepublik Deutschland.

Qualitätssicherung in der psychiatrischen Pflege

W. Kistner und **G. Oppermann**

Psychiatrisches Krankenhaus Merxhausen, Bad Emstal,
Bundesrepublik Deutschland

Die Themenstellung dieses Beitrags, nämlich „Qualitätssicherung in der psychiatrischen Pflege" hat uns einiges Kopfzerbrechen verursacht. Das Thema unterstellt nämlich, daß es möglich sei, die Pflegequalität gesondert von der Qualität der psychiatrischen Gesamtbehandlung zu betrachten. Wir halten das jedoch für nicht möglich. Insofern dürfen wir schon jetzt ankündigen, daß dieser Beitrag sein Thema verfehlen wird.

Wir haben uns entschlossen, statt dessen die Frage zu erörtern, welche Bedingungen erforderlich sind, damit die Pflege ihren Teil zur psychiatrischen Gesamtbehandlung leisten kann. Wie wir zeigen werden, hängt dies bei weitem nicht nur von der Pflege ab. Stellen wir also die Frage:

- Was ist erforderlich, damit die Pflege ihren Teil zur psychiatrischen Gesamtbehandlung leisten kann?

Qualifikation

Eine für die jeweilige Aufgabe hinreichende Qualifikation der Pflegenden selbst stellt selbstverständlich die erste notwendige Bedingung dar. Nur ausreichend qualifizierte Mitarbeiterinnen und Mitarbeiter des Pflegedienstes sind imstande, die heute von der Pflege geforderten eigenständigen Beiträge zur Behandlungsplanung und -durchführung zu leisten, dafür die Verantwortung zu tragen und sich gegebenenfalls gegen andere Berufsgruppen konstruktiv zu behaupten. Pflege, die sich nicht mehr als ausführendes Organ ärztlicher Anordnungen versteht, erfordert daher bereits in der Ausbildung ein hohes theoretisches und praktisches Niveau.

Dabei spielt nicht nur die Grundausbildung in den Krankenpflegeschulen, sondern ebenso die Weiterbildung eine entscheidende Rolle. Hier stellt vor allem die mittlerweile eingeleitete Akademisierung der Krankenpflege durch Studiengänge in den Fächern Pflegewissenschaft, Pflegeforschung, Pädagogik und Pflegemanagement einen wesentlichen Fortschritt dar. Die damit beabsichtigte wissenschaftliche Grundlegung der Pflege wird sowohl für deren Qualität, wie auch für die künftige Rolle der Pflege im Konzert der therapeutischen Berufsgruppen eine unverzichtbare Bedingung darstellen. Ohne qualifizierte Forschungsergebnisse und ohne wissenschaftlich fundierte Kenntnisse in den Bereichen Betriebswirtschaft und Management wird sich die Pflege nicht als eigenständiger Beruf behaupten können, sondern auf Dauer ein sog. „Heilhilfsberuf" bleiben.

Für die Pflege in der Psychiatrie stellt sich als besonderes Problem, daß durch die allgemeine Krankenpflegeausbildung Inhalte psychiatrischer Pflege gewöhnlich nur völlig unzureichend vermittelt werden, mit der Folge, daß die eigentliche Qualifikation für das pflegerische Berufsfeld in der Psychiatrie erst im Beruf wirklich erworben werden kann. Dementsprechend stellen Fort- und Weiterbildungsangebote für den Pflegedienst gerade in der Psychiatrie ein wesentliches Instrument der Qualitätsherstellung und Qualitätssicherung dar.

Im PKH Merxhausen gehen wir dieses Problem auf verschiedenen Ebenen an:

- Unterricht in psychiatrischer Pflege durch eine Fachkrankenschwester für alle Kurse unserer Krankenpflegeschule bereits während der Krankenpflegeausbildung
- Innerbetriebliche Fortbildung mit Tages- und Halbtagesveranstaltungen, organisiert durch einen aus etwa 15 Mitarbeiterinnen und Mitarbeitern des Pflegedienstes und einem Psychologen bestehenden Arbeitskreis, der von der Pflegedienstleitung koordiniert wird
- Jährliches Pflegesymposium, das in Vorträgen und Arbeitsgruppen jeweils ein aktuelles Pflegethema behandelt. Das Symposium richtet sich selbstverständlich nicht nur an den Pflegedienst, sondern an alle therapeutischen Berufsgruppen. Es dient uns dabei weniger zur Außendarstellung, als vielmehr zur Vorbereitung und als „Appetitmacher" für die intensivere Behandlung des jeweiligen Themas in der innerbetrieblichen Umsetzung
- Teilnahme von Mitarbeiterinnen und Mitarbeitern des Pflegedienstes an externen Fort- und Weiterbildungen (Stationsleitung, Fachkrankenpflege u.ä.)

Nun ergibt sich aus einer hinreichenden Qualifikation der Pflegenden noch nicht zwangsläufig eine hohe Pflege- und Behandlungsqualität. Es reicht lange nicht aus, daß die einzelnen Mitarbeiterinnen und Mitarbeiter jeweils für sich über eine hohe Qualifikation verfügen. Tätigkeitsfelder für „geniale Einzelkämpfer" weisen psychiatrische Stationen nämlich kaum auf. Wenigstens so entscheidend für die Qualität der Pflege und Behandlung wie die Qualifikation der Therapeuten ist nämlich die Qualität ihrer Zusammenarbeit und die Qualität der strukturellen Rahmenbedingungen.

Daher ist viel zu oft sogar das Gegenteil der Fall: Pflegekräfte mit hoher

Qualifikation und daraus resultierend mit hohem Anspruch an die Möglichkeiten, ihre fachlichen Vorstellungen auch zu verwirklichen, treffen auf strukturelle Rahmenbedingungen, die genau das verhindern. Frustration und berufliche Identitätskrisen sind die Folge. Häufige Reaktionen darauf sind dann z.B.

- Absetzen in pflegerische Nischenpositionen (z.B. Institutsambulanzen),
- Erwerb pflegefremder Zusatzqualifikationen (z.B. im Psychotherapiebereich) und Übernahme einer Rolle als Hilfspsychotherapeut,
- Berufswechsel oder Berufsaufgabe, Studium usw.

Nach unserer Beobachtung stellt in vielen Häusern und auf vielen Stationen daher nicht etwa die mangelnde Qualifikation der Pflegenden, sondern die Starrheit überkommener Strukturen, das Festhalten an liebgewordenen Privilegien und, last but not least, das leidige Gezänk zwischen den verschiedenen therapeutischen Berufsgruppen das Hauptproblem bei der Herstellung und Sicherung einer adäquaten psychiatrischen Pflege und Behandlung dar. Aus diesen Gründen ist es, gemessen an den Qualitätsstandards, die der PsychPV zumindest implizit zugrunde liegen, viel öfter nötig, zuerst einmal von der *Herstellung* einer zeitgemäßen Pflege- und Behandlungsqualität zu reden, als von deren *Sicherung*.

Herstellung und dann auch Sicherstellung einer angemessen Pflege- und Behandlungsqualität erfordert zunächst geeignete konzeptionelle und strukturelle Rahmenbedingungen. Deren wichtigste unter dem Gesichtspunkt psychiatrischer Pflege als Teil der Gesamtbehandlung sollen im folgenden erläutert werden.

Strukturelle und konzeptionelle Rahmenbedingungen der Pflege- und Behandlungsqualität

1. Multiprofessionelles Behandlungsteam

Die Psychiatrie-Personal-Verordnung (PsychPV) kennt die folgenden therapeutischen Berufsgruppen: Ärzte, Pflegedienst, Psychologen, Physiotherapeuten, Ergotherapeuten, Sozialarbeiter/Sozialpädagogen. Für alle nach der PsychPV vorgesehenen Behandlungstypen, also Regelbehandlung, Intensivbehandlung, Rehabilitative Behandlung, Langzeitbehandlung chronisch Kranker, Psychotherapeutische Behandlung und Tagesklinische Behandlung, sind jeweils für alle diese Berufsgruppen Minutenwerte vorgesehen, wenn auch in sehr unterschiedlicher Gewichtung. Es ist daher sicherlich zulässig, festzustellen, daß eine psychiatrische Behandlung nach heutigem Erkenntnisstand in der Regel das Tätigwerden aller dieser Berufsgruppen erfordert.

Die PsychPV sieht ebenfalls vor, daß dieses Tätigwerden in der Form einer geplanten, aufeinander abgestimmten Zusammenarbeit erfolgt, also im Rahmen eines sog. multiprofessionellen Teams.

Was ist ein Team? Ein Blick in ein Synonym-Wörterbuch liefert dazu folgende Ersatzbegriffe:

- Gruppe
- Arbeitsgemeinschaft
- Arbeitsgruppe
- Mannschaft
- Produktionsgemeinschaft
- Ensemble
- Equipe
- Gesellschaft (im geschäftlichen Sinne)
- Kollegium
- Kollektiv
- Stab

Das Ergebnis ist nicht weiter überraschend, aber durchaus aufschlußreich Offenbar handelt es sich bei einem Team immer um mehrere Personen, die durch eine *gemeinsame Aufgabe* verbunden sind. Anders formuliert: Mehrere Personen werden dadurch zu einem Team, daß sie eine gemeinsame Aufgabe lösen müssen oder wollen. Teamarbeit ist also nicht eine besondere Form des Zusammenlebens, sondern eine besondere Form der Arbeitsorganisation. Teamarbeit als besondere Form der Arbeitsorganisation dient dem schon erwähnten Zweck, daß mehrere Personen eine gemeinsame Aufgabe erfüllen. Nur dann, aber auch genau dann, ist Teamarbeit erforderlich.

Der Unterschied zwischen „Zusammenarbeit" und „Arbeitsteilung"

Was ist eine gemeinsame Aufgabe? Offenbar eine solche, die nur gemeinsam, d.h. durch Zusammenarbeit gelöst werden kann. Zusammenarbeit in dem Sinne, wie wir den Begriff hier verstehen wollen, ist etwas anderes, als einfache Arbeitsteilung. Zusammenarbeit, oder eben Teamarbeit, ist nicht nur nicht dasselbe wie Arbeitsteilung, sondern mehr, weil erst durch die Zusammenarbeit die verschiedensten Möglichkeiten der wechselseitigen Befruchtung, also Synergieeffekte, Platz greifen können. So, wie das Ganze mehr ist, als die Summe seiner Teile, so ist Teamarbeit mehr, als eine einfache Zusammenführung von menschlicher Arbeit.

Die Notwendigkeit der Teamarbeit in der Therapie psychiatrischer Patienten

Bleibt zu klären, ob für die Pflege und Behandlung psychiatrischer Patienten zwischen den verschiedenen beteiligten Berufsgruppen Zusammenarbeit oder nur Arbeitsteilung erforderlich ist. Betrachten wir die Frage getrennt nach den verschiedenen Phasen von Diagnostik, Therapieplanung und Therapiedurchführung.

Diagnostik: Die wesentlichsten Informationsquellen für die Diagnostik in der Psychiatrie sind zweifellos die Beobachtung der Patientinnen und Patienten und das Gespräch mit ihnen. Versteht sich die Diagnostik ganzheitlich, d.h. nicht nur als Aufspüren und Nachweisen von Symptomen, so erfordert sie Beobachtungen in möglichst vielen verschiedenen Situationen und aus möglichst vielen verschiedenen Blickwinkeln. In dieser Hinsicht unterscheiden sich die verschiedenen Berufsgruppen, und in diesen wiederum auch die verschiedenen einzelnen Individuen, durch ihre unterschiedlichen Zugänge zum Patienten einerseits und ihre unterschiedliche berufliche Perspektive andererseits. Diese verschiedenen Perspektiven in einem multiprofessionellen Team, ergänzt um das nichtprofessionelle soziale Umfeld des Patienten, veranschaulicht Abb. 1.

In der Diagnostik psychiatrischer Erkrankungen ist es erforderlich, daß die verschiedenen Blickwinkel zusammengeführt werden, um daraus ein möglichst umfassendes Gesamtbild des Patienten zu gewinnen. Dazu tragen

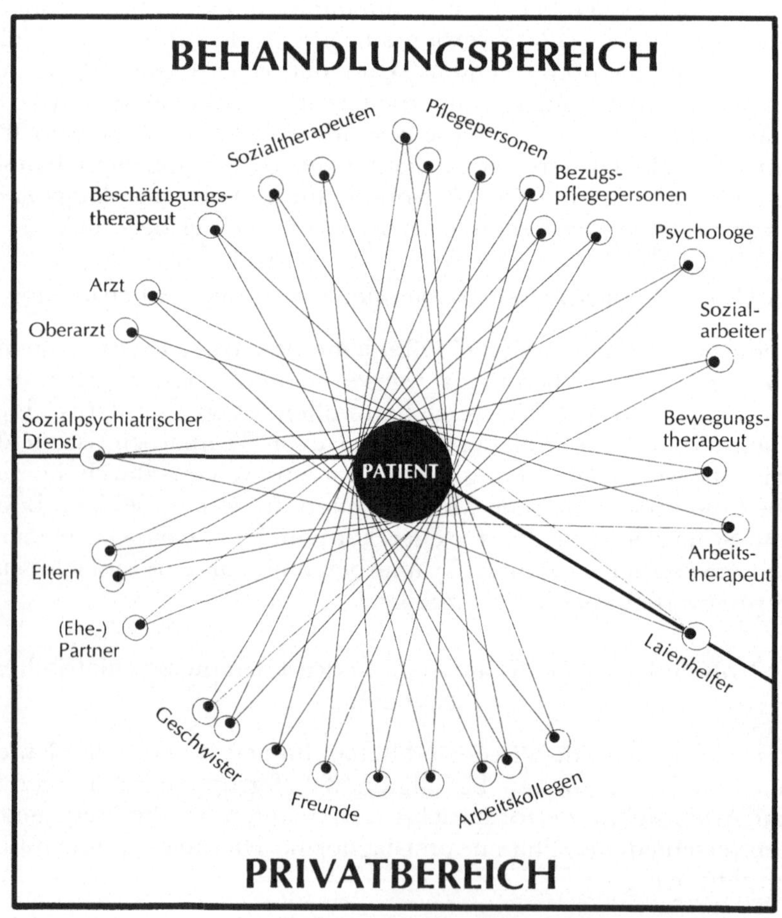

Abb. 1. Die ganzheitliche Sicht zum Team. Zusammenwirken vieler verschiedener Blickwinkel

alle beruflichen Perspektiven und deren gegenseitiger Abgleich bei. Ein solches Gesamtbild kann daher nur durch Teamarbeit und Kooperation aller Berufsgruppen gewonnen werden.

Therapieplanung: Hinsichtlich der Planung therapeutischer Maßnahmen liegt die Situation ganz ähnlich. Das ist auch nicht weiter verwunderlich, da sich die Therapie ja gemeinhin aus der Verbindung der Diagnostik (also der Problemdefinition) auf der einen Seite und der verfügbaren therapeutischen Ressourcen auf der anderen Seite ergibt. Erforderte schon die Problemdefinition die Zusammenarbeit aller Berufsgruppen, so gilt dies ebenso für die Nutzbarmachung der therapeutischen Möglichkeiten.

Therapiedurchführung: Während noch in den siebziger Jahren eine Beteiligung von „Nichtärzten" an der Diagnostik und Therapieplanung eher die Ausnahme darstellte, gab es in der Durchführung therapeutischer Maßnahmen schon früh eine Arbeitsteilung zwischen den beteiligten Berufsgruppen. Damals sah das ungefähr so aus: die Ärzte (und später auch die Psychologen) ordneten an, die Pflegekräfte führten aus, der Sozialarbeiter wurde nur hinzugezogen, wenn finanzielle Angelegenheiten geregelt werden mußten und die Ergotherapeuten waren vor allem dazu da, die Station von den Patienten zu entlasten, egal wie. Häufig war die Zusammenarbeit der Ärzte und Psychologen der Station mit den Sozialarbeitern des Sozialpsychiatrischen Dienstes besser, als mit den pflegerischen Mitarbeitern der Station oder jenen der Beschäftigungstherapie. Dieses System litt offenkundig unter erheblichen Reibungsverlusten bzw. sogar Gegeneinanderarbeiten zwischen den Beteiligten, was regelmäßig zu Lasten der Patientinnen und Patienten ging. Es war insofern wenig effektiv.

Es ist wohl unmittelbar einleuchtend, daß eine Arbeitsteilung dieser Art einem ganzheitlichen Ansatz in der Therapie nicht gerecht wird. Dabei liegt das Problem nicht in erster Linie in der unzulänglichen Kooperation zwischen den Beteiligten, auch wenn diese in einem solchen System geradezu provoziert wird. Vielmehr liegt auch hier der Kernpunkt in der Frage, ob symptomorientierte und funktionell ausgerichtete Therapie stattfinden soll, oder ob ein ganzheitlicher Ansatz verfolgt wird. Letzterer ist mit einem System einfacher Arbeitsteilung nicht realisierbar, selbst dann, wenn dieses ideal funktionieren würde. Dies ergibt sich schon daraus, daß es die hier theoretisch vollzogene Unterteilung des Therapieprozesses in aufeinanderfolgende Phasen von Diagnostik, Therapieplanung und Therapiedurchführung in der Praxis so gar nicht gibt. Tatsächlich findet sowohl Diagnostik als auch Therapieplanung selbstverständlich während des gesamten Therapieprozesses, also therapiebegleitend, weiter statt. Dementsprechend ist auch in der Therapiedurchführung Teamarbeit unverzichtbar.

Zusammenfassend kann daher festgestellt werden, daß in einer modernen, einen ganzheitlichen Therapieansatz verfolgenden Psychiatrie Teamarbeit zwischen den therapeutischen Berufsgruppen (wozu der Pflegedienst selbstverständlich gehört) zwingend erforderlich ist. Es steht daher nicht in Frage, ob im Team gearbeitet werden sollte, sondern lediglich wie.

2. Bezugspflege

Daß psychiatrische Erkrankungen immer mit Störungen der Beziehungsfähigkeit einhergehen, ist eine nicht mehr ganz neue Erkenntnis. Die Notwendigkeit, dies in konzeptioneller Weise durch beziehungsorientierte Pflege- und Behandlungskonzepte und organisatorisch durch beziehungsorientierte Arbeitsorganisation, also Bezugspersonensysteme umzusetzen, ist hingegen insbesondere für den Pflegebereich erst in den letzten Jahren hinreichend erkannt worden. Selbst die PsychPV sieht die Inhalte psychiatrischer Pflege noch eher in therapeutischer Gruppenarbeit und lebenspraktischem Training als in der Beziehungsarbeit mit den Patienten, obgleich unter der Rubrik „Einzelfallbezogene Behandlung und Betreuung" auch Inhalte aufgeführt sind, die erst in Bezugspflegesystemen wirklich Sinn machen, wie „Entlastende und orientierungsgebende Gesprächskontakte", „Gespräche mit Angehörigen" u.ä.

Wenn die Pflege jedoch ihren Beitrag zur Diagnostik, Therapieplanung und Therapiedurchführung im Rahmen eines multiprofessionellen Teams leisten soll, ist Bezugspflege Voraussetzung. Erst durch Bezugspflege bekommt die Pflege einen eigenständigen Inhalt. Dabei verstehen wir Bezugspflege nicht als Gegensatz zu funktioneller Pflege, sondern eher als deren Ergänzung. Denn selbstverständlich ist es gänzlich unsinnig, das pflegerische Handeln auf einer psychiatrischen Station gänzlich in Bezugspflege organisieren zu wollen. Man denke nur an Rahmenbedingungen wie Schichtdienst, Ausfallzeiten, usw., die immer wieder dazu führen, daß die jeweiligen Bezugspflegepersonen gerade dann nicht im Dienst sind, wenn Pflegetätigkeiten an ihren Bezugspatienten nötig sind. Bezugspflege kann sich daher nur auf solche Bereiche beziehen, die relativ zeitunabhängig zu bearbeiten sind. Dies reicht im übrigen auch vollständig aus, um eine stabile pflegerisch-therapeutische Beziehung zu gewährleisten. Auch im Leben außerhalb der Klinik hat schließlich niemand ständig seine Bezugspersonen zur Verfügung, und trotzdem bestehen jede Menge Beziehungen.

3. Klare Zuständigkeits- und Verantwortlichkeitsregelungen

Neben informellen, aus der Gruppendynamik entstehenden und daher nur begrenzt verbindlichen Strukturen bedarf ein Team selbstverständlich auch formeller, also verbindlicher Strukturelemente. In einer auf Zusammenarbeit der Berufsgruppen aufgebauten, ganzheitlichen Behandlungskonzeption kann jede Berufsgruppe ihren Part als eigenständiger und eigenverantwortlicher Bestandteil des Teams nur spielen, wenn die therapeutischen Zuständigkeiten und Verantwortlichkeiten klar geregelt sind. Dies geschieht am besten in Form eines schriftlichen Stationskonzeptes. Dabei sind die verschiedenen arbeitsrechtlichen, medizinrechtlichen, wirtschaftlichen und sonstigen der Teamentscheidung entzogenen Gesichtspunkte zu beachten.

Die Notwendigkeit klarer Zuständigkeiten und Entscheidungskompetenzen bezieht sich zum einen auf die Leitungsstrukturen, zum anderen auf die

Zuständigkeiten und Entscheidungskompetenzen der verschiedenen beteiligten Berufsgruppen bezüglich der Pflege und Behandlung der Patientinnen und Patienten. Hinsichtlich der letzteren ist es (soweit nicht juristische Vorgaben bestehen) weniger bedeutsam, wie diese konkret aussehen, als daß sie für jeden klar definiert sind und von allen Teammitgliedern prinzipiell akzeptiert und in der Praxis eingehalten werden. Wie eine für alle akzeptable Zuständigkeitsregelung aussehen kann, ist daher von Team zu Team unterschiedlich und muß jeweils durch das betreffende Team im Rahmen seiner Möglichkeiten konzeptionell festgelegt werden.

Existieren derartige Zuständigkeitsregelungen nicht, treten gewöhnlich zwei der Behandlung abträgliche Probleme auf:

- Entweder die beteiligten Berufsgruppen konkurrieren und arbeiten gegeneinander, was beim Patienten Konfusion erzeugt und seiner Behandlung schadet,
- oder einzelne, „mächtige“ Berufsgruppen herrschen und entscheiden alles. In der Folge ziehen die anderen sich auf die Rolle von „Zuträgern“ und „Ausführern“ zurück und verzichten darauf, sich noch selbständig Gedanken zu machen.

Im Ergebnis bleibt von den für eine ganzheitliche Sicht erforderlichen verschiedenen Perspektiven nicht mehr viel übrig. Einseitige Sichtweise bezüglich des Patienten und eindimensionale Behandlungsstrategien sind die Folge.

Daher sind klare Zuständigkeiten und Entscheidungskompetenzen im Team nicht zuletzt auch ein wesentliches Mittel zur Sicherung der Pflege- und Behandlungsqualität.

4. Teamorientierte Struktur des Informationswesens

Damit Zusammenarbeit im Team stattfinden kann, bedarf es nicht nur der beteiligten Menschen und klarer Zuständigkeitsregelungen, sondern auch geeigneter Kommunikationsstrukturen für einen funktionierenden aufgabenbezogenen Informationsfluß. Ein Team, in unserem Fall ein psychiatrisches Behandlungsteam, benötigt daher ein auf die Belange der Teamarbeit zugeschnittenes Informationssystem. Dieses Informationssystem muß über schriftliche und mündliche Kanäle verfügen.

In der Praxis besteht das schriftliche Informationssystem vor allem in der *Pflege- und Behandlungsdokumentation*, das mündliche Informationssystem aus direkten *Absprachen, Dienstübergaben, Teambesprechungen* und vor allem zahlreichen informellen Besprechungen zwischen den Mitarbeiterinnen und Mitarbeitern, z.B. in den sogenannten *„Kaffeepausen“*.

Hinsichtlich des mündlichen Informationswesens ist der Zusammenhang zur Teamarbeit relativ offensichtlich. Nur wenn hinreichend Besprechungszeiten existieren, ist es möglich, sich miteinander zu besprechen, was wiederum eine unabdingbare Voraussetzung für Zusammenarbeit darstellt. Der Übergang von hierarchischer Arbeitsteilung zu Teamarbeit erfordert daher gemeinhin ein beträchtliches Anwachsen der vorgesehenen Zeiten für Besprechungen im Team.

Hinsichtlich des schriftlichen Informationswesens, also vor allem bei der Struktur der Pflege- und Behandlungsdokumentation, ist der Unterschied zwischen richtig und falsch bezogen auf Teamarbeit nicht so offensichtlich, tatsächlich aber noch entscheidender. Die Struktur des schriftlichen Informationswesens einer Station entscheidet ganz wesentlich mit darüber, ob hier eine funktionierende Teamarbeit möglich ist, oder nicht.

Wir wollen versuchen, dies im folgenden thesenartig zu verdeutlichen: Schriftliche Informationssysteme wie die Pflege- und Behandlungsdokumentation dienen nicht nur der *Speicherung* oder „Dokumentation" von Informationen, sondern ebenso der *Kommunikation* zwischen den verschiedenen an der gemeinsamen Arbeit beteiligten Menschen. Im Informationswesen jeder Station müssen Informationen nämlich nicht nur *erfaßt* und *gespeichert,* sondern auch *sortiert, weitergeleitet* und *bewertet* werden. Die Art und Weise, wie dies geschieht, hat auf die Effektivität der Arbeit einen erheblichen Einfluß.

Im Grundsatz gilt es, zwei verschiedene Systeme der Informationsorganisation zu unterscheiden, die wir das *„therapeutenzentrierte System"* und das *„patientenzentrierte System"* nennen. Beginnen wir mit dem ersteren (Abb. 2).

Im *„therapeutenzentrierten Informationssystem"* laufen alle wesentlichen Informationswege über den jeweils zuständigen Therapeuten. Dieser hat demnach ein Informationsmonopol und trifft auch alle wesentlichen Entschei-

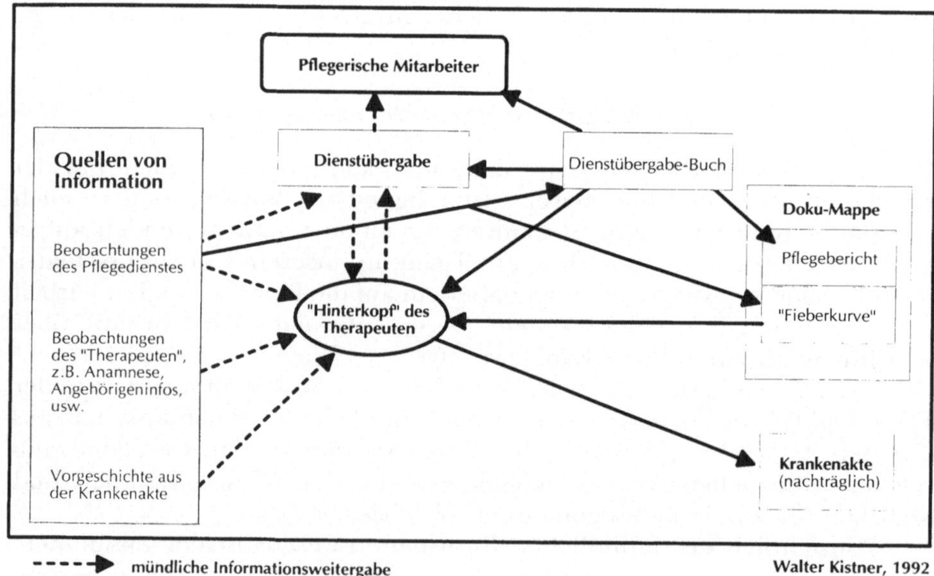

Abb. 2. Informationswege damals: Beispiel für ein „therapeutenzentriertes Informationssystem"

dungen. Alle anderen an der Pflege und Behandlung des Patienten Beteiligten verfügen nur über Teilinformationen.

Für die Mitarbeiterinnen und Mitarbeiter des Pflegedienstes bedeutet dies, daß sie sich in der Rolle von Zuträgern und „ausführenden Organen" befinden. Sie sind also die berühmten „Augen und Ohren" des Arztes, bzw. allgemein des Therapeuten, und in der Psychiatrie gemeinhin auch noch seine „Hände".

Charakteristischerweise findet in diesem System gewöhnlich auch nur relativ wenig schriftliche Informationsverarbeitung statt, wodurch das Informationsmonopol im „Hinterkopf des Therapeuten" noch zusätzlich abgesichert wird.

Selbstverständlich kann auf Grundlage einer solchen Art, mit Informationen umzugehen, „multiprofessionelle Teamarbeit" nicht stattfinden, nicht einmal dann, wenn dies von allen Beteiligten gewünscht wäre. Mit unzulänglichen Informationen lassen sich weder sinnvolle Entscheidungen treffen, noch gar sinnvolle Planungen machen. Daher entscheidet die Art und Weise, wie eine Station ihr Informationssystem organisiert, wesentlich darüber, wie gut oder schlecht die Patienten behandelt werden können. Darüber hinaus entscheidet sich hier auch, ob partnerschaftliche oder hierarchische Verhältnisse zwischen den Berufsgruppen herrschen.

Soll also auf einer Station tatsächlich im Team gearbeitet werden, so ist ein Informationssystem erforderlich, in dem es nicht zu Informationsmonopolen kommt und wo *alle* an der Pflege und Behandlung der Patienten beteiligten Personen Zugang zu *allen* relevanten Informationen haben.

Dies erfordert zum einen, daß die Informationsverarbeitung in hohem Maße schriftlich erfolgen muß, da nur so gewährleistet ist, daß diese Informationen auch für Personen zur Verfügung stehen, die in der betreffenden Besprechung gerade nicht anwesend waren. Dies betrifft im wesentlichen diejenigen Personen, die z.B. im Schichtdienst arbeiten.

Darüber hinaus erfordert Teamarbeit aber auch eine andere *Struktur* der Informationsverarbeitung, also vor allem andere *Informationswege.* Wie diese aussehen können, zeigt Abb. 3.

Wir nennen ein solches System *„patientenzentriert"*, weil nicht mehr der „Hinterkopf des Therapeuten", sondern der jeweilige Patient, bzw. richtiger dessen Dokumentationsmappe, die Rolle des zentralen Informationsspeichers spielt. Jede an der Behandlung beteiligte Person hat Zugang zu allen Informationen und kann sich infolgedessen eigenständig Gedanken machen, Planungen entwickeln, usw.

Teamarbeit ist anders gar nicht möglich. Teamarbeit bedeutet ja nicht in erster Linie, daß man zueinander nett ist, daß also z.B. die „nette" Krankenschwester gern die Anordnungen ausführt, die sie von dem „netten" Therapeuten erhalten hat, sondern daß bereits auf der Ebene der Planung von Behandlungsmaßnahmen zwischen Bezugspflegepersonen und Bezugstherapeuten zusammengearbeitet wird bzw. werden muß. Dafür benötigt aber auch die Krankenschwester die für die Planung relevanten Informationen.

Somit stellt also auch die Struktur des Informationswesens einer Station eine wesentliche Einflußgröße für die Art der Zusammenarbeit der Berufs-

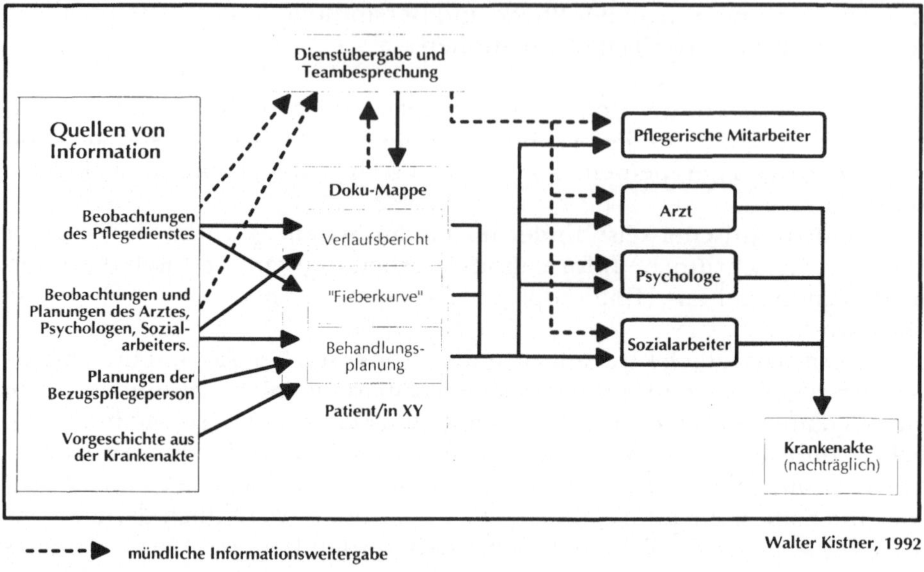

Abb. 3. Informationswege heute: Beispiel für ein „patientenzentriertes Informationssystem"

gruppen und damit für die Pflege- und Behandlungsqualität dar. Wenn also eine zeitgemäße psychiatrische Behandlung nur im multiprofessionellen Team möglich ist, dann erfordert sie zwingend eine gemeinsame Dokumentation aller beteiligten Berufsgruppen und deren freien Zugang zu den Informationen.

5. *Zusammenfassung*

Fassen wir die wesentlichsten Rahmenbedingungen einer heutigen Qualitätsstandards entsprechenden psychiatrischen Pflege und Behandlung noch einmal zusammen:

- Ein funktionierendes *multiprofessionelles Behandlungsteam,* d.h. eine partnerschaftliche Zusammenarbeit der verschiedenen Berufsgruppen im Team. Dies beinhaltet vor allem auch eine *gemeinsame Pflege- und Behandlungsplanung.*
- *Bezugspflege* als Grundlage für einen eigenständigen und eigenverantworteten Beitrag der Pflege zur Gesamtbehandlung und für die Zusammenarbeit mit den nichtpflegerischen Therapeuten.
- Klare *Zuständigkeits- und Verantwortlichkeitsregelungen,* am besten in Form eines vom Stationsteam und den übergeordnet Zuständigen gemeinsam entwickelten und getragenen Stationskonzeptes, in dem diese allgemein geregelt sind.

- Eine funktionierende mündliche und schriftliche Kommunikation über behandlungsrelevante Inhalte. Dies erfordert zumindest *hinreichende Besprechungszeiten* und eine *berufsgruppenübergreifende Pflege- und Behandlungsdokumentation.*

Keine dieser Bedingungen ist durch die Pflege allein darstellbar. Schon die Einführung eines Bezugspflegesystems setzt z.B. voraus, daß die anderen beteiligten Berufsgruppen die Zuständigkeit von Bezugspflegepersonen respektieren, was in der Regel bedeutet, sich aus deren Bereich herauszuhalten.

Im PKH Merxhausen verfolgen wir deshalb auch hinsichtlich der Qualitätssicherung einen multiprofessionellen Ansatz. Dabei halten wir klar formulierte strategische Ziele und einen mitarbeiterorientierten Führungsstil durch alle Hierarchieebenen für eine wichtige Voraussetzung eines effizienten Qualitätsmanagements. Die Krankenhausleitung hat deshalb im September 1993 die folgenden Ziele schriftlich formuliert:

1. Verbindliche Einführung der Bezugspflege auf allen Stationen.
2. Durchführung der Pflege- und Behandlungsplanung in Zusammenarbeit aller therapeutischen Berufsgruppen, insbesondere Bezugstherapeut und Bezugspflegeperson.
3. Gemeinsame Pflege- und Behandlungsdokumentation aller Berufsgruppen und Nutzung des Dokumentationssystems als Informations- und Kommunikationsmittel.
4. Erstellung von Stationskonzepten im Team unter Beteiligung aller Berufsgruppen.

Schon länger bestehen für alle Stationen hinreichende Besprechungszeiten in Form von täglich einstündigen Therapiekonferenzen, bis zu vierstündigen wöchentlichen Teambesprechungen, Supervisionen und zweimal jährlich sogenannten Teamtagen. An allen diesen Besprechungen nehmen alle Berufsgruppen gemeinsam teil.

Selbstverständlich führen selbst optimale Rahmenbedingungen nicht automatisch zu einer hohen Pflege- und Behandlungsqualität. Diese hängt letztlich von der inhaltlichen Arbeit der einzelnen Teams ab. Wir sind jedoch der Auffassung, daß Rahmenbedingungen, die wenigstens erst einmal sicherstellen, daß die Behandlungsqualität vorwiegend von der inhaltlichen Qualität der therapeutischen Arbeit abhängt, die Grundvoraussetzung dafür sind, daß der durch die PsychPV formulierte Anspruch der Patientinnen und Patienten auf qualitativ hochwertige Behandlung überhaupt eingelöst werden kann.

Schluß

Wir hoffen, daß aus diesen Ausführungen deutlich geworden ist, daß die Qualität der psychiatrischen Pflege von genau denselben Bedingungen abhängt, wie die Qualität der psychiatrischen Behandlung insgesamt. Daraus ist zwingend der Schluß zu ziehen, daß der Ansatz einer eigenständigen Qualitätssicherung in der Pflege wenig Sinn macht, sieht man vom oben genannten Gesichtspunkt der individuellen Qualifikation der Pflegenden einmal ab. Und auch Qualifikation als solche hilft wenig, wenn sie nicht auf Bedingungen trifft, in denen sie auch in Qualität umsetzbar ist.

Literatur

Kistner W (1992) Der Pflegeprozeß in der Psychiatrie. Fischer, Stuttgart Jena New York

Korrespondenz: W. Kistner, Diplompsychologe, und G. Oppermann, Krankenpflegedirektor, Psychiatrisches Krankenhaus Merxhausen, D-34306 Bad Emstal, Bundesrepublik Deutschland.

Ergebnisqualität

Outcome-Forschung als Mittel der Qualitätssicherung

H.-J. Möller, A. Deister und **G. Laux**

Psychiatrische Klinik und Poliklinik, Universität Bonn,
Bonn, Bundesrepublik Deutschland

Mit der zunehmenden Forderung nach Maßnahmen der Qualitätssicherung wird eine ausreichende Therapieeffizienzkontrolle im Sinne einer Outcome-Forschung eine unabweisbare Notwendigkeit. Der Umfang der prinzipiell im Rahmen einer dezidierten Outcome-Forschung zu erhebenden Variablen muß dabei unter Praktikabilitätsaspekten an den jeweiligen Versorgungsbereich und die jeweilige Fragestellung angepaßt werden.

Naturalistische Outcome-Forschung im Rahmen der Routineversorgung gibt die Möglichkeit, die Effizienz globaler oder spezieller therapeutischer Maßnahmen zu evaluieren, auf diese Weise Möglichkeiten und Grenzen der bisherigen therapeutischen Gesamtprogramme bzw. Teilfaktoren zu beschreiben und gegebenenfalls durch gezielte Änderungen globaler oder spezieller Therapiestrategien Verbesserungen herbeizuführen, deren Effizienz wiederum durch Outcome-Forschung belegt werden muß. So kann durch das ständige Feedback über die Wirksamkeit therapeutischer Ergebnisse und die darauf basierenden Modifikationen eine spiralartige Zunahme der Qualität erreicht werden. Das über die Wirksamkeit Gesagte gilt analog auch für die unerwünschten Begleitwirkungen, ein Aspekt, auf den hier aus Platzgründen nicht weiter eingegangen wird, obwohl er von großer Wichtigkeit ist.

Angesichts der Komplexität der zu beurteilenden Phänomene ist grundsätzlich ein mehrdimensionaler Beurteilungsansatz, der neben dem psychologischen Bereich auch Aspekte der sozialen Adaptation erfaßt und neben der Fremdbeurteilung durch den Arzt auch die Selbstbeurteilung des Patienten berücksichtigt, empfehlenswert (Möller 1989). Die große Gefahr der derzeitigen, im Rahmen des Gesundheitsstrukturgesetzes intendierten Qualitätssicherung, die möglicherweise sehr stark auf Einsparpotentiale abzielt, besteht darin, daß die diesbezügliche Outcome-Evaluation verkürzt gesehen wird, z.B. derart, daß vorwiegend nur administrativ interessante Maße, wie z.B. die Verweildauer, ins Zentrum gerückt werden. Wichtig ist es aber, „Outcome" als mehrdimensionales Phänomen zu beschreiben, z.B. ist eine kürzere Verweildauer nur dann von positiver Bedeutung, wenn zum Entlassungszeitpunkt die Symptomatik mindestens so gut gebessert ist wie bei einer längeren Verweildauer.

Um den Therapieerfolg beurteilen zu können, müssen neben dem Zustand bei Therapieende auch die Ausgangswerte bei Therapiebeginn erfaßt werden. Obendrein sollte möglichst auch der Zustand im Verlauf und zu bestimmten Katamnesezeitpunkten dokumentiert werden, um eine ausreichend differenzierte Bewertung des Therapieverlaufs und gegebenenfalls der jeweiligen regionalen Versorgungsstruktur zu ermöglichen. Eine Therapie kann erst richtig beurteilt werden, wenn die Wirksamkeit auch in ihrem zeitlichen Verlauf dargestellt wird, und wenn nicht nur die Kurzzeiteffekte, sondern mindestens auch die mittelfristigen Effekte bekannt sind. Es könnte z.B. durchaus sein, daß verschiedene Therapiestrategien oder verschiedene stationäre Behandlungsdauern bei Entlassung keine Unterschiede hinsichtlich verschiedener Parameter zeigen, sehr wohl aber zu einem späteren Follow-up-Zeitpunkt. Auch muß analysiert werden, ob ein gegebenenfalls bei Entlassung festzustellender Vorteil für eine bestimmte Therapiestrategie auch längere Zeit nach der Entlassung als Vorteil erkennbar bleibt.

Schließlich ist von Wichtigkeit, daß die Outcome-Evaluation mit der Analyse von Prädiktoren und Einflußgrößen verschränkt wird, da sonst eine sinnvolle Interpretation der Outcome-Daten nicht möglich ist. Findet man z.B. zwischen den Patienten der gleichen Diagnosegruppen aus zwei Institutionen Unterschiede im Therapieerfolg, so muß grundsätzlich die Frage geklärt werden, ob diese Unterschiede möglicherweise allein durch Selektionseffekte – erkennbar an der Häufung ungünstiger Prädiktoren – erklärbar sind. Die Variablen, die als Prädiktoren angesehen werden, bedürfen dabei ständig selber der Überprüfung, da davon auszugehen ist, daß mit Wandel der therapeutischen Ansätze auch das Prädiktorenprofil sich ändert. Eine sinnvolle Prädiktoranalyse sollte dabei nicht nur von klinisch oder theoretisch bekannten prognostisch relevanten Merkmalen ausgehen, sondern, um zu besseren Prädiktionen von größerer Erklärungskraft zu kommen, auch die Zusammenfassung von prädiktorisch relevanten Merkmalen zu Summenscores, z.B. auf der Basis multivariater statistischer Analysen, einsetzen.

Gerade unter dem Aspekt, daß Outcome-Forschung im Rahmen der Qualitätssicherung u.a. auch zu einer Verbesserung der therapeutischen Ergebnisse führen soll, genügt es nicht, nur das therapeutische Ergebnis zu beurteilen, sondern es muß versucht werden, neben der Bezugnahme auf die Prädiktoren das Ergebnis auch auf hypothetische Einflußfaktoren zu beziehen. Dabei kann es im Rahmen der Outcome-Evaluation um eher globale Fragestellungen gehen – z.B. bringt ein Mehr an Soziotherapie auch ein besseres therapeutisches Ergebnis? – oder um speziellere Detailaspekte – z.B. bringt ein bestimmtes Medikament ein besseres therapeutisches Resultat als ein anderes?, führt eine adäquatere Handhabung eines Medikaments, z.B. durch „Drug Monitoring“, zu vorteilhaften Effekten?

Nachfolgend sollen diese allgemeinen Ausführungen durch Beispiele aus eigenen naturalistischen Outcome-Untersuchungen ergänzt und erläutert werden. Die erste Beispielserie stammt aus der routinemäßig durchgeführten Basis- und Befunddokumentation der Psychiatrischen Univ.-Klinik Bonn. In dieser Beispielserie sind verschiedene Outcome-Maße, wie wir sie routinemäßig im Rahmen einer Universitätsklinik verwenden, dargestellt, jeweils bezogen auf die Patienten mit depressiven Episoden (n = 191) und Patienten mit schizophrenen Erkrankungen (n = 102) nach ICD-10. Die Daten beziehen sich auf den Zeitraum 1992/93. Das Outcome-Kriterium „Verweildauer" zeigt keine nennenswerten Unterschiede zwischen den beiden Gruppen. Es beträgt bei den Schizophrenen 73,7 Tage, bei den Depressionen 74,8 Tage. Zur globalen Beurteilung des psychopathologischen Zustandes bei Aufnahme und Entlassung wird die „Clinical Global Impressions" (CGI) verwendet. Beide Erkrankungsgruppen zeigen bei Aufnahme und Entlassung nahezu vergleichbare Mittelwerte. Der Therapieeffekt, der sich aus der Differenz der Prä-Post-Werte ergibt, ist damit ebenso vergleichbar (Abb. 1). Um neben der Psychopathologie auch Aspekte der sozialen Adaptation einzubeziehen, wird zusätzlich zur Globalbeurteilung die „Global Assessment Scale" (GAS) verwendet, die auf einer 100stufigen Skala Störungen des psychischen Zustandes und der sozialen Adaptation in einem Gesamtscore bewertet. Bei Entlassung haben die Patienten mit Depressionen und Schizophrenien etwa gleiche Werte, bei Aufnahme besteht ein gewisser Unter-

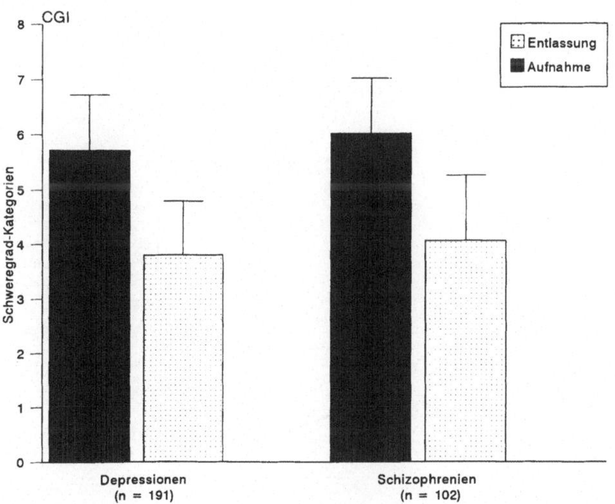

Abb. 1. CGI-Beurteilungen (Mittelwerte und Standardabweichungen) depressiver und schizophrener Patienten der Psychiatrischen Univ.-Klinik Bonn bei Aufnahme und Entlassung (1992/93). Schweregrad-Kategorien: *1* nicht beurteilbar; *2* Pat. ist überhaupt nicht krank; *3* Pat. ist ein Grenzfall psychiatrischer Erkrankung; *4* Pat. ist nur leicht krank; *5* Pat. ist mäßig krank; *6* Pat. ist deutlich krank; *7* Pat. ist schwer krank; *8* Pat. gehört zu den extrem schwer Kranken

schied zuungunsten der Schizophrenen. Der therapeutische Zugewinn, gemessen mit dem GAS-Score, für die Schizophrenen ist also etwas stärker als für die Depressiven (Abb. 2).

Natürlich können solche globalen Maße für eine differenzierte Therapiebeurteilung nicht ausreichen. Als Psychiater wollen wir ja nicht nur wissen, daß sich Patienten in globaler Weise hinsichtlich Psychopathologie und gege-

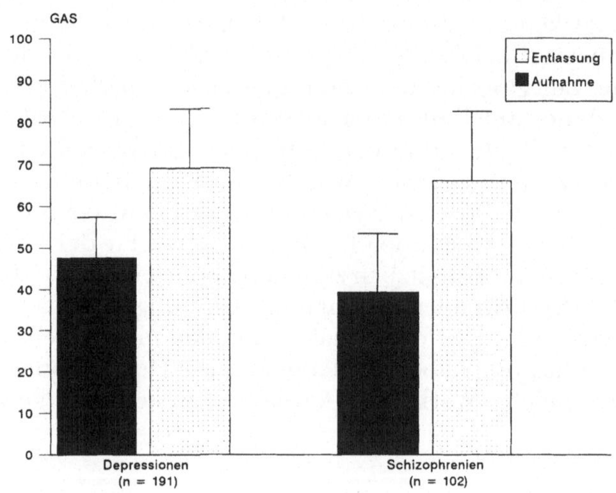

Abb. 2. GAS-Beurteilungen (Mittelwerte und Standardabweichungen) depressiver und schizophrener Patienten der Psychiatrischen Univ.-Klinik Bonn bei Aufnahme und Entlassung (1992/93)

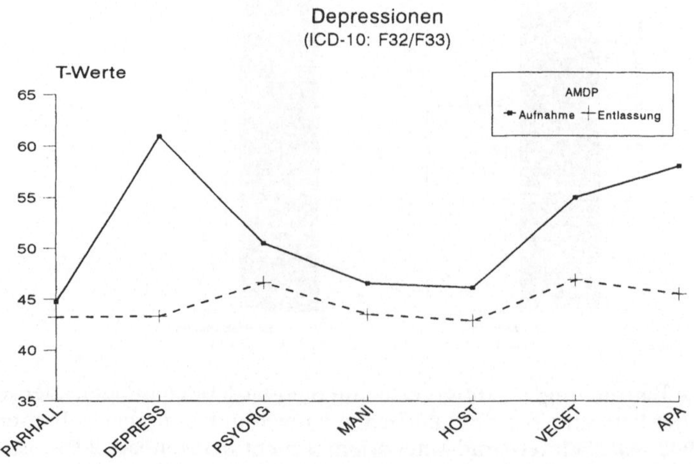

Abb. 3a. AMDP-Profile depressiver Patienten der Psychiatrischen Univ.-Klinik Bonn bei Aufnahme und Entlassung (1992/93)

benenfalls auch sozialer Adaptation gebessert haben, sondern in welchem psychopathologischen Bereich sie sich gebessert haben. Deshalb ist es zusätzlich erforderlich, eine differenzierte psychopathologische Befunddokumentation zu benutzen, die den Zustand bei Entlassung, möglichst auch den Zustand bei Aufnahme, beschreibt. In der Psychiatrischen Univ.-Klinik Bonn verwenden wir dafür das AMDP-System, das eine standardisierte Erfassung des psychopathologischen Befundes in ausreichender Differenziertheit ermöglicht. Auf der Basis einer solchen differenzierten Beurteilung des psychopathologischen Befundes kann sehr schön gezeigt werden, daß es bei den hier exemplarisch dargestellten Erkrankungsgruppen zu spezifischen Effekten auf die jeweilige Symptomatik kommt. Bei den Depressiven betrifft die Besserung vorwiegend das depressive Syndrom (Abb. 3a), bei den Schizophrenen kommt es zu einer deutlichen Reduktion der paranoid-halluzinatorischen Symptomatik (Abb. 3b).

Die unterschiedlichen Behandlungsansätze „vorrangig Antidepressivamedikation“ bei den Depressiven, „vorrangig Neuroleptikamedikation“ bei den Schizophrenen – führt erwartungsgemäß zu syndromspezifischen Therapieresultaten. Interessant ist aber, daß auch bei den Schizophrenen bereits bei Aufnahme ein relativ ausgeprägtes depressives Syndrom vorliegt, das sich etwa im gleichen Ausmaß bessert wie bei den Depressiven. Die Befunddokumentation weist also darauf hin, daß neben der paranoid-halluzinatorischen Symptomatik auch die depressive Begleitsymptomatik dieser paranoid-halluzinatorischen Symptomatik durch die Neuroleptikamedikation reduziert wird. Im durchschnittlichen Regelfall kommt es also nicht zur „pharmakogenen Depression“, zumindest nicht während des stationären Behandlungsaufenthaltes, sondern in den meisten Fällen sogar zu einem Abklingen depressiver Symptomatik (Möller und von Zerssen 1981, 1982, 1986 b).

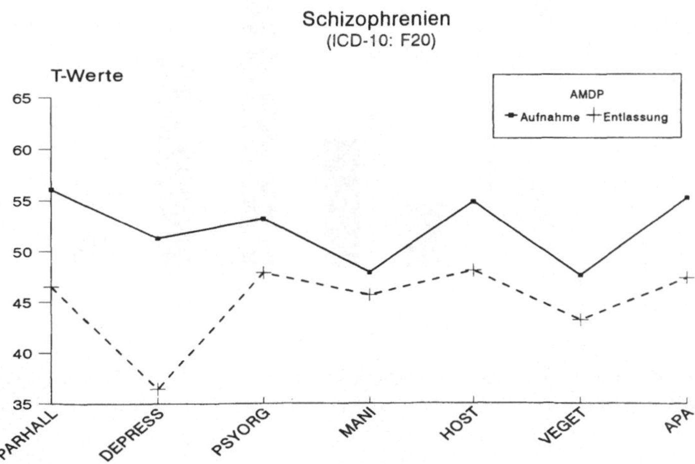

Abb. 3 b. AMDP-Profile schizophrener Patienten der Psychiatrischen Univ.-Klinik Bonn bei Aufnahme und Entlassung (1992/93)

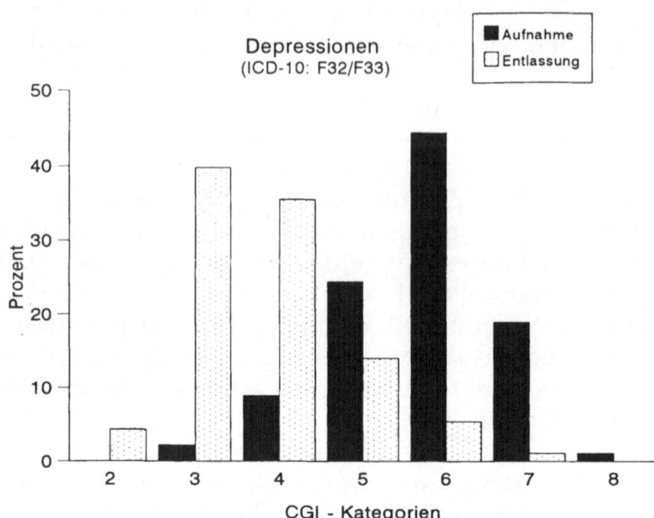

Abb. 4a. Verteilung der CGI-Kategorien depressiver Patienten der Psychiatrischen Univ.-Klinik Bonn bei Aufnahme und Entlassung (1992/93). Schweregrad-Kategorien s. Abb. 1

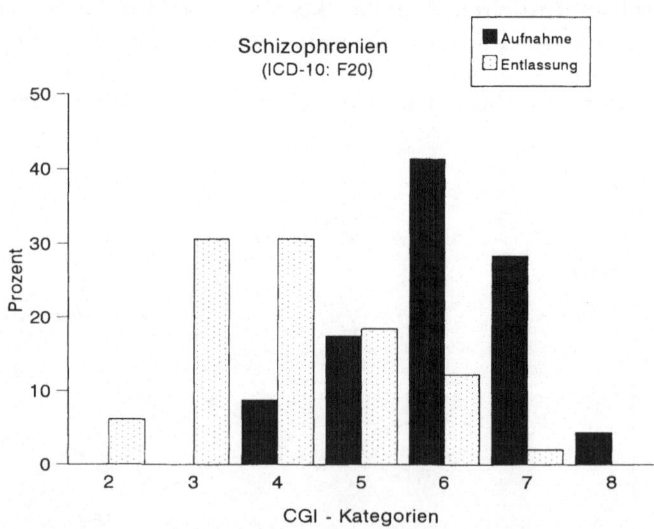

Abb. 4b. Verteilung der CGI-Kategorien schizophrener Patienten der Psychiatrischen Univ.-Klinik Bonn bei Aufnahme und Entlassung (1992/93). Schweregrad-Kategorien s. Abb. 1

Die gruppenstatistische Mittelwertbetrachtung solcher Daten ist für verschiedene Fragestellungen nicht ausreichend. Deshalb ist es erforderlich, Outcome-Daten auch hinsichtlich der Häufigkeit verschiedener, z.B. globaler Zustandskategorien zu analysieren. So kann man z.B. die Zahl der Responder/Nonresponder auszählen und jahrgangsweise in der eigenen Institution oder mit anderen Institutionen vergleichen (Abb. 4 a und b) und gegebenenfalls zu Prädiktoren bzw. Einflußfaktoren in Beziehung setzen.

Neben Aufnahme- und Entlassungsdokumentation sollte auch eine differenziertere Verlaufsbeschreibung erfolgen, z.B. in wöchentlichen Abständen. Aus Praktikabilitätsgründen eignet sich dazu am besten eine Globalbeurteilung wie die CGI, mit der hier (Abb. 5) der Einzelfallverlauf verschiedener Responder unter Antidepressivatherapie dargestellt wurde. Im Falle von depressiven Patienten kann aus Praktikabilitätsgründen, insbesondere wenn man in noch kürzeren Zeitintervallen messen will, auch eine Selbstbeurteilungsskala eingesetzt werden. Bewährt hat sich für diese Zwecke insbesondere die Befindlichkeits-Skala von v. Zerssen (Abb. 6). Anhand visueller Analysemethoden oder aber mit speziellen zeitreihenanalytischen statistischen Verfahren kann man die sich so ergebenden Verläufe in Beziehung setzen zu der jeweiligen Medikation bzw. sonstigen therapeutischen Einflußgrößen. Im hier gezeigten Einzelfallbeispiel wird deutlich, daß der therapeutische Erfolg erst unter der Medikation mit Maprotilin eintritt.

Daß man auf der Basis von solchen Selbstbeurteilungsdaten im Depressionsbereich durchaus Evaluationen von wissenschaftlicher Aussagekraft vornehmen kann, zeigt das folgende Beispiel (Abb. 7). Im Max-Planck-Institut für Psychiatrie wurde jahrgangsmäßig ein Antidepressivum als Antidepressivum der ersten Wahl bestimmt. Die entsprechende Evaluation mit

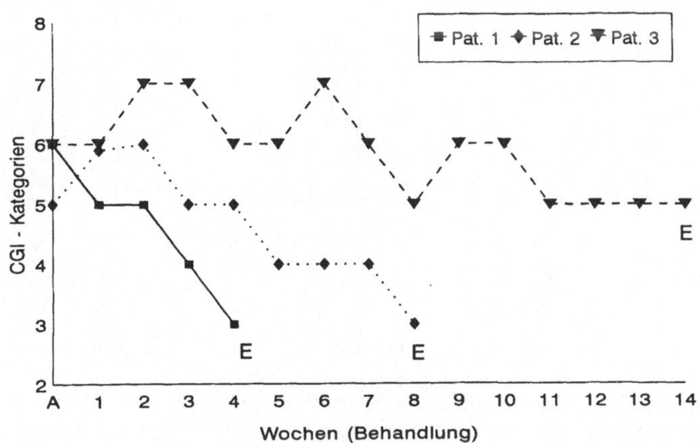

Abb. 5. CGI-Einzelfallverläufe während stationärer Aufnahme (*A*) und Entlassung (*E*): drei „Responder"-Patienten mit depressiver Erkrankung. Schweregrad-Kategorien s. Abb. 1

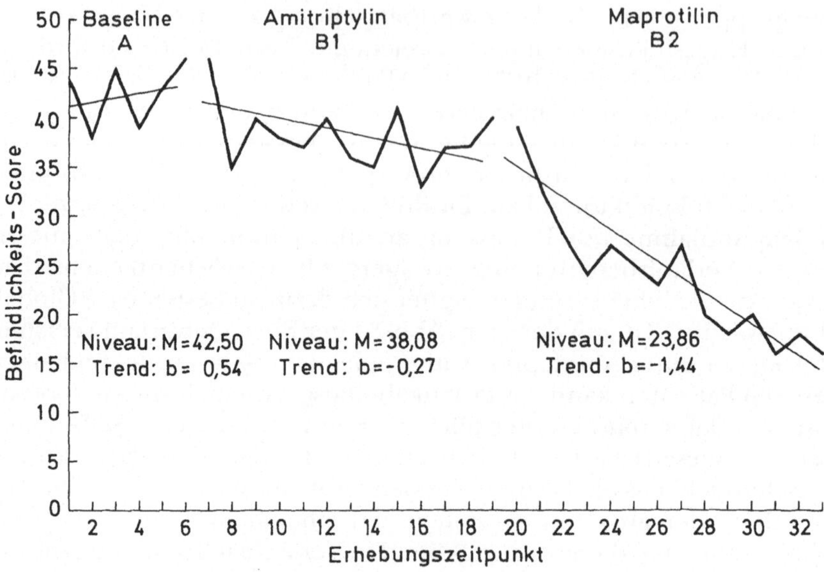

Abb. 6. HTAKA-Analyse (Hierarchische Trend-Abschnitts-Komponenten-Analyse) des Befindlichkeitsverlaufs in einem experimentellen Fall (A/B1/B2-Design)

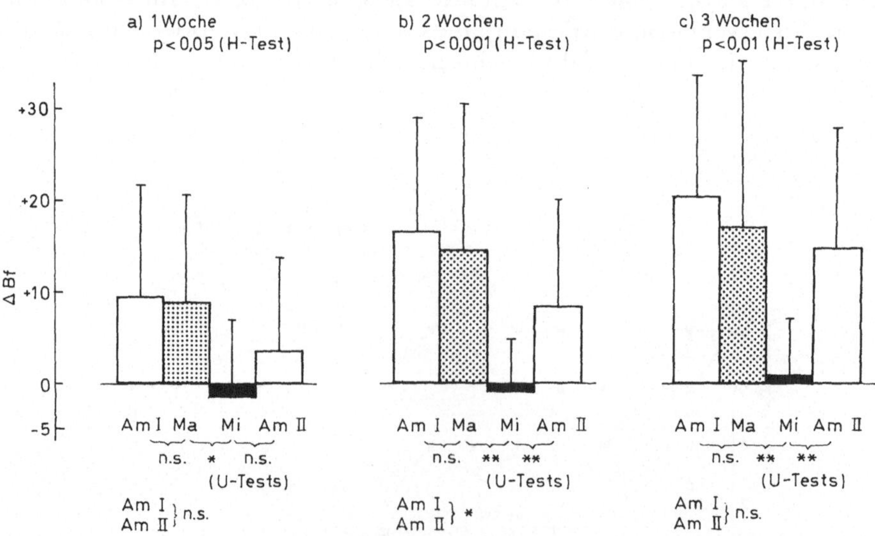

Abb. 7. Besserung endogen-depressiver Patienten, gemessen mit der Befindlichkeits-Skala (Bf), bei stationärer Behandlung mit dem ersten Antidepressivum nach einer Woche (n = 76), zwei Wochen (n = 76) und drei Wochen (n = 56). Die Antidepressiva (*Am* Amitriptylin, *Ma* Maprotilin, *Mi* Mianserin) wurden in den jeweiligen Aufnahmejahrgängen als „Standard-Antidepressiva" eingesetzt, Amitriptylin in zwei Aufnahmejahrgängen (*Am I, Am II*) (Cording-Tömmel 1982). * p < 0,5, ** p < 0,01, *n.s.* nicht signifikant

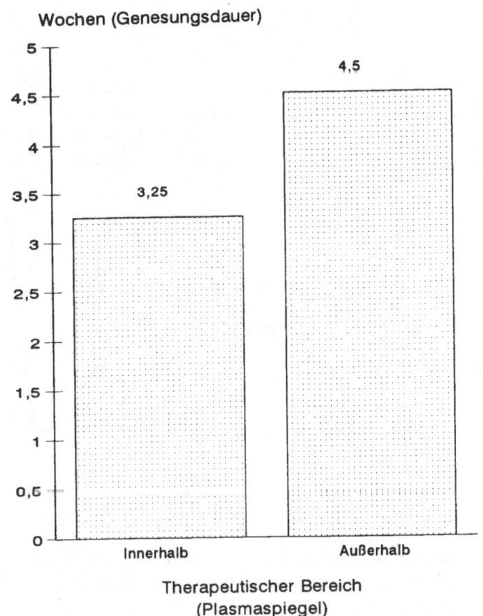

Abb. 8. Beziehungen zwischen Plasmaspiegel und durchschnittlicher Genesungsdauer (beurteilt mit der CGI) bei triyklischen Antidepressiva

der wiederholten Anwendung der Selbstbeurteilung „Befindlichkeit" machte deutlich, daß in dem Jahrgang, in dem Mianserin Antidepressivum erster Wahl war, der therapeutische Erfolg sehr gering ausfiel im Vergleich zu den anderen Jahrgängen, wo andere Antidepressiva gegeben wurden (Cording-Tömmel und von Zerssen 1982). Zur fairen Beurteilung dieses Befundes muß allerdings gesagt werden, daß damals Mianserin aufgrund der damaligen Angaben der Firma in einer viel zu niedrigen Dosierung gegeben wurde (30 mg), als es der heute propagierten therapeutischen Standarddosis (90 mg) entspricht. Interessant ist auch, daß offenbar die Effizienz von Amitriptylin zwischen dem ersten und letzten beobachteten Jahrgang reduziert wurde, möglicherweise bedingt durch eine zunehmend größere Quote von Nonrespondern.

Durch Zusammenführung unserer Verlaufsdokumentation mit unseren Drug-Monitoring-Daten konnten wir u.a. zeigen, daß die Genesungsdauer unter Trizyklika in unserer Klinik offensichtlich davon abhängt, ob der Plasmaspiegel bei trizyklischen Antidepressiva im therapeutischen Bereich liegt (Abb. 8). Die Zusammenführung solcher Verlaufsdaten mit Drug-Monitoring-Daten macht auch deutlich, daß im Einzelfall offensichtlich sehr komplexe Therapiestrategien notwendig sind, um zu einem befriedigenden therapeutischen Resultat zu kommen (Abb. 9).

Im Rahmen früherer naturalistischer Studien an stationären Schizophrenen unter Neuroleptikatherapie und stationären Depressiven unter Antidepressivatherapie haben wir umfangreiche Prädiktoranalysen durchgeführt. Dabei zeigte sich, daß die relevanten Prädiktormerkmale offen-

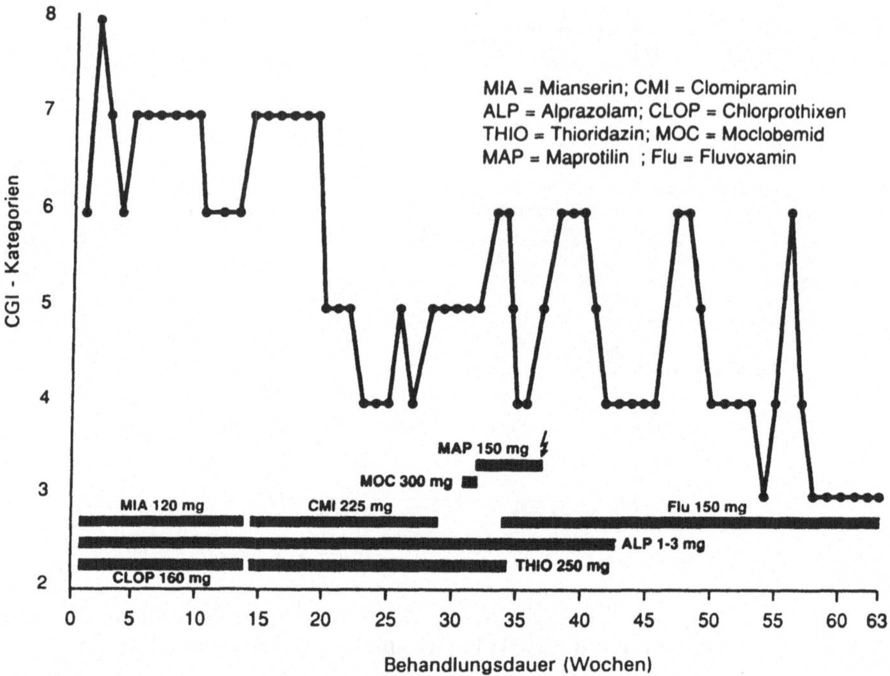

Abb. 9. Behandlungsverlauf einer 32jährigen suizidalen Patientin mit schwerer „major depression" über 63 Wochen (Kasper et al. 1994)

sichtlich nicht unter den soziodemographischen Basisvariablen zu finden sind, die nur zu gern ins Zentrum üblicher Basisdokumentationen gerückt werden, sondern daß eine Reihe von anderen Variablen von wesentlich höherer und stabilerer prognostischer Relevanz sind. Neben bestimmten anamnestischen Daten hat sich bei den Schizophrenen diesbezüglich insbesondere die in der Strauss-Carpenter-Skala gebotene Zusammenfassung verschiedener allgemeiner prognostischer Merkmale für Schizophrene als relevant erwiesen. Bei den Depressiven zeigten sich neben der prämorbiden sozialen Adaptation insbesondere in Persönlichkeitstests gemessene neurotische Persönlichkeitszüge als von prädiktorischer Bedeutung (Tabellen 1 und 2) (Möller et al. 1985, 1987). Natürlich wurde auch versucht, verschiedene biologische Merkmale in Beziehung zum Outcome zu setzen. Erinnert sei in diesem Zusammenhang nur an den Dexamethason-Suppressions-Test bei Depressiven. Allerdings haben alle diesbezüglichen Merkmale bisher keine größere prognostische Relevanz gezeigt als die anamnestischen und klinisch-psychopathologischen Merkmale. Insofern sind sie, wegen des größeren Meßaufwandes, wahrscheinlich für eine routinemäßige Outcome- und Prädiktorforschung nicht zu empfehlen.

Wie schon erwähnt, sollte Outcome-Forschung sich nicht nur auf den Zeitpunkt der Therapie, z.B. auf die stationäre Behandlung, beziehen, son-

Tabelle 1. Prädiktoren für das Ansprechen Schizophrener auf Neuroleptikabehandlung (n = 243; Kreuzvalidierung) (Möller et al. 1985)

Schlechte sexuelle Anpassung
Summenscore der Phillips-Skala
Schleichender Beginn Erstmanifestation
Schleichender Beginn Indexmanifestation
Dauer früherer stationärer psychiatrischer Behandlung
Dauer früherer stationärer psychiatrischer Behandlung – 2 Jahre vor Indexaufnahme
Dauer paranoid-halluzinatorischer Symptomatik vor Indexaufnahme
Ausprägung der Persönlichkeitsänderung (Minussymptomatik) im Jahr vor Indexaufnahme
Beeinträchtigung der beruflichen Leistungsfähigkeit im Jahr vor Indexaufnahme
Summenscore der Strauss-Carpenter-Skala
„Psychotische Erregtheit" bei Aufnahme (IMPS)
Paranoid-halluzinatorisches Syndrom bei Aufnahme (IMPS)
Besserung des IMPS-7-Faktoren-Scores am 5. Tag (n = 30)

Tabelle 2. Prädiktoren für das Ansprechen endogen Depressiver auf Antidepressivabehandlung (n = 159; Kreuzvalidierung) (Möller et al. 1987)

Gestörte prämorbide soziale Anpassung (Prämorbid-Skala)
Oralität (AHOS)
Neurotische Persönlichkeitsstruktur (AHOS)
Apathisches Syndrom bei Aufnahme (IMPS)
Superfaktor „depressiv-apathisches Syndrom" bei Aufnahme (IMPS)
Befindlichkeitsstörungen nach drei Wochen (Bf-S)
Besserung der Befindlichkeit nach 3 Wochen (Bf-S)

dern sollte auch Erhebungen zu einem späteren Zeitpunkt nach Therapieende miteinschließen. Im Rahmen unserer am Max-Planck-Institut durchgeführten Münchner Follow-up-Studie konnten wir z.B. zeigen, daß bei einer 5- bis 8-Jahres-Katamnese ehemals stationär behandelter Patienten mit endogenen Psychosen die Patienten mit schizophrenen Psychosen im Vergleich zu den anderen endogenen Psychosen auch unter den modernen Therapiemöglichkeiten die schlechteste Prognose haben. Auch konnte gezeigt werden, daß die besonders strenge Schizophreniediagnose nach DSM-III offensichtlich eine Kerngruppe Schizophrener definiert, die eine besonders ungünstige Prognose hat (Abb. 10) (Möller und von Zerssen 1986 a). Dieser

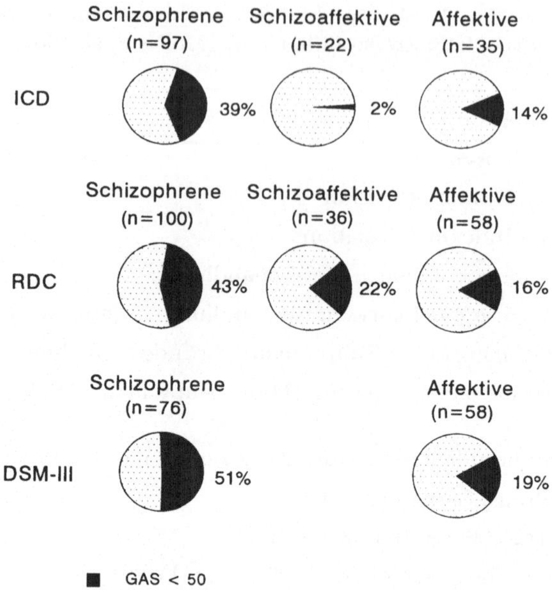

Abb. 10. Prognostische Bedeutung verschiedener Konzepte endogener Psychosen (*GAS < 50* ungünstiger Globalzustand bei Katamnese) (Möller et al. 1988 b)

mit der Globalbeurteilung von Störungen des psychischen Befundes und der sozialen Adaptation mittels der GAS erhobene Befund ließ sich auch mittels der differenzierten Erfassung der sozialen Adaptation, die mit der „Social Interview Scale" (SIS) durchgeführt wurde, zeigen (Möller et al. 1988 a). Diese Skala zur Erfassung der sozialen Adaptation, das sei nur beiläufig vermerkt, hat den großen Vorteil, daß sie die verschiedenen Bereiche der sozialen Adaptation unter drei verschiedenen Aspekten beurteilt: objektive Bedingungen, Management dieser objektiven Gegebenheiten durch den Patienten und subjektive Zufriedenheit.

Daß Outcome ein mehrdimensionaler Prozeß ist, in dem die einzelnen Outcome-Variablen nur begrenzt miteinander korrelieren, wird u.a. aus der diesbezüglichen Korrelationsmatrix der in der eben skizzierten Münchner Follow-up-Studie verwendeten Outcome-Variablen deutlich (Tabelle 3). Selbst das globalste Outcome-Kriterium, die Global Assessment Scale, kann nur beschränkt die mit den anderen Outcome-Kriterien abgebildeten Gegebenheiten darstellen. Aus den Prädiktoruntersuchungen dieser Münchner Follow-up-Studie wird auch deutlich, daß offensichtlich die Zusammenfassungen von prädiktorisch relevanten Einzelmerkmalen in Prognosescores eine wesentlich höhere prognostische Relevanz und Stabilität haben als die Einzelmerkmale. Hingegen haben die Einzelmerkmale oft eine höhere Spezifität in dem Sinne, daß sie oft nur ein bestimmtes Outcome-Kriterium voraussagen, aber nicht die anderen (Tabellen 4 und 5).

Tabelle 3. Produkt-Moment-Korrelationen der Outcome-Kriterien der Münchner Schizophrenie-Studie (n = 74–78) (Möller und v. Zerssen 1985a)

	Paranoid-halluzinat. Syndrom (IMPS)	Plus- und Minus-sympto-matik	Persönlich-keitsänd. (Minussym-ptomatik)	Beeinträcht. beruflicher Leistungs-fähigkeit	Beeinträcht. sozialer Adaptation	GAS-Score	Dauer berufl. Desinte-gration	Dauer stationärer psychiatr. Behandlung	Dauer par.-halluz. Sympt.
Paranoid-halluzinat. Syndrom									
Plus- und Minus-symptomatik	••••••								
Persönlichkeitsänd. (Minussymptomatik)	••	•••••							
Beeinträcht. berufl. Leistungsfähigkeit	•	•••	•••••••						
Beeinträcht. sozialer Adaptation	•••	•••••••	•••••	••••					
GAS-Score	••••	••••••••	••••••	•••••	••••••••				
Dauer beruflicher Desintegration	•	••	•••	••••	••	••			
Dauer stationärer psychiatr. Behand.	••	•••	•••	•••	•••	•••	•••		
Dauer par.-halluz. Symptomatik	••••	••••	••	•	•••	••••	•	•	

Erklärte Varianz: • ≤ 10%, •• 11–20%, ••• 21–30%, •••• 31–40%, ••••• 41–50%, •••••• 51–60%, ••••••• 61–70%, ••••••••71–80%

Tabelle 4. Instabilität von Prädiktoren in bezug auf verschiedene Outcome-Kriterien in der Münchner Schizophrenie-Studie (n = 81) (Möller und v. Zerssen 1986a)

	Katamnese								Katamnesezeitraum		
	Beeintr. d. Funktions-niveaus (GAS)	Plus- und Minus-symptomatik	Persönlichkeits-änd. (Minus-sympt.)	Beeintr. berufl. Leistungs-fähigkeit	Beeintr. sozialer Adaptat.	Psychotische Erregung	Paranoid-halluz. Syndrom	Depr.-apathisches Syndrom	Dauer berufl. Desintegration	Dauer stationärer psychiatr. Behandl.	Dauer paranoid-halluz. Symptomatik
Anamnesedaten											
Alter Erstmanifestation	•	•	•	•	•				••	•	
Alter Ersthospitalisierung	•	•	•	•	•			•	••	••	
Alter Indexaufnahme				•					••	•	
Anzahl Phasen/Schübe								•			
Dauer der Erkrankung											
Dauer stat. psychiatr. Behandlung	•						•	••		••	
Dauer beruflicher Desintegration	••	•	•••	•••	••			•	•••	•••	•
Persönlichkeitsänderung (Minussymptomatik)	••	••	••••	••	••		•		•		•
Beeinträcht. beruflicher Leistungsfähigkeit	••	••	•••	•	••	•	•				
Indexmanifestation											
Behandlungsdauer				•							
Zustand bei Entlassung	••	•••					•				•
Psychotisch-erregt						•					
Paranoid-halluzinat.							••				•
Depr.-apathisch	•		•	•	•			•			•
Phobisch-anankastisch											
Organ.-psych.	•		••	••	••			••	•		•

Erklärte Varianz: • ≤ 10%, •• 11–20%, ••• 21–30%, •••• 31–40%

Tabelle 5. Produkt-Moment-Korrelationen zwischen den verschiedenen Prognoseskalen und Outcome-Kriterien für Stichprobe II (n = 35–46) (Möller et al. 1988 a)

Prognoseskalen	Beeinträcht. des Funktionsniveaus (GAS)	Plus- und Minussymptomatik	Persönlichkeitsänd. (Minussymptomatik)	Beeinträcht. beruflicher Leistungsfähigkeit	Paranoid-halluzinat. Syndrom (IMPS)	Depressiv-apathisches Syndrom (IMPS)	Dauer beruflicher Desintegration	Dauer stationärer psychiatr. Behandlung
Gittelman-Klein-Skala (n = 35–37)			••			••		••
Goldstein-Skala (n = 32–35)			••					
Phillips-Skala (n = 42–46)	•••	•••	•••			•••	••	••
Vaillant-Skala (n = 42–46)	••	•••	•••	•		••		••
Stephens-Skala (n = 42–46)	•••	••••	•••	••	••	••	••	••
Strauss-Carpenter-Skala (n = 39–43)	••	••	•••	••		••	••	•••

Erklärte Varianz: • ≤ 10%, •• 11–20%, ••• 21–30%, •••• 31–40%

Literatur

Cording-Tömmel C (1982) Zur Wirksamkeit von Mianserin und Maprotilin im Vergleich zu Amitriptylin bei schwerer endogener Depression. Eine prospektiv angelegte Evaluation standarddokumentierter klinischer Routinebehandlungen. Inaug-Diss, München

Cording-Tömmel C, von Zerssen D (1982) Mianserin and maprotiline as compared to amitriptyline in severe endogenous depression. A new methodological approach to the clinical evaluation of the efficacy of antidepressants. Pharmacopsychiatry 15: 197–204

Kasper S, Höflich G, Scholl H-P, Möller H-J (1994) Safety and antidepressant efficacy of selective serotonin reuptake inhibitors. Hum Psychopharmacol 9: 1–12

Möller H-J (1989) Standardisierte psychiatrische Befunderhebung. In: Kisker K-P, Lauter H, Meyer J-E, Müller C, Strömgren E (Hrsg) Psychiatrie der Gegenwart, Bd 9. Brennpunkte der Psychiatrie, 3. Aufl. Springer, Berlin Heidelberg New York, S 13–45

Möller H-J, von Zerssen D (1981) Depressive Symptomatik bei Aufnahme und Entlassung stationär behandelter schizophrener Patienten. Nervenarzt 52: 525–530

Möller H-J, von Zerssen D (1982) Depressive states occurring during the neuroleptic treatment of schizophrenia. Schizophr Bull 8: 109–117

Möller H-J, von Zerssen D (1986 a) Der Verlauf schizophrener Psychosen unter den gegenwärtigen Behandlungsbedingungen. Springer, Berlin Heidelberg New York

Möller H-J, von Zerssen D (1986 b) Depression in schizophrenia. In: Burrows GD, Norman TR, Rubinstein G (eds) Handbook of studies on schizophrenia, part I. Elsevier, Amsterdam, pp 183–191

Möller H-J, Scharl W, von Zerssen D (1985) Vorhersage des Therapieerfolges unter neuroleptischer Akutbehandlung: Ergebnisse einer empirischen Untersuchung an 243 stationär behandelten schizophrenen Patienten. Fortschr Neurol Psychiatr 53: 370–383

Möller H-J, Fischer G, von Zerssen D (1987) Prediction of therapeutic response in acute treatment with antidepressants. Results of an empirical study involving 159 endogenous depressive patients. Eur Arch Psychiat Neurol Sci 236: 349–357

Möller H-J, Schmid-Bode W, Cording-Tömmel C, Wittchen H-U, Zaudig M, von Zerssen D (1988 a) Psychopathological and social outcome in schizophrenia versus affective/schizoaffective psychoses and prediction of poor outcome in schizophrenia: results from a 5–8 years follow-up. Acta Psychiatr Scand 77: 379–389

Möller H-J, Schmid-Bode W, Cording-Tömmel C, Zaudig M, von Zerssen D (1988 b) Verlauf schizophrener Psychosen im Vergleich zu anderen endogenen Psychosen sowie Prädiktionsmöglichkeiten auf der Basis von Schizophrenie-Prognose-Skalen und operationalisierter Schizophreniekonzepte. In: Böcker F, Weig W (Hrsg) Aktuelle Kernfragen in der Psychiatrie. Springer, Berlin Heidelberg New York, S 146–156

Korrespondenz: Prof. Dr. H.-J. Möller, Direktor der Psychiatrischen Klinik der Universität München, Nußbaumstraße 7, D-80336 München, Bundesrepublik Deutschland.

Die Qualität klinischer Versorgung im Urteil der Patienten

A. M. Leimkühler

Forschungsstelle für Psychiatrische Soziologie, Psychiatrische Klinik der Heinrich-Heine-Universität, Rheinische Landes- und Hochschulklinik Düsseldorf, Düsseldorf, Bundesrepublik Deutschland

In der Evaluation klinischer Versorgung, die die Qualität von Strukturen, Prozessen und Ergebnissen der Behandlung/Versorgung prüft, ist das subjektive Urteil der Patienten als Outcome-Variable bzw. Qualitätskriterium der Versorgung zunehmend wichtiger geworden. Die bisher üblichen objektiven Parameter für Effektivität und Effizienz wie Hospitalisierungsdauer, Wiederaufnahmeraten, Nebenwirkungen, Rezidivraten, Folgeerkrankungen oder Überlebenszeit werden für eine Qualitätsbewertung allein nicht mehr als hinreichend erachtet, da sie nur eine grobe Einschätzung der Ergebnisqualität ermöglichen (Biefang 1980, Gaebel und Wolpert 1994).

Die Beurteilung der klinischen Versorgung durch den Patienten ist ein komparativ-evaluativer Vorgang, in dem der Patient aktuelle Erfahrungen seines stationären Aufenthalts mit eigenen Erwartungen und Bedürfnissen vergleicht. Dies mündet in unterschiedliche Ausmaße von Zufriedenheit oder Unzufriedenheit. Zufriedenheit stellt hier also ein Differenzmaß zwischen einem Soll- und einem Ist-Zustand dar.

Patientenzufriedenheit läßt sich sowohl als abhängige als auch als unabhängige Variable fassen: als abhängige Variable ist sie neben anderen Behandlungszielen ein Aspekt des Behandlungserfolgs; als unabhängige Variable wirkt sie selbst über das Verhalten des Patienten (z.B. Compliance) auf den Versorgungsprozeß ein, der dann wiederum die Effektivität der Behandlung beeinflußt (Kelstrup et al. 1993, Donabedian 1980). Außerdem wird davon ausgegangen, daß die Zufriedenheit als unabhängige Variable die Wiederinanspruchnahme einer Institution steuert.

Untersuchungen zur Patientenzufriedenheit gehören besonders in den USA und England, aber auch in den skandinavischen Ländern mittlerweile zum Standardrepertoire von routinemäßig durchgeführten Qualitätssicherungsprogrammen, die u.a. das Ziel haben, Qualitätsunterschiede zwischen Kliniken zu erfassen (Smith 1992). Neben medizinsoziologischen und psychologischen Gründen waren es auch gesundheitspolitische und -ökonomische Gründe, die diese Entwicklung einer konsumentenorientierten Zufriedenheitsforschung („consumerism") vorangetrieben haben: So führte etwa der wachsende Konkurrenz- und Legitimationsdruck im angloamerikanischen Gesundheitssystem dazu, durch Steigerung der Versorgungsqualität bzw. der Zufriedenheit der Patienten Marktvorteile zu gewinnen (Hancock 1991). Gleichzeitig sollte anhand von Marktforschungsmodellen untersucht werden, ob Patienten sich wie bei Wirtschaftsgütern als Konsumenten von Gesundheitsleistungen verhalten und diese nach ökonomischen Kriterien auswählen. Dies unterstellt, daß Patienten wie Konsumenten über einen ähnlichen Grad an Selbstbestimmung verfügen und daß Krankheit keinerlei Einfluß darauf habe. Die Übertragung des „consumerism"- Ansatzes auf das Gesundheitssystem ist folglich nicht ohne Kritik geblieben; diese Kritik wird durch empirische Forschungsergebnisse gestützt, wonach sich die meisten Patienten nach wie vor am traditionellen Muster der Arzt-Patient-Beziehung orientieren (Lloyd et al. 1991, Hibbard und Weeks 1987).

Die Forschungslandschaft zum Thema Patientenurteil wird in erster Linie von den USA dominiert, in Deutschland finden sich bisher nur wenige Studien (Potthoff 1987, Russ und Wohlmannstetter 1987, Mielck et al. 1993). Insgesamt sind (publizierte) Studien zum Urteil von Patienten mit psychischen Erkrankungen über ihre Versorgung eher selten (Schmidt et al. 1989, Elbeck und Fecteau 1990, Mc Donald et al. 1988, Elzinga und Barlow 1991, Kelstrup et al. 1993, Hansson 1989, Hansson et al. 1992, Gruyters und Priebe 1992, Dyck und Azim1983, Böcker 1989, Bossert et al. 1990, Kallert 1991, Kordy et al. 1990, Waniek 1977, Windgassen 1989), vereinzelt finden sich auch Arbeiten zum Erleben der neuroleptischen Medikation als speziellem Versorgungsaspekt (Müller et al. 1991). Dies ist möglicherweise weniger auf eine Vernachlässigung der Patientenperspektive zurückzuführen als vielmehr darauf, daß die zahlreichen methodischen Schwierigkeiten der Zufriedenheitsmessung bei psychiatrischen Patienten noch stärker ins Gewicht fallen als bei nicht-psychiatrischen Patienten.

Die nach einer über 20jährigen Patient-satisfaction-Forschung in den USA getroffene Feststellung, daß der Forschungsstand in weiten Bereichen noch exploratorisch sei (McMillan 1987), ist auch heute noch gültig. Der Stand der Forschung ist gekennzeichnet durch

- eine Vielzahl von schlecht untersuchten Erhebungsinstrumenten, Behandlungssettings und beliebigen Patientenpopulationen, so daß die meisten Studien nicht miteinander verglichen werden können;
- eine mangelnde theoretische Fundierung des Konstrukts Zufriedenheit und empirische Begründung der Itemauswahl sowie
- ein Fehlen von empirischen Studien über den Nutzen von patient-satisfaction-surveys für die Verbesserung der Versorgungsqualität.

So unterschiedlich die methodischen Ansätze zur Erfassung der Patientenzufriedenheit auch sind, so überraschend konsistent ergibt sich immer wieder der Befund einer generell hohen Zufriedenheit mit der medizinischen Versorgung, unabhängig vom jeweiligen Gesundheitssystem (rund 80% aller Befragten). Dies trifft gleichermaßen auf nicht-psychiatrische wie auf psychiatrische Patienten zu.

Interessanterweise findet sich auch in Zufriedenheitsuntersuchungen der angewandten Sozialforschung, sei es in der Stadtsoziologie, in der Industriesoziologie oder in der politischen Soziologie, durchgängig ein hoher Anteil an Zufriedenen, sogar unter Problemgruppen (vgl. Ipsen 1978, Zapf et al. 1987).

Erstaunlich ist dieses Ergebnis jedoch nur bei der einfachen, aber häufig unterstellten Annahme, daß Zufriedenheit eine objektiv „gute" Realität zur Voraussetzung habe, daß sich eine „gute" objektive Realität in Zufriedenheit umsetzt und man von dieser dann umgekehrt auf die Qualität der Realität schließen kann, somit Zufriedenheit als Legitimationsbarometer benutzt. Vornehmlich in pragmatisch orientierten amerikanischen Untersuchungen lassen sich solche Ausläufer eines naiven Empirismus feststellen.

Tatsächlich verweist die konsistent gefundene hohe Zufriedenheit auf die grundsätzlichen Schwierigkeiten der Qualitätsbeurteilung klinischer Versorgung durch die Patienten: Selbst optimale Behandlungsstrukturen und nach den Regeln der Kunst durchgeführte Therapie bedingen nicht zwangsläufig optimale Behandlungsergebnisse und eine positive Beurteilung durch den Patienten. Umgekehrt zeigen sich positive Beurteilungen auch bei einer objektivierbaren suboptimalen Versorgung (vgl. auch Siegrist 1976). Solche Diskrepanzen zwischen objektiven Bedingungen bzw. Fremdeinschätzung und der subjektiven Wahrnehmung sind mehrfach in klinischen und sozialen Kontexten nachgewiesen worden (z.B. Möller und v. Zerssen, im Druck, Slevin et al. 1987, Glatzer 1984, Diewald und Zapf 1984). Dagegen zeigen sich signifikante Zusammenhänge zwischen Zufriedenheit und Adaptation, unabhängig von den objektiven Lebensbedingungen (Franklin et al. 1986).

Es stellt sich nun die Frage, wie die durchgängig hohe Patientenzufriedenheit interpretiert werden kann. Es gibt einerseits Argumente dafür, daß es sich um ein Artefakt handelt, andererseits können theoretische Erklärungsmodelle herangezogen werden, die die hohe Patientenzufriedenheit als valides Ergebnis erscheinen lassen.

Grundsätzlich treffen alle Nachteile von Selbstratingverfahren auf subjektive Indikatoren und damit auch auf Patientenbewertungen zu (vgl. auch Möller und v. Zerssen, im Druck). Die Validität der Zufriedenheitswerte kann u.a. eingeschränkt sein durch

- die Tendenz, sozial erwünschte Antworten zu geben,
- die Tendenz, inhaltsunabhängige Antworten zu geben (eine Bejahungstendenz ist durchgängig in surveys festgestellt worden, die single-item-Zufriedenheitsmaße oder unbalancierte Skalen eingesetzt haben; Ware 1978),

- die Konfundierung mit der jeweils eingesetzten Skalenart,
- die Konfundierung mit psychiatrischer Diagnose und Symptomatik,
- die möglicherweise systematische Selektion von Non-Respondern (Ehnfors und Smedby 1993),
- die Konfundierung mit einer generalisierten Lebenszufriedenheit.

Neben diesen methodischen Überlegungen können die folgenden sich ergänzenden theoretischen Konzepte als Erklärungen für die hohe Patientenzufriedenheit herangezogen werden: Die Theorie der kognitiven Dissonanz (Festinger 1978 zit. Frey 1984) und das Assimilations-Akkomodations-Modell (vgl. Huber 1983).

Grundsätzlich ist davon auszugehen, daß subjektive Äußerungen von Patienten immer unter den strukturellen Bedingungen der Patientenrolle interpretiert werden müssen, d.h. im Rahmen vorgegebener Erwartungs- und Verhaltensmuster, die sich als „institutionelle Vereinnahmung" des Patienten zusammenfassen lassen (vgl. Siegrist 1976). Die hohen Erwartungen des Patienten an eine individuelle Versorgung, die sich insbesondere an die Ärzte richten, werden aufgrund struktureller und individueller Einschränkungen häufig nicht erfüllt, so daß es zu einer kognitiven Dissonanz zwischen Erwartung und Realität kommt und damit zu intrapersonellen Spannungen und Unzufriedenheit. Zur Spannungsreduktion und Unzufriedenheitsvermeidung können bestimmte Strategien eingesetzt werden, die nicht zuletzt durch die Übernahme der Patientenrolle indiziert sind. So ist z.B. anhand der Analyse von Visitensituationen (Siegrist 1972) gezeigt worden, daß Patienten den Kontakt zum Arzt hinsichtlich der Dauer und des Informationsgrads positiv überschätzen. Auf diese Weise kommen inkonsistente Zufriedenheitsäußerungen zustande, etwa, daß Patienten allgemein zufrieden sind, sich aber mehr Informationen wünschen würden (vgl. auch Erzberger et al. 1989).

Das Assimilations-Akkomodations-Modell geht in seiner zentralen Annahme von einem Gleichgewichtszustand aus, der dem Ausgleich zwischen Person und Umwelt entspricht. Der Grad des Gleichgewichts entspricht in diesem Modell dem Grad der Zufriedenheit. Ein Gleichgewichtszustand läßt sich entweder durch Angleichung der Umwelt an die Person (Assimilation) oder durch Angleichung der Person an die Umwelt (Akkomodation) erreichen. Da Patienten kaum in der Lage sind, nicht zufriedenstellende Leistungen des Krankenhauses aktiv zu verändern, bleibt ihnen nichts als sich anzupassen, um einen (relativen) psychischen Gleichgewichtszustand aufrechtzuerhalten. Je geringer die Möglichkeiten einer Person sind, ihre Situation zu verändern, desto eher neigt sie zu resignativer Anpassung, d.h. zu einer positiven Bewertung einer defizitären Realität. Die hohe Zufriedenheit von Patienten kann folglich auch als Ausdruck einer resignativen Anpassung verstanden werden.

Ergänzend sei erwähnt, daß ein weiteres theoretisches Modell der Zufriedenheitsbildung, das der Bedürfnisdefizienz und Bedürfniserfüllung (vgl. Weinert 1981), in diesem Kontext mehr Fragen aufwirft als beantwortet.

Empirische Analysen haben nachgewiesen, daß die Befriedigung subjektiv wichtiger Bedürfnisse zwar Zufriedenheit entstehen läßt, daß aber die Nichterfüllung keine Unzufriedenheit produziert. Zumindest läßt sich daraus schließen, daß zwischen Bedürfniserfüllung und Zufriedenheit keine direkte Beziehung besteht (vgl. auch Locker und Dunt 1978).

Die konsistent hohe Zufriedenheit von Patienten mit der Qualität ihrer klinischen Versorgung ist das Ergebnis von direkten und globalen Zufriedenheitsbeurteilungen, die aufgrund ihrer fehlenden Sensitivität als einziges Maß nicht brauchbar sind. Sobald aber differenzierter nach einzelnen Aspekten der Versorgung gefragt wird, ergeben sich Diskrepanzen zur Globalzufriedenheit.

Mit der Erfassung bereichsspezifischer Zufriedenheit stellt sich die Frage nach der Dimensionierung sowie nach dem subjektiven Stellenwert einzelner Versorgungsaspekte und danach, welche Zufriedenheitskomponenten die Gesamtzufriedenheit am besten erklären.

Für die Validität der Patientenurteile ist es nicht unwichtig, ob die Qualitätskriterien von Experten aufgestellt oder in Interviews von den Patienten selbst generiert werden, da die Prioritäten von Experten nicht notwendigerweise mit denen von Patienten übereinstimmen müssen (Hansson et al. 1993, Kai et al. 1993). Außerdem ist kaum systematisches Wissen über Einstellungen von Patienten zur Psychiatrie verfügbar. Die meisten Zufriedenheitsfragebögen sind trotzdem ohne Rückfragen an Patienten konstruiert worden (Nelson et al. 1990). Es liegen jedoch einige interessante qualitative Ansätze vor, die die Sichtweisen der Patienten über ihre Versorgungsvorstellungen erfassen (Elbeck und Fecteau 1990, Wilde et al. 1993, Hansson et al. 1993).

Die sowohl von Experten als auch von Patienten definierten Dimensionen lassen sich grob materiellen, professionellen und psychosozialen Aspekten der Versorgung zuordnen, ohne daß sie hier im einzelnen aufgeführt werden sollen. Zusammenfassend haben sich als wichtigste Zufriedenheits- bzw. Unzufriedenheitsquelle (per Faktoren- oder Clusteranalyse) die psychosozialen vor den professionellen und materiellen Versorgungsaspekten herausgestellt. Wichtiger als die Leistungen selbst ist den Patienten die Art und Weise, wie die Leistungen erbracht werden (Joos et al. 1993, Smith 1992), ob die Erwartungen der Patienten erfüllt werden (Swan et al. 1985), ob sich Patienten individuell behandelt fühlen und sich relativ autonom bewegen können (Elzinga und Barlow 1991, McDonald et al. 1988), ob positive soziale Beziehungen zum Pflegepersonal bestehen (Elbeck und Fecteau 1990, Weinstein 1979, Lemke 1987, Abramowitz et al. 1987) und ob die Arzt-Patient-Kommunikation als positiv erlebt wird (Bensing 1991, Hoffmann 1991, Kövesi und Manyi 1986). Die Einschätzung der instrumentellen Leistungen durch den Patienten scheint offenbar wesentlich davon beeinflußt, wie er die affektive Verhaltenskomponente von Arzt und Pflegepersonal wahrnimmt (Ben-Sira 1980).

Sieht man die Gesamtzufriedenheit im Zusammenhang mit den spezifischen Zufriedenheiten, so kann diese nicht nur als Summe dieser Zufriedenheiten gesehen werden, sondern auch als Produkt der Erwartungen eines

Patienten. Die Frage ist dabei nicht, ob die Versorgung „gut" oder „schlecht" ist, sondern ob sie die Erwartungen des Patienten erfüllt (insbesondere Swan et al. 1985, Lence und Smith 1987, Hall et al. 1993, Joos et al. 1993). Die wenigen vorläufigen Befunde gehen dahin, daß Patienten mit geringeren Erwartungen bzw. höherer Erwartungserfüllung zufriedener sind, Patienten mit unrealistisch hohen Erwartungen bzw. geringerer Erwartungserfüllung unzufriedener. Es wurde jedoch bereits oben darauf hingewiesen, daß keine lineare Beziehung zwischen den beiden Variablen angenommen werden kann.

Um zu vermeiden, daß Zufriedenheitsdaten mehr über Patientenerwartungen aussagen als über die tatsächlich erhaltenen Versorgungsleistungen, ist es sinnvoll, Erwartungen des Patienten kurz nach seiner Aufnahme und die Beurteilung seines stationären Aufenthalts bei oder kurz nach seiner Entlassung zu erheben (McMillan 1987).

Zufriedenheitsdaten lassen sich nur differenziert interpretieren und als Qualitätskriterium objektivieren, wenn sie in Relation zu Prädiktoren und Einflußgrößen untersucht werden. Am häufigsten untersucht wurde der Einfluß soziodemographischer Variablen, nicht zuletzt deshalb, weil diese leicht zu erheben sind (als Review vgl. Hall und Dornan 1990). Die Ergebnisse sind jedoch inkonsistent, die Korrelationen sind schwach oder gar nicht existent. Am ehesten scheint noch das Alter und das Geschlecht mit dem Zufriedenheitsgrad zu korrelieren, wonach ältere Patienten und Frauen zufriedener sind als Jüngere und Männer.

Im Unterschied zur Wirkung der aktuellen psychopathologischen Symptomatik, die bei psychotischer Ausprägung mit Unzufriedenheit korreliert, liegen über alle untersuchten Patientengruppen keine eindeutigen Ergebnisse zum Einfluß klinischer Variable wie Diagnose, Schwere der Erkrankung und Hospitalisierungsdauer (Hansson 1989, Böcker 1989) vor. Mitunter wird von unterschiedlichen Zufriedenheitsgraden bei unterschiedlichen Diagnosen berichtet (Kelstrup et al. 1993): Zufriedener waren in dieser Studie Patienten mit affektiven und reaktiven Psychosen, unzufriedener waren Patienten mit Schizophrenie und Persönlichkeitsstörungen; zusätzlich konnte ein signifikanter Zusammenhang zwischen Zufriedenheit und antidepressiver Medikation beobachtet werden. Bei der Interpretation solcher Daten ist aber zu bedenken, daß individuelle Parameter mit institutionellen Parametern interagieren können und darüber den Zufriedenheitsgrad beeinflussen, so daß etwa das Personal unterschiedlich rigide mit unterschiedlichen Patientengruppen umgeht.

In den Studien, in denen auch der Behandlungserfolg miterhoben wurde, zeigte sich eine mehr oder weniger starke Korrelation zwischen Behandlungserfolg und Zufriedenheitsgrad (Übersicht bei Gruyters und Priebe 1994, vgl. Kelstrup et al. 1993, Böcker 1989).

Insgesamt muß man davon ausgehen, daß es trotz einer Fülle von Studien bisher kein systematisches Wissen über Prädiktoren der Patientenzufriedenheit gibt. Ebensowenig kann eine Typologie zufriedener und unzufriedener Patienten konstruiert werden.

Weitere Forschungen zum Thema Patientenzufriedenheit müßten

- eine standardisierte Methodik zur Zufriedenheitserfassung entwickeln, die sensitiv genug ist, Unterschiede zwischen Versorgungsmerkmalen und ihre Veränderung in den Zufriedenheitsäußerungen homogener Patientengruppen abzubilden;
- durch qualitative Methoden die subjektiven Bedeutungs- und Beurteilungszusammenhänge der Patienten aufdecken;
- differenzierter den Einfluß institutioneller Variablen wie ambulantes oder stationäres Versorgungsniveau, Merkmale der Interaktion zwischen Patient, Arzt und Pflegepersonal und die Art der Behandlung auf die Patientenzufriedenheit untersuchen; und nicht zuletzt
- die theoretische Fundierung der Zufriedenheitsbildung weitertreiben unter Einbeziehung psychologischer und sozialwissenschaftlicher Erkenntnisse der Zufriedenheits- und Lebensqualitätsforschung.

Eine direkte Steuerung von Zufriedenheit ist kaum möglich, ebenso ist fraglich, ob objektive Verbesserungen von Versorgungsmerkmalen zu einer höheren Zufriedenheit der Patienten führen. Die bisherigen Ergebnisse weisen aber darauf hin, daß die Qualität klinischer Versorgung im Urteil der Patienten im wesentlichen von den menschlichen Qualitäten der Ärzte und des Pflegepersonals bestimmt wird. Dies zeigt gleichzeitig, daß das Patientenurteil zwar ein notwendiger, nicht aber hinreichender Qualitätsmaßstab klinischer Versorgung ist. Der alleinige Rekurs auf das Patientenurteil könnte leicht aufgrund der Anpassungsmechanismen zu einer Unterschätzung struktureller und prozeßbezogener Qualitätsdefizite führen und damit zu einer Fehleinschätzung notwendiger Veränderungen.

Literatur

Abramowitz S, Coté AA, Berry E (1987) Analyzing patient satisfaction: a multianalytic approach. Qual Rev Bull 13 (4): 122–130

Ben-Sira Z (1980) Affective and instrumental components in the physician-patient relationship: an additional dimension of interaction theory. J Health Soc Behav 21 (6): 170–180

Bensing J (1991) Doctor-patient communication and the quality of care. Soc Sci Med 32 (11): 1301–1310

Biefang S (1980) Evaluationsforschung in der Psychiatrie: Fragestellungen und Methoden. Enke, Stuttgart

Böcker FM (1989) Zufriedenheit psychisch Kranker mit der psychiatrischen Klinikbehandlung. Psycho 15 (8): 34–42

Bossert S, Wiegand M, Schmölz H, Paessens H, Krieg JC (1990) Stationäre Behandlung im Urteil von Patienten mit verschiedenen Erkrankungen. Prax Psychother Psychosom 35: 323–328

Diewald M, Zapf W (1984) Wohnbedingungen und Wohnzufriedenheit. In: Glatzer W, Zapf W (Hrsg) Lebensqualität in der Bundesrepublik. Objektive Lebensbedingungen und subjektives Wohlbefinden. Campus, Frankfurt/M, S 73–96

Donabedian A (1980) Explorations in quality assessment and monitoring, vol 1. Health Administration Press, Ann Arbor, Mich

Dyck RJ, Azim HFA (1983) Patient satisfaction in a psychiatric walk-in clinic. Can J Psychiat 28 (2): 30–33

Ehnfors M, Smedby B (1993) Patient satisfaction surveys subsequent to hospital care: problems of sampling, non-response and other losses. Quality Assurance in Health Care 5 (1): 19–32

Elbeck M, Fecteau G (1990) Improving the validity of measures of patient satisfaction with psychiatric care and treatment. Hosp Commun Psychiat 41 (9): 998–1001

Elzinga RH, Barlow J (1991) Patient satisfaction among the residential population of a psychiatric hospital. Int J Soc Psychiat 37 (1): 25–34

Erzberger C, Deriveaux JC, Ruhstrat EU (1989) Der zufriedene Patient? MMG 14: 140–145

Franklin JL, Simmons J, Solovitz JR, Miller GE (1986) Assessing quality of life of the mentally ill. Evaluation and the Health Professions 4: 376–394

Frey D (1984) Die Theorie der kognitiven Dissonanz. In: Frey D, Irle M (Hrsg) Theorien der Sozialpsychologie, Bd 1. Kognitive Theorien. Huber, Bern, S 243–292

Gaebel W, Wolpert E (1994) Qualitätssicherung in der Psychiatrie. Ein neues Referat der Deutschen Gesellschaft für Psychiatrie, Psychotherapie und Nervenheilkunde (DGPPN). Spektrum 1: 4–13

Glatzer W (1984) Einkommensverteilung und Einkommenszufriedenheit. In: Glatzer W, Zapf W (Hrsg) Lebensqualität in der Bundesrepublik. Objektive Lebensbedingungen und subjektives Wohlbefinden. Campus, Frankfurt/M, S 45–72

Gruyters T, Priebe S (1992) Die Bewertung psychiatrischer Behandlungen durch die Patienten – eine Studie zu ihrer Erfassungsmethodik und zeitlichen Stabilität. Fortschr Neurol Psychiat 60: 140–145

Gruyters T, Priebe S (1994) Die Bewertung psychiatrischer Behandlung durch die Patienten – Resultate und Probleme der systematischen Erforschung. Psychiat Prax 21: 88–95

Hall JA, Dornan MC (1990) Patient sociodemographic characteristics as predictors of satisfaction with medical care: a meta-analysis. Soc Sci Med 30 (7): 811–818

Hall MC, Elliott KM, Stiles GW (1993) Hospital patient satisfaction: correlates, dimensionality and determinants. Jo Hosp Marketing 7 (2): 77–90

Hancock J (1991) An assessment of patient satisfaction in hospital. AARN News Lett 47 (10): 28–29

Hansson L (1989) Patient satisfaction with in-hospital psychiatric care. Eur Arch Psychiatr Neurol Sci 239: 93–100

Hansson L, Björkman T, Berglund I (1993) What is important in psychiatric inpatient care? Quality of care from the patient's perspective. Quality Assurance in Health Care 5 (1): 41–47

Hibbard JH, Weeks EC (1987) Consumerism in health care. Prevalence and predictors. Med Care 25 (11): 1019–1032

Hoffmann H (1991) Problemkreis Patient und Krankenhaus aus der Sicht des Arztes. Krankenhaus Umschau 5: 393–400

Huber S (1983) Zum psychologischen Konstrukt der „Zufriedenheit" – Meßansätze und Modellanalysen. Dissertation, Mannheim

Ipsen D (1978) Das Konstrukt Zufriedenheit. Soziale Welt 1: 44–53

Joos SK, Hickam DH, Borders LM (1993) Patient's desires and satisfaction in general medicine clinics. Publ Health Rep 108 (6): 751–759

Kai I, Ohi G, Yano E, Kobayashi Y, Miyama T, Niino N, Naka K (1993) Communication between patients and physicians about terminal care: a survey in Japan. Soc Sci Med 36 (9): 1151–1159

Kallert TW (1991) Patientinnen mit depressiven Erkrankungen bewerten nach Entlassung die therapeutischen Angebote einer Klinikbehandlung. Psychiat Prax 18: 178–185

Kelstrup A, Lund K, Lauritsen B, Bech P (1993) Satisfaction with care reported by psychiatric inpatients. Acta Psychiatr Scand 87: 374–379

Kordy H, von Rad M, Senf W (1990) Therapeutische Faktoren bei stationärer Psychotherapie – die Sicht der Patienten. Psychother Psychosom Med Psychol 40: 3880–3887

Kövesi E, Manyi G (1986) Patientenzufriedenheit in der Volksrepublik Ungarn. Stationäre und ambulante Gesundheitswesen 36: 46–48

Lemke RW (1987) Identifying consumer satisfaction through patient surveys. Health Progress 68 (2): 56–58

Lence RL, Smith MC (1987) Patient satisfaction and incentive to revisit the hospital: a further test of disconfirmation and equity theory. J Hosp Marketing 2 (1): 19–34

Lloyd P, Lupton D, Donaldson C (1991) Consumerism in the health care setting: an exploratory study of factors underlying the selection and evaluation of primary medical services. Austral J Public Health 15 (3): 194–201

Locker D, Dunt D (1978) Theoretical and methodological issues in sociological studies of consumer satisfaction with medical care. Soc Sci Med 12: 283–292

MacDonald L, Sibbald B, Hoare C (1988) Measuring patient satisfaction with life in a long-stay psychiatric hospital. Int J Soc Psychiat 34 (4): 292–304

McMillan JR (1987) Measuring consumer satisfaction to improve quality of care. Health Progress 3: 54–55, 76–80

Mielck A, Satzinger W, Apelt P (1993) Zufriedenheit mit der ambulant-ärztlichen Versorgung: Unterschiede nach Schulbildung in Görlitz. Sozial- und Präventivmedizin 38 (3): 142–147

Möller HJ, v Zerssen D (im Druck) Self-Rating assessment procedures in the evaluation of antidepressants: review of the literature and results of own studies. Psychopathology

Müller P, Gaebel W, Köpcke W, Linden M, Müller-Spahn F, Pietzcker A, Schaefer E, Tegeler J (1991) Wie erlebt der Patient die neuroleptische Medikation? In: Möller HJ (Hrsg) Das ärztliche Gespräch No 45

Nelson CW, Niederberger J (1990) Patient satisfaction surveys: an opportunity for total quality improvement. Hospital and Health Services Administration 35 (3): 409–427

Potthoff A (1987) Befinden und Zufriedenheit der Patienten nach gynäkologischen Operationen. Geburtsh/Frauenheilk 47: 417–421

Russ L, Wohlmannstetter V (1987) Durchführung und Ergebnisse einer Patientenbefragung im Krankenhaus. Krankenhaus Umschau 1: 23–26

Schmidt J, Lamprecht F, Wittmann WW (1989) Zufriedenheit mit der stationären Versorgung. Entwicklung eines Fragebogens und erste Validitätsuntersuchungen. Psychother Med Psychol 39: 248–255

Siegrist J (1972) Erfahrungsstruktur und Konflikt bei stationären Patienten. Z Soziol 3: 271–280

Siegrist J (1976) Der Doppelaspekt der Patientenrolle im Krankenhaus: empirische Befunde und theoretische Überlegungen. In: Begemann H (Hrsg) Patient und Krankenhaus. Urban und Schwarzenberg, München, S 25–48

Slevin ML, Plant H, Lynch D (1987) Who should measure quality of life, the doctor or the patient? Br J Cancer 57: 109–112

Smith C (1992) Validation of a patient satisfaction system in the United Kingdom. Quality Assurance in Health Care 4 (3): 171–177

Swan JE, Sawyer JC, Van Matre JG, McGee GW (1985) Deepening the understanding of hospital patient satisfaction: fulfillment and equity effects. J Health Care Marketing 5 (3): 7–18

Waniek W (1977) Psychiatrische Patienten beurteilen die Behandlungmöglichkeiten ihrer Klinik. Psychiat Prax 4: 237–242

Ware JE (1978) Effects of acquiescent response set on patient satisfaction ratings. Medical Care 4: 327–336

Weinert AB (1981) Lehrbuch der Organisationspsychologie. Menschliches Verhalten in Organisationen. Urban und Schwarzenberg, München

Weinstein RM (1979) Patient attitudes toward mental hospitalization: a review of quantitative research. J Health Soc Behav 20: 237–258

Wilde B, Starrin B, Larson G, Larson M (1993) Quality of care from a patient perspective. Scand J Caring Sci 7 (2): 113–120

Windgassen K (1989) Schizophreniebehandlung aus der Sicht des Patienten. Untersuchungen des Behandlungsverlaufes und der neuroleptischen Therapie unter pathischem Aspekt. Springer, Berlin Heidelberg New York

Zapf W, Breuer S, Hampel J, Krause P, Mohr HM, Wiegand E (1987) Individualisierung und Sicherheit. Untersuchungen zur Lebensqualität in der Bundesrepublik Deutschland. Beck, München

Korrespondenz: Dr. A. M. Leimkühler, Forschungsstelle für Psychiatrische Soziologie, Psychiatrische Klinik der Heinrich-Heine-Universität, Rheinische Landes- und Hochschulklinik Düsseldorf, Bergische Landstraße 2, D-40629 Düsseldorf, Bundesrepublik Deutschland.

Basisdokumentation und Ergebnisqualität

C. Cording

Bezirkskrankenhaus Regensburg, Regensburg, Bundesrepublik Deutschland

Basisdokumentation

Die Bemühungen um Qualitätssicherung im psychiatrischen Krankenhaus mit Hilfe eines einheitlichen Dokumentationssystems sind so alt wie die empirisch fundierte Psychiatrie. Bereits im ersten Jahrgang der ersten bedeutenden psychiatrischen Fachzeitschrift Deutschlands, der „Allgemeinen Zeitschrift für Psychiatrie", erschien 1844 der Vorschlag eines für alle Irrenanstalten einheitlichen statistischen Dokumentationsschemas (Flemming 1844), und schon 1846 hatte man sich auf ein „Normal-Schema für irrenstatistische Übersichten" und damit zugleich auf ein gemeinsames Diagnosenschema geeinigt (Flemming 1846). Auf der Grundlage dieser (wie wir heute sagen würden:) psychiatrischen Basisdokumentation publizierten zahlreiche Anstalten lebendige Berichte über ihre „Wirksamkeit" (sive Ergebnisqualität) mit detaillierten statistischen Angaben, beteiligten sich also an einer freiwilligen externen Qualitätssicherung, indem sie ihre Behandlungsergebnisse der Fachöffentlichkeit bekanntgaben und damit Krankenhausvergleiche ermöglichten. Ein Relikt dieser in mancher Hinsicht vorbildlichen Pionierzeiten sind übrigens die von den meisten psychiatrischen Krankenhäusern bis heute herausgegebenen Jahresberichte, die allerdings nicht selten zu einer bloß noch formellen Pflichtübung heruntergekommen sind, kaum gelesen werden, keine Konsequenzen haben und damit nicht mehr der Qualitätssicherung dienen.

Als man bei der Erarbeitung der Psychiatrie-Enquete schmerzlich damit konfrontiert wurde, daß über wesentliche Aspekte der psychiatrischen Versorgung in Deutschland keine planungsrelevanten Informationen vorlagen, wurde 1972 von einer Arbeitsgruppe der DGPN nach Sichtung der damals existierenden deutschsprachigen Dokumentationssysteme ein 20 Items umfassender Merkmalskatalog für eine einheitliche psychiatrische Basisdokumentation entwickelt und als Vorschlag der DGPN publiziert (Eckmann et al. 1973), dem sich später auch die Bundesarbeitsgemeinschaft der Träger psychiatrischer Krankenhäuser (BAG) anschloß.

Da sich dieser Vorschlag nicht durchsetzte, gründete die BAG gemeinsam mit der DGPN, der Aktion Psychisch Kranke sowie Mitarbeitern der Prognos-AG eine neue Arbeitsgruppe, die unter Federführung von Dilling 1982 einen überarbeiteten Merkmalskatalog für eine bundeseinheitliche Basisdokumentation publizierte, der nunmehr im Hinblick auf die angestrebte gemeindenahe Versorgung einen Schwerpunkt auf Überweisungsquellen und Überweisungsziele sowie auf die berufliche, familiäre und Wohn-Situation der Patienten legte (Dilling et al. 1982). Das Hauptaugenmerk galt der Versorgungsplanung in der Region, weniger dem einzelnen Krankenhaus. Dementsprechend sollte die Auswertung der von den einzelnen Krankenhäusern erhobenen Daten an einer zentralen Stelle im jeweiligen Bundesland erfolgen, als spätere Ausbaustufe dachte man sogar an eine Zentralinstitution für die ganze Bundesrepublik.

Wie eine Umfrage von John und Dilling im Jahre 1986 zeigte, kam es daraufhin ab 1983 zu einem erfreulichen Aufschwung der Basisdokumentation in Deutschland: 53% der befragten psychiatrischen Abteilungen und Krankenhäuser gaben an, eine Basisdokumentation zu verwenden; nur ein Viertel von diesen allerdings benutzte einen Merkmalskatalog, der wenigstens zu 75% mit dem Dilling'schen Minimalkatalog kompatibel war. Lediglich in Rheinland-Pfalz, in Nordrhein-Westfalen und zum Teil in Hessen war das Ziel erreicht worden, auf eine ganze Region bezogene Daten zu erhalten. Die Umfrage ergab auch, daß die Einrichtungen überwiegend vom Nutzen einer Basisdokumentation überzeugt waren, daß aber unterschiedliche Zielsetzungen damit verbunden wurden, und daß der Minimalkatalog nicht genügend bekannt geworden war. Die Institutionen, die keine Basisdokumentation hatten, begründeten dies überwiegend mit einem Mangel an Personal und an technischen Ressourcen für die Datenverarbeitung (John und Dilling 1989).

Im August 1992 haben wir dann im Namen der Bundesdirektorenkonferenz eine Umfrage zum Stand der psychiatrischen Basisdokumentation in den öffentlichen psychiatrischen Krankenhäusern und Abteilungen (also ohne Privat- und Universitätskliniken) gemacht, wobei erstmals auch die neuen Bundesländer einbezogen wurden (Cording 1995). Während in den alten Bundesländern 68% der befragten Einrichtungen über eine Basisdokumentation verfügten (die Krankenhäuser mit 77% übrigens deutlich mehr als die Abteilungen mit 56%), waren es in den neuen Bundesländern erst knapp 18%. Von den Institutionen, die noch keine Basisdokumentation verwendeten, hatten 88% den Wunsch, eine solche einzuführen, und diesbezüglich gab es zwischen den alten und den neuen Bundesländern keine nennenswerten Unterschiede. Einrichtungen, in denen bereits eine Basisdokumentation existiert, klagten verschiedentlich über mangelnde Auswertungsmöglichkeiten, weil die Auswertungen nicht im Krankenhaus, sondern an einem Zentralrechner erfolgen, der mit großer Verzögerung nur bestimmte Standardauswertungen liefert; neben programmtechnischen hat das wegen der externen Auswertung auch datenschutzrechtliche Gründe.

Unabhängig davon, ob bereits eine Basisdokumentation vorhanden war, wurden die Institutionen danach gefragt, welchen Typ von Basisdokumentation sie bevorzugen würden. Dabei sprach sich die weit überwiegende Zahl gegen zentralistische Lösungen und für eine PC-gestützte Basisdokumentation innerhalb des ärztlichen Bereiches des eigenen Krankenhauses aus, die neben den Standardauswertungen beliebige Auswertungsmöglichkeiten nach eigener Wahl zuläßt.

Der enorme Entwicklungsfortschritt der Hard- und Software auf dem PC-Sektor kommt dieser Bedürfnisstruktur sehr entgegen und erlaubt die Überwindung vieler technologischer, ökonomischer und psychologischer Hindernisse, mit denen die bisherigen Ansätze der psychiatrischen Basisdokumentation zu kämpfen hatten. Die Ausgangssituation ist heute günstiger als je zuvor, und das sollte konsequent für die Einführung eines leistungsfähigen BADO-Systems genutzt werden. Auch die datenschutzrechtlichen Anforderungen lassen sich heute problemlos erfüllen, wenn die BADO im ärztlichen Bereich geführt wird.

Qualitätssicherung mit der Basisdokumentation

Mit der gesetzlichen Verpflichtung zur Qualitätssicherung im Krankenhaus hat die traditionelle Basisdokumentation ein zusätzliches Anwendungsgebiet bekommen. Die im Juli 1993 gegründete Qualitätssicherungs-Arbeitsgruppe „Basisdokumentation und Ergebnisqualität" (siehe Gaebel und Wolpert 1994) erhielt von der DGPPN den Auftrag, die BADO zu einem Instrument der Qualitätssicherung auszubauen; es bestand Konsens darüber, daß eine entsprechend erweiterte Basisdokumentation als infrastrukturelles Kernstück für die Qualitätssicherung im psychiatrischen Krankenhaus unverzichtbar ist (vgl. auch Böhme et al. 1994).

Folgt man der seit Donabedian (1966) üblich gewordenen Unterscheidung in Struktur-, Prozeß- und Ergebnisqualität, so kann die Basisdokumentation dazu folgendes beitragen:

I. Strukturqualität

Die Existenz einer funktionierenden Basisdokumentation ist selbst ein Stück Strukturqualität. Darüber hinaus kann die BADO aber wohl keinen Beitrag zur Sicherung der Strukturqualität leisten, da sie ja rein patientenbezogen ausgerichtet ist. Sofern man allerdings zur Krankenhausstruktur auch die Struktur der dort behandelten Patientenpopulation rechnen will: deren Beschreibung gehört natürlich zu den wichtigsten Aufgaben der BADO, wobei in der Psychiatrie nicht nur das Diagnosenspektrum, sondern auch Schweregrad, Chronizität, Multimorbidität, geographische Herkunft und psychosoziale Grunddaten der Patienten von Bedeutung sind; eine *mehrdimensionale Fallgruppendeskription* ist insbesondere bei Krankenhausvergleichen und bei der Bezugnahme auf Qualitätsstandards unverzichtbar, um Selektionsartefakte erkennen und kompensieren zu können.

II. Prozeßqualität

Eine detaillierte Dokumentation der diagnostischen und therapeutischen Prozesse ließe sich zwar in die Basisdokumentation integrieren, jedoch stünde der dafür notwendige Aufwand in keinem Verhältnis zu dem zu erwartenden Gewinn, und auch in Zeiten exponentiell wachsender Speicherkapazitäten sollte man sich davor hüten, wertvolle Arbeitskraft zum Anlegen von Datenfriedhöfen zu mißbrauchen. In der Psychiatrie werden für die Dokumentation des Behandlungsprozesses bis auf weiteres die Krankenakten, Kurvenblätter etc. das Mittel der Wahl sein. Die computerisierte Basisdokumentation kann sich daher auf einige besonders wichtige Prozeßmerkmale beschränken, die zum Leistungsnachweis und für patientenbezogene Statistiken benötigt werden. Im übrigen leistet der BADO-Merkmalskatalog selbst einen Beitrag zur Verbesserung der Prozeßqualität, indem er die Ärzte dazu anhält, bei Aufnahme und Entlassung eines jeden Patienten auf bestimmte Merkmale wie etwa Suizidalität, Schwangerschaft usw. zu achten. Ferner ist es möglich, bei der Wiederaufnahme eines Patienten dem Arzt sofort ein Merkblatt mit den wichtigsten Angaben über frühere Komplikationen etc. ausdrucken zu lassen.

III. Ergebnisqualität

Die eigentliche Domäne der Basisdokumentation ist die standardisierte Erfassung und Auswertung von Indikatoren der Ergebnisqualität als der wichtigsten Zielgröße der Qualitätssicherung (vgl. Gaebel 1994). In der Psychiatrie läßt sich der Behandlungserfolg nur mehrdimensional erfassen, wofür sich folgende Indikatoren anbieten:

1. Ausmaß der Besserung und Restschweregrad der *psychopathologischen Symptomatik* bei Entlassung (gemessen mit der CGI; optional außerdem mit Selbst- und Fremdbeurteilungsskalen wie SCL 90 R und IMPS oder AMDP);
2. das erreichte Ausmaß *sozialer Kompetenz* und Selbständigkeit (gemessen mit der GAF, ergänzt durch Angaben zur Wohnsituation und zur beruflichen bzw. sonstigen Tätigkeit des Patienten nach Entlassung);
3. die *Patientenzufriedenheit* bzw. die subjektive Beurteilung des Behandlungsergebnisses durch den Patienten und/oder seine Angehörigen (für die Routineanwendung käme eventuell eine Kurzform der Skala von Attkisson und Zwick [1982] in Betracht).

Wichtige indirekte Maße für die Ergebnisqualität sind ferner:

4. die *Dauer* der stationären Behandlung;
5. die Rate der ungeplanten *Wiederaufnahmen* innerhalb eines definierten Zeitraums;
6. *Komplikationen* wie Todesfälle, Suizide, Suizidversuche, Tätlichkeiten, Unfälle, unerwünschte Wirkungen der Behandlung, Entweichungen, Aufenthaltsdauer länger als z.B. 180 Tage;

7. eventuell erfolgte *Zwangsmaßnahmen* wie Fixierungen, Isolierungen, unfreiwillige Unterbringungen.

Die Arbeitsgruppe „Basisdokumentation und Ergebnisqualität" ist gerade dabei, den Entwurf für einen BADO-Merkmalskatalog fertigzustellen, der den heute bestehenden Dokumentationserfordernissen für die regelmäßig anfallenden Patientenstatistiken sowie den Anforderungen der Qualitätssicherung genügt; er soll nach Abstimmung mit den zuständigen Gremien möglichst noch 1994 als gemeinsame Empfehlung von DGPPN und BAG publiziert werden. Auch bei sorgfältiger Abwägung der Kosten-Nutzen-Gesichtspunkte wird es sich nicht vermeiden lassen, daß der neue Merkmalskatalog deutlich umfangreicher wird als der Minimalkatalog von 1982, den wir zur Wahrung der Kontinuität und wegen seiner bewährten Brauchbarkeit komplett übernehmen wollen. Um den Arbeitsaufwand für die Routinedokumentation möglichst gering zu halten, sollen die Möglichkeiten der heutigen Datenverarbeitung optimal genutzt werden. So können alle Patientendaten, die ohnehin schon für Verwaltungszwecke benötigt werden, über eine interaktive Schnittstelle aus dem Verwaltungsrechner in die BADO übernommen werden. Alle Daten sollen nur einmal erhoben und eingegeben und dann für alle patientenbezogenen Auswertungen genutzt werden können. Standardisierte Computerausdrucke der erhobenen Patientendaten, z.B. zur Krankheitsvorgeschichte, könnten in die Krankengeschichte übernommen werden und so zu Arbeitserleichterungen führen.

Nach den Erfahrungen, die wir in den letzten Jahren mit einem ähnlich umfangreichen, PC-gestützten BADO-System in Bayern gemacht haben (Cording 1993), wird sich der Zeitaufwand für das Ausfüllen des ärztlichen Aufnahme- und Entlassungsbogens in vertretbaren Grenzen halten. Dabei ist auch zu bedenken, daß dank der Psych-PV spätestens ab 1996 deutlich mehr Personal zur Verfügung stehen wird. Im Anhang zur zweiten Auflage der von Kunze und Kaltenbach 1994 herausgegebenen Textausgabe zur Psychiatrie-Personalverordnung findet sich ein Abschnitt „Kriterien und Hinweise für die Umsetzung der Qualitätssicherung", aus dem sich entnehmen läßt, wie die Krankenkassen nach § 4 Abs. 4 Nr. 2 der Psych-PV künftig prüfen können, ob die bessere Personalausstattung auch in ein entsprechendes Behandlungsangebot umgesetzt wird; viele der dort formulierten Leitfragen werden sich nur mit einer entsprechend geeigneten Basisdokumentation beantworten lassen.

Auf der anderen Seite haben sich beispielsweise die bayerischen Krankenkassen schon vor einiger Zeit mit dem Verband der bayerischen Bezirke darüber geeinigt, daß alle psychiatrischen Krankenhäuser, die die von uns entwickelte Basisdokumentation einführen, dafür über das normale Budget hinaus Personalkosten für eine halbe akademische Stelle und eine halbe Verwaltungsstelle finanziert bekommen können. Auch im Referentenentwurf des Bundesgesundheitsministeriums vom 26. 4. 1994 zur Bundespflegesatzverordnung 1995 ist in § 7 Abs. 1 Nr. 1 festgelegt, daß Maßnahmen zur Qualitätssicherung zu den pflegesatzfähigen Leistungen gehören. Damit ist immerhin grundsätzlich anerkannt, daß die erweiterte Basisdokumentation und andere Maßnahmen zur Qualitätssicherung nicht zum Nulltarif eingeführt werden können.

In dem Bemühen, die für Vergleiche notwendige Einheitlichkeit mit größtmöglicher Flexibilität und Gestaltungsfreiheit für jede einzelne Institution zu verbinden, haben wir uns für einen modularen Aufbau der künftigen Basisdokumentation entschieden. Allen psychiatrischen Kliniken, Krankenhäusern und Abteilungen in Deutschland soll ein *gemeinsames Basismodul* empfohlen werden; dieses wird neben dem Minimalkatalog von 1982 die bereits skizzierten, für Zwecke der Qualitätssicherung wichtigen Merkmale zur Patientendeskription und zur Dokumentation der Prozeß- und der Ergebnisqualität enthalten. Jeder Einrichtung steht es frei, darüber hinaus die Ausprägungskategorien einzelner Merkmale weiter zu untergliedern oder zusätzliche Merkmale in ihr Dokumentationssystem aufzunehmen. Um auch dabei zu möglichst vergleichbaren Ergebnissen zu kommen, ist beabsichtigt, geeignete *Zusatzmodule* zu erarbeiten, die von einzelnen Kliniken temporär oder dauernd an das Basismodul angefügt werden können. Sinnvoll erscheinen insbesondere Zusatzmodule für die Bereiche Sucht, Forensik und Gerontopsychiatrie, ebenso für klinikübergreifende Projekte wie beispielsweise das Arzneimittelüberwachungsprojekt „AMÜP" (vgl. Jost und Klein 1992). Wünschenswert wäre außerdem, daß auch ein Modul zur *Pflegedokumentation* mit der ärztlichen Basisdokumentation verbunden wird. Wir sind dabei, mit den entsprechenden Fachverbänden und Arbeitsgruppen Verbindung aufzunehmen (z.B. SEDOS, AGFP). Leitgedanke ist, daß jede Klinik und jeder Bereich größtmögliche Selbständigkeit und Flexibilität bei der Dokumentation und Qualitätssicherung erhalten soll, daß aber Insellösungen angesichts der Netzwerkfähigkeit moderner PCs unökonomisch und kontraproduktiv sind.

Praktische Umsetzung

Wir vertreten ein vorwiegend am Behandlungs*ergebnis* orientiertes Modell der Qualitätssicherung. Dafür sprechen zeitökonomische und psychologische Gründe. Ich habe Bedenken, routinemäßig in jedem Fall die Einhaltung vorgegebener Behandlungsstandards zu kontrollieren. Wenn wir – zu Recht – den „mündigen Patienten" propagieren, dürfen wir die Ärzte nicht entmündigen, ihnen auch die persönliche Verantwortung nicht abnehmen und durch anonyme Vorschriften ersetzen, sondern müssen ihre Kompetenz und Eigenverantwortlichkeit stärken. Dieser Grundsatz gilt für alle Berufsgruppen im Krankenhaus, das ja nicht mehr wie eine Anstalt oder Behörde alten Stils geführt werden kann, sondern sich zu einem modernen, kundenorientierten Dienstleistungsunternehmen entwickeln soll, bei dem sich jeder einzelne für das Ganze verantwortlich fühlt. Effizienter und für eine postive Motivierung günstiger dürfte es sein, den am therapeutischen Prozeß Beteiligten durch regelmäßige Rückmeldung der Ergebnisse ihrer Bemühungen eine *Hilfestellung* anzubieten. Solange die Behandlungsergebnisse gut sind oder sich zumindest im durchschnittlichen Bereich bewegen, braucht man den Verantwortlichen eine Kontrolle des Behandlungsprozesses nicht zuzumuten. Falls die Ergebnisse unterdurchschnittlich sind oder Komplikationen auftreten, sollte man die Beteiligten anregen, ihre Behandlungsstrategien einer selbstkritischen Prüfung zu unterziehen. Nach Art eines fortlaufend wirksamen Regelkreises kann man dann anhand der weiteren Entwicklung der Behandlungsergebnisse überprüfen, ob die eigenverantwortliche Selbstregulierung Erfolg hat, was nach den Erfahrungen der Perinatologen zumeist der Fall sein dürfte. Bei gravierenden Problemen oder wenn die bloße Rückmeldung der Behandlungsergebnisse nicht zu hinreichenden Verbesserungen führt, bzw. wenn die Beteiligten selbst dies wünschen, ist eine Überprüfung des Behandlungsprozesses durch Supervisoren im Sinne eines Peer-review angezeigt.

Das hier vorgeschlagene, vor allem an der Ergebnisqualität orientierte Modell der Qualitätssicherung kann ohne großen Aufwand von jeder Klinik schon jetzt schrittweise eingeführt werden, um das Qualitätsbewußtsein zu fördern und Erfahrungen mit qualitätssichernden Methoden zu machen. Schon eine einfache Basisdokumentation bzw. die im Verwaltungsrechner vorhandenen Patientendaten ermöglichen die retrospektive und prospektive Identifikation bestimmter Problempatienten, die dann in internen Qualitätszirkeln von den unmittelbar Beteiligten, eventuell auch mit externen Supervisoren, durchgesprochen werden können. Man kann beispielsweise mit den Patienten beginnen, deren Aufenthaltsdauer die Sechsmonatsgrenze erreicht, oder mit denen, die innerhalb von vier Wochen nach der Entlassung wieder aufgenommen werden.

Mit der Einführung der speziell für die Qualitätssicherung vorgesehenen Basisdokumentation läßt sich die Rückmeldung wichtiger Indikatoren der Ergebnisqualität dann schrittweise verfeinern und zu einem mehrgleisigen System der Qualitätssicherung ausbauen: Neben dem skizzierten *problemorientierten* Vorgehen, das sich auf die Patienten konzentriert, bei denen die angestrebte Qualität des Behandlungsergebnisses nicht erreicht wird, läßt sich ein routinemäßiges Monitoring der relevanten Indikatoren der Ergebnisqualität bei *sämtlichen* Patienten einführen. Damit können für jedes Krankenhaus, für jede Abteilung oder jede Station in definierten Zeitabständen *Qualitäts-Reports* erstellt werden, die natürlich neben den Parametern der Ergebnisqualität immer auch die wichtigsten Merkmale der behandelten Patientenpopulation beinhalten müssen. Anhand dieser (beispielsweise quartalsweise ausgegebenen) Qualitäts-Reports können die für die Behandlung Verantwortlichen Veränderungen im behandelten Patientenspektrum sowie in der Qualität der Behandlungsergebnisse rasch erkennen, die eigenen Werte aber auch mit denen von anderen Stationen, Abteilungen oder Krankenhäusern vergleichen.

Externe Vergleiche organisiert man am besten in eigener Verantwortung, indem man die qualitätsrelevanten Daten der beteiligten Kliniken in einheitlichem Format einer geeigneten Stelle übermittelt, die jedem Einsender dessen Qualitätsprofil im Vergleich zu dem Durchschnittsprofil aller übrigen Kliniken rückmeldet, so daß deren Anonymität gewahrt bleibt.

Beim schrittweisen Aufbau eines mehrgleisigen Qualitätssicherungssystems ist es außerdem ratsam, wechselnden Subgruppen von Patienten intensiver nachzugehen. In der Chirurgie ist es teilweise üblich, die Qualitätssicherung überhaupt nur auf ausgewählte sog. Tracer-Diagnosen wie etwa Blinddarm- oder Leistenhernien-Operationen zu beschränken und diese gelegentlich zu wechseln. An dieser Beschränkung ist zu Recht Kritik geübt worden. Sofern aber gleichzeitig ein routinemäßiges Qualitäts-Screening aller Patienten stattfindet, scheint es durchaus sinnvoll, *zusätzlich* bestimmten Patientengruppen in zeitlich begrenzten Kampagnen besondere Aufmerksamkeit zu widmen – schon weil man bei ständig gleichbleibenden Routinen allmählich das Interesse zu verlieren pflegt oder „betriebsblind“ wird.

Neben einem einheitlichen Merkmalskatalog, der duch ein entsprechendes *Glossar* ergänzt werden muß, ist auch die Verwendung einheitlicher, operational definierter *Berechnungs-* und *Auswertungsmodi* notwendig, wenn externe Vergleiche gelingen sollen. Selbst eine scheinbar so einfache Rechengröße wie die durchschnittliche Verweildauer kann auf mehr als zehn verschiedene Weisen bestimmt werden, wobei nicht nur jeweils sehr unterschiedliche Absolutwerte resultieren, sondern sich auch die Relationen zwischen einzelnen Diagnosengruppen erheblich verschieben können. Dafür wird unsere Arbeitsgruppe bei nächster Gelegenheit Beispiele und Lösungsmöglichkeiten präsentieren.

Die vielfach geforderten *normativen Standards* für Indikatoren der Ergebnisqualität halte ich dagegen für weitgehend entbehrlich. Zum einen genügen als Maßstab die in der einzelnen Klinik oder im Vergleich mehrerer Institutionen empirisch ermittelten Mittelwerte und Standardabweichungen der jeweiligen Merkmale, zum anderen entspräche es nicht der modernen Philosophie des Total Quality Management, irgendeinen statisch definierten Standard vorzugeben, bei dessen Erreichen man selbstzufrieden die Hände in den Schoß legen könnte.

Qualitätssicherung ist kein Ziel, bei dem man eines Tages ankommt, sondern ist ein permanenter *evolutionärer Prozeß* in der Auseinandersetzung mit ständig sich wandelnden diagnostischen und therapeutischen Möglichkeiten, mit ständig steigenden Qualitätsansprüchen der Patienten und mit stets begrenzten personellen und ökonomischen Ressourcen.

Entscheidend dürfte es sein, sich bald und mit Entschlossenheit auf den Weg zu machen, denn die alte Weisheit: „Der Weg ist das Ziel“ gilt sicherlich auch und gerade für die Qualitätssicherung im psychiatrischen Krankenhaus.

Literatur

Attkisson CC, Zwick R (1982) The client satisfaction questionnaire. Eval Program Planning 5: 233–237

Böhme K, Cording C, Ritzel G, Spengler A, Trenckmann H (1994) Thesen zur Qualitätssicherung (QS). Spekt Psychiat Nervenheilkd 23: 58–62

Cording C (1993) Die Psychiatrische Basisdokumentation in Bayern, eine PC-Lösung. In: Reimer F (Hrsg) Computer in Klinik und Praxis. Selbstverlag Psychiatrisches Landeskrankenhaus,Weinsberg, S 79–84, 129–131

Cording C (1995) Stand der psychiatrischen Basisdokumentation in den alten und neuen Bundesländern. Krankenhauspsychiatrie 6 (im Druck)

Dilling H, Balck F, Bosch G, Christiansen U, Eckmann F, Kaiser KH, Kunze H, Seelheim H, Spangenberg H (1982) Die psychiatrische Basisdokumentation. Spekt Psychiat Nervenheilkd 11: 147–160

Donabedian A (1966) Evaluating the quality of medical care. Milbank Mem Fund Q 44: 166–203

Eckmann F, Helmchen H, Schulte PW, Seelheim H, Zander H (1973) Die Psychiatrische Basisdokumentation. Übersicht über Dokumentationssysteme in In- und Ausland und Vorschlag der DGPN zur Vereinheitlichung der Merkmalskataloge. Nervenarzt 44: 561–568

Flemming CF (1844) Einladung an die Irrenanstalts-Direktoren zur Benutzung gemeinschaftlicher Schemata zu den tabellarischen Uebersichten. Allg Z Psychiat 1: 430–440

Flemming CF (1846) Betreffend die Aufstellung eines Normal-Schemas für irrenstatistische Uebersichten. Allg Z Psychiat 3: 665–676

Gaebel W (1994) Qualitätssicherung diagnostischer und therapeutischer Maßnahmen im psychiatrischen Krankenhaus. In: Gaebel W (Hrsg) Qualitätssicherung im psychiatrischen Krankenhaus. Springer, Wien New York, S 87–108

Gaebel W, Wolpert E (1994) Qualitätssicherung in der Psychiatrie, ein neues Referat der DGPPN. Spekt Psychiat Nervenheilkd 23: 4–13

John U, Dilling H (1989) Stand der psychiatrischen Basisdokumentation in der Bundesrepublik Deutschland. Nervenarzt 60: 510–515

Jost D, Klein HE (1992) Das Arzneimittelüberwachungsprojekt (AMÜP) als Methode zur Qualitätssicherung an psychiatrischen Versorgungskrankenhäusern. In: Reimer F (Hrsg) Qualitätsstandards in der Psychiatrie. Weissenhof, Weinsberg, S 79–92

Kunze H, Kaltenbach L (1994) Psychiatrie-Personalverordnung, Textausgabe mit Materialien und Erläuterungen für die Praxis, 2. Aufl. Kohlhammer, Stuttgart

Korrespondenz: Dr. C. Cording, Stv. ärztl. Direktor, Bezirkskrankenhaus Regensburg, Universitätsstraße 84, D-93053 Regensburg, Bundesrepublik Deutschland.

Sachverzeichnis

Springer-Verlag
und Umwelt

ALS INTERNATIONALER WISSENSCHAFTLICHER VERLAG sind wir uns unserer besonderen Verpflichtung der Umwelt gegenüber bewußt und beziehen umweltorientierte Grundsätze in Unternehmensentscheidungen mit ein.

VON UNSEREN GESCHÄFTSPARTNERN (DRUCKEREIEN, Papierfabriken, Verpackungsherstellern usw.) verlangen wir, daß sie sowohl beim Herstellungsprozeß selbst als auch beim Einsatz der zur Verwendung kommenden Materialien ökologische Gesichtspunkte berücksichtigen.

DAS FÜR DIESES BUCH VERWENDETE PAPIER IST AUS chlorfrei hergestelltem Zellstoff gefertigt und im pH-Wert neutral.